Medicodes – Einführung in die Digitalmedizin

AF175387

Meiner Familie gewidmet.

Mathias Künlen

Medicodes

Einführung in die Digitalmedizin

Impressum:
Herausgeber: IFA Institut für Aurachirurgie AG, Fürstentum Liechtenstein
Autor: Dr. Mathias Künlen
Layout: Carsten Kienle
Umschlaggestaltung: Dr. Mathias Künlen, Carsten Kienle
Internet: www.medicus.li
E-mail: info@medicus.li

© 2019
Herstellung und Verlag: BoD – Books on Demand, Norderstedt.
ISBN: 978-3-7519-6961-1

Bibliografische Information der Deutschen Nationalbibliothek

Die Deutsche Nationalbibliothek verzeichnet diese Publikation in der Deutschen National-
bibliografie; detaillierte bibliografische Daten sind im Internet über http://dnb.d-nb.de
abrufbar

1. Auflage 2019

HINWEIS: Wie jede Wissenschaft ist die Medizin ständigen Entwicklungen unterworfen.
Forschung und klinische Erfahrung erweitern unsere Erkenntnisse, insbesondere was die
Behandlung von Krankheiten anbelangt.

Herausgeber und Verlag haben große Sorgfalt darauf angewandt, dass alle Empfehlungen dem
aktuellen medizinischen Wissensstand entsprechen. Für Angaben von Applikationsformen und
Therapiehinweisen können von Autor und Verlag keine Gewähr übernommen werden. Jeder
Benutzer ist angehalten, durch sorgfältige Prüfung und gegebenenfalls nach Konsultation
eines Spezialisten festzustellen, ob die beschriebenen Therapiemöglichkeiten im konkreten
Fall anwendbar sind. Jede Therapieanwendung geschieht auf eigene Gefahr des Benutzers.
Autor und Verlag appellieren an jeden Benutzer, ihm etwa auffallende Ungenauigkeiten
mitzuteilen.

Inhalt

Einleitung

Wir leben im Informationszeitalter des 21. Jahrhunderts, in dem im Rahmen der Digitalisierung nicht nur das gesamte Wirtschaftsleben neu aufgesetzt wird, sondern auch die Prozesse im Medizinbetrieb in vielerlei Hinsicht moderner und effizienter strukturiert werden. Digitalisierung in der Medizin nach ihrem heutigen Verständnis beschäftigt sich mit der Aufbereitung, Übermittlung und Präsentation von Daten. So existieren hier Begriffe wie Telemedizin, Big Data, künstliche Intelligenz, Präzisionsmedizin, Robotik, Patientenaktivierung, patientenzentrierte Versorgung, Gesundheitsüberwachung mittels Smartwatch, value-based care u.v.m. Digitalisierung der Medizin gilt als der große Wachstumsmarkt im Gesundheitswesen und in der Informationstechnologie. Dementsprechend hoch sind die Erwartungen von verschiedenen Interessensgruppen. Was ist Hype und was können die Algorithmen wirklich leisten? Bereits jetzt gibt es Berichte über vermehrte Burnout-Fälle bei Ärzten, Lücken bei der Cybersicherheit, Grenzen bei der Implementierung der Telemedizin, Überforderung von Patienten, die mangelnde Benutzerfreundlichkeit elektronischer Gesundheitsakten oder das oft noch nicht gelöste Problem der Honorierung digitaler Leistungen. Wie steht es um die vielen noch unbeantworteten ethischen Fragen rund um künstliche Intelligenz und maschinelles Lernen? Wie ist die Fehleranfälligkeit in den Griff zu bekommen? Wie steht es um die Evidenz, die in der Medizin so wichtig ist, in der digitalen Medizin aber so häufig fehlt? Es sind in weiten Teilen offene Fragen. Und viel entscheidender: Berücksichtigt die Digitalisierung der Medizin in adäquater Weise die geistig-seelische Ebene eines Patienten oder droht diese angesichts der Technisierung auf Dauer zu kurz zu kommen.

Die in diesem Buch vorgestellte Digitalmedizin geht in eine völlig andere Richtung. Sie beschäftigt sich mit biologischen Systemen als Informationssystem und den sich daraus ergebenden diagnostischen und therapeutischen Möglichkeiten. Das Ziel besteht darin, die Informationen sichtbar und messbar zu machen, auf dieser Basis Diagnosen zu formulieren und wirksame Therapien durch Programmierung zu realisieren. Gelingt ein solches Verfahren und führt es nachhaltig zur Verbesserung der klinischen Symptomatik beim Patienten, so bestehen hier große Zukunftsmöglichkeiten für eine solch innovative Methode.

Digitalmedizin hat inzwischen einen hohen wissenschaftlichen Standard erreicht, mit der Möglichkeit zur bildlichen Darstellung und gar quantitativen Messung von seelisch-geistigen Störungen mittels nicht-linearer Systemanalyse (NLS-Analyse). Sowohl im Rahmen der Diagnostik als auch insbesondere in der Vorabtestung von Therapieansätzen und in der Erfolgsmessung von informatorischen Behandlungen gibt es beeindruckende Fortschritte des geistigen Heilens, wie man sie bis vor kurzer Zeit noch für unmöglich gehalten hätte. Mit den in diesem Buch gezeigten Verfahren und Methoden steht die Digitalmedizin den wissenschaftlichen Standards der westlichen Schulmedizin nicht mehr nach, im Gegenteil, sie führt in Bereiche des Heilens, von denen die Schulmedizin gegenwärtig weit entfernt ist.

An dieser Stelle sei betont: Digitalmedizin beschreibt keine Wunderheilung. Die Wirksamkeit und der Erfolg der Digitalmedizin ist dem andersartigen Zugang zum Patienten zu verdanken, einem klar definierten und exakt anwendbaren energetisch-informatorischen Zugang, der sich grundlegend von dem der heutigen Schulmedizin unterscheidet.

Triesen, Liechtenstein im August 2019

Einführung in die Digitalmedizin

Organismen als Energie- und Informationswesen

Jeder biologische Organismus, ob Mensch, Tier, Pflanze, Bakterium oder Virus, ist nicht nur ein morphologisches, sondern auch ein energetisches Wesen, und in dieser Form ein Informationsempfänger, Informationsträger, Informationsverarbeiter und Informationssender. Jeder kommunikative Austausch zwischen Individuen, jede gesundheitliche Störung, jede vererbte Eigenschaft - sie alle haben einen informativen Charakter. Dabei können Informationen miteinander interferieren und zu unerwarteten Wirkungen führen. So werden beispielsweise Infektionskrankheiten durch Informationen von den Menschen schädigenden Mikroorganismen ausgelöst, wobei diese Informationen selbst nach der Zerstörung von Mikroorganismen den Organismus weiter belasten oder gar schädigen können. Das Gleiche gilt für die informatorische Wirkung von Erlebnissen, die zu seelischen Störungen oder psychischen Eigenschaften führen können, die sich unter Umständen sogar als psychosomatische Beschwerden manifestieren. Informatorische Störungen können in nachfolgende Generationen epigenetisch vererbt werden und entsprechend auch dort wiederum zu Symptomen führen. Wirkt eine Informationsstörung über eine gewisse Zeit auf ein Organ, kommt es zunächst zu funktionellen, im weiteren Verlauf zu morphologischen Manifestationen, die sich schließlich als organische Erkrankung äußern. Wird eine organische Erkrankung diagnostiziert, so geht ihr in vielen Fällen eine Jahre oder gar Jahrzehnte dauernde energetisch-informatorische Störung voraus.

Im Jahre 1969 schreibt Konrad Zuse, der Erfinder des Computers: „Das Universum funktioniert wie ein großer Computer, mit einem Code, der alles ermöglicht" (Rechnender Raum, Schriften zur Datenverarbeitung, Band 1, Friedrich Vieweg & Sohn, Braunschweig, 1969). Auch Seth Loyd (*1960), ein US-amerikanischer Informatiker und Physiker sowie Professor der Fakultät für Maschinenbau am Massachusetts Institute of Technology in Cambridge/USA, befasst sich mit den informations-theoretischen Aspekten der Quanteninformatik und der Physik komplexer Systeme. In seinem Buch „Programming the Universe" beschreibt er, wie Lebensprozesse mathematisch-binären Prinzipien folgen und entsprechend programmierbar sind (Seth Lloyd, Programming the Universe, First Vintage Books Edition, March 2007).

Messung von energetisch-informatorischen Störungen

Energetisch-informatorische Störungen auf Organsystemen können heutzutage durch Computerprogramme gemessen und sichtbar gemacht werden. Es handelt sich um die aus Russland stammenden Programme der nicht-linearen System-analyse NLS, die keine morphologischen, sondern ausschließlich energetische Befunde liefern. In diesem Buch finden sich zahlreiche Abbildungen aus solchen NLS-Analysen. Die Klassifikation geschieht durch farbliche Markierungen ent-sprechend den Schulnoten: 1 ist die beste Note, 6 die schlechteste. Helle weiße Vielecke die Note 1, helle gelbe Kreise die Note 2, nach oben gerichtete orange gefärbte Dreiecke die Note 3, nach unten gerichtete rote Dreiecke sind die Note 4, dunkle braune Rauten mit blauer Umrandung sind die Note 5, schwarze Vier-ecke mit weißer Umrandung sind die Note 6.

NLS-Analysen eignen sich, um

- energetisch-informatorische Zustände von Organsystemen zu messen.

- zu recherchieren, welche Kausalität hinter einer energetischen Störung liegt. Hier führt der Therapeut sog. Vegetotests durch und prüft mögliche Kausali-täten der Reihe nach durch. Sie basiert auf der Erfahrung des Therapeuten, um entsprechende Hypothesen für Kausalitäten zu formulieren.

- vorab geplante therapeutische Eingriffe auf ihre Sinnhaftigkeit und Wirksam-keit zu testen, mit der Frage, ob und inwieweit diese Maßnahmen tatsächlich zu einer Verbesserung des energetischen Befundes und damit der klinischen Symptomatik führen würden. So kann der Therapeut prüfen, ob eine be-stimmte Medikation eine Verbesserung mit sich bringen würde oder eher eine Operation angebracht wäre u.v.m.

- Therapeutische Verlaufsbeobachtungen auf energetischer Basis durchzufüh-ren, wobei die klinische Symptomatik direkt mit den energetischen Befunden der NLS-Analysen korreliert. Insbesondere kann der Therapeut prüfen, ob das energetisch best-mögliche Ergebnis im Rahmen der bisherigen Therapie bereits erreicht ist oder ob durch eine Fortsetzung der Ausleitungstherapie durch die später beschriebenen Medicodes noch weitere Verbesserungen des klinischen Befundes und der Symptomatik erreichbar wären.

Die NLS-Analysen dienen zu diagnostischen Zwecken und sind keine Therapie. Nach Identifikation entsprechender Kausalitäten mit Hilfe der NLS-Analyse erfolgt die Therapie durch Medicodes. Die Möglichkeiten, die sich durch den Einsatz von NLS-Analysen ergeben, sind faszinierend und nahezu grenzenlos. Mit diesem Beitrag möchte ich der weit verbreiteten Meinung entgegentreten,

NLS-Analysen würden immer nur eine energetische Momentaufnahme einer Person darstellen. Das ist so nicht richtig. Vielmehr zeigen nicht-lineare Systeme an bestimmten Organstrukturen die immer gleichen oder zumindest ähnlichen Belastungsmuster, sofern diese Belastungen durch karmische[1] und/ oder miasmatische[2] Störungen entstanden sind.

---

[1] Karma bezeichnet ein spirituelles Konzept, nach dem jede Handlung – physisch wie geistig – unweigerlich eine Folge hat. Diese Folge muss nicht unbedingt im gegenwärtigen Leben wirksam werden, sondern sie kann sich möglicherweise auch erst in einem zukünftigen Leben manifestieren. Auf der anderen Seite müssen karmische Muster nicht zwingend aus Vorleben stammen, sondern können auch bereits aus der gegenwärtigen Existenz herrühren. In den östlichen Religionen ist die Lehre des Karma eng mit dem Glauben an Samsara, dem Kreislauf der Wiedergeburten, verbunden und damit an die Gültigkeit des Ursache-Wirkungs-Prinzips auf geistiger Ebene auch über mehrere Lebensspannen hinweg. Im Hinduismus, Buddhismus und Jainismus bezeichnet der Begriff die Folge jeder Tat, die Wirkungen von Handlungen und Gedanken in jeder Hinsicht, insbesondere die Rückwirkungen auf den Akteur selbst. Karma entsteht demnach durch eine Gesetzmäßigkeit und nicht auf Grund einer Beurteilung durch einen Weltenrichter oder Gott im Sinne einer kirchlichen moralischen Institution. In westlichen spirituellen Lehren kommt der Begriff in der Anthroposophie Rudolf Steiners vor, dort ebenfalls in Verbindung mit dem Konzept der Reinkarnation. Karma beschreibt im Kontext der digitalen Medizin die Existenz morphischer Felder, die zu bestimmten, unter Umständen krankmachenden Konsequenzen führen, die es entsprechend mit geeigneten Maßnahmen aufzulösen gilt. Aus energetischer Sicht bilden die karmischen Muster die tiefste Schicht krankmachender Prozesse in einem Organismus, die letztlich alle anderen energetischen Funktionskreise unterlagert und kontinuierlich beeinflusst. Entsprechend wichtig ist deren Auflösung für eine dauerhafte Gesundung des Organismus. Karmische Muster liegen vielfach vor, wenn der Patient feststellt und/oder von anderen darauf aufmerksam gemacht wird, dass er in bestimmten Situationen oder zu bestimmten Themen „irrational" reagiert und/oder Ängste fühlt, deren Entstehung er sich nicht erklären kann und/oder körperliche Probleme bestehen, die „nicht therapierbar" erscheinen oder zu denen unterschiedliche Diagnosen gestellt werden.

[2] Miasma bedeutet so viel wie „übler Dunst, Verunreinigung, Befleckung, Ansteckung". Dabei ist der Bedeutungsumfang dieses Begriffs nicht rein auf den biologisch-medizinischen Effekt der „Krankheitsübertragung" im Sinne einer miasmatischen Infektion beschränkt, sondern wird hier auf die geistig-emotionale Ebene angewandt. Hippokrates von Kos (um 460–375 v. Chr.) gilt als Begründer der Lehre von den Miasmen, der giftigen Ausdünstungen des Bodens, die mit der Luft fortgetragen werden und so zur Weiterverbreitung von Krankheiten beitragen sollten. Nach dem Verständnis der Digitalen Medizin handelt es sich um die Information eines Erregers, die den Menschen belasten und auch schwer krank machen kann, obwohl kein Erreger als morphologisches Korrelat daran beteiligt ist.

Casuistik 1: Verlaufsdokumentation eines Migräneanfalls

Der Verlauf eines Migräneanfalls kann in beeindruckender Weise energetisch durch die NLS-Analyse dargestellt werden, wie im Folgenden dokumentiert. Migräne ist nach dem Verständnis der TCM ein Gallenblasenmeridiankopfschmerz, der sich entsprechend dem Meridianverlauf vom Nacken her auf den Schläfenbereich einer Seite ausbreitet. Typischerweise kommt es nach einigen Tagen vielfach zu einem Seitenwechsel, was die paarige Anordnung des Gallenblasenmeridians unterstreicht: Während sich die zuerst befallene Seite energetisch nach Tagen langsam beruhigt, beginnt die andere Seite energetisch instabil zu werden und erzeugt Schmerzen. Ausgelöst ist der hier dargestellte Fall durch eine Fettunverträglichkeit, d.h. immer wenn die betreffende Person zu fett isst, kommt es zu Migränekopfschmerzen.

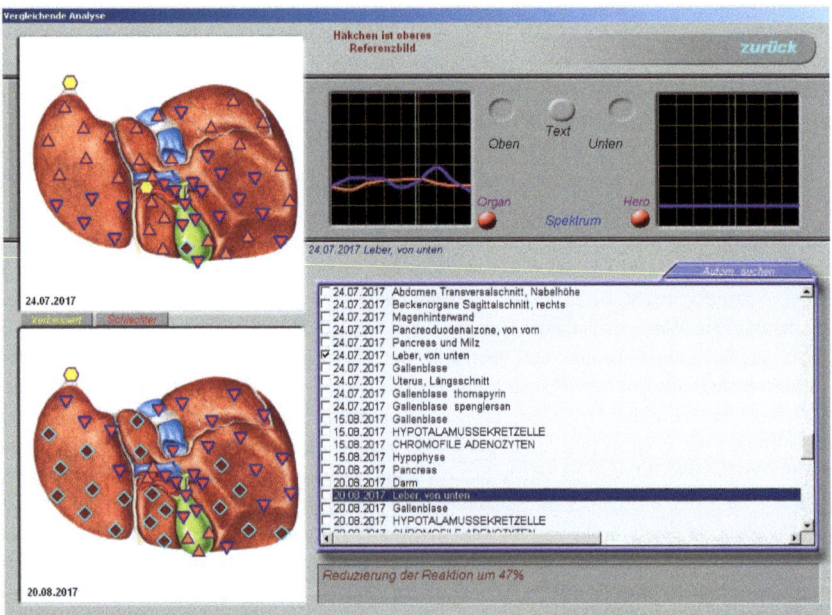

Abb. 1: *Initialbefund am 24.7.2017 oben in einer schmerzfreien Phase, Beginn des Migräneanfalls am 20.8.2017 unten, Ansicht der Leber von unten. Oben der reguläre Ausgangsbefund mit hellen Dreiecken (nach oben= Stufe 3, nach unten = Stufe 4). Beginn des Migräneanfalls mit energetischer Verschlechterung um 47% mit zahlreichen grauen Markierungen (Stufe 5). Klinisch zeigt sich ein schwerer Migräneanfall über dem Gallenblasenmeridian seitlich am Kopf und hinter dem Auge. Interessanterweise befinden sich die laborchemischen Leberwerte zu allen Phasen des Anfalls im Normbereich.*

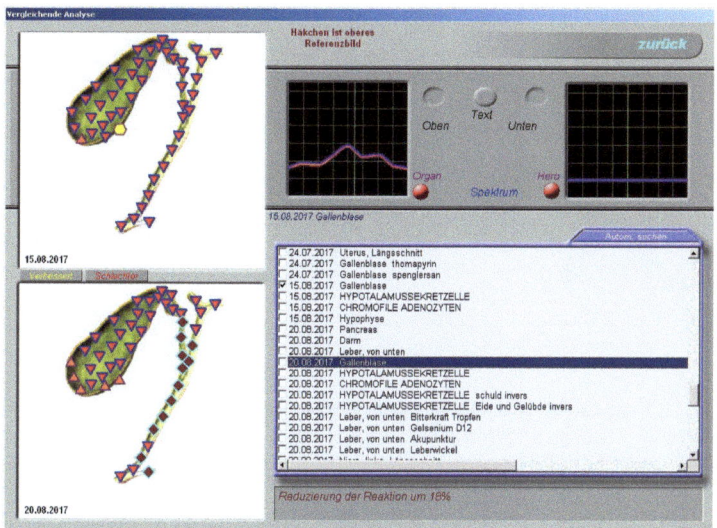

Abb. 2: *Analog zur Leber Verschlechterung der energetischen Konstellation in der Gallenblase um 18% im Vergleich zum normalen Vorbefund. Zahlreiche schwarze Markierungen im Bereich des Ductus cysticus und choledochus.*

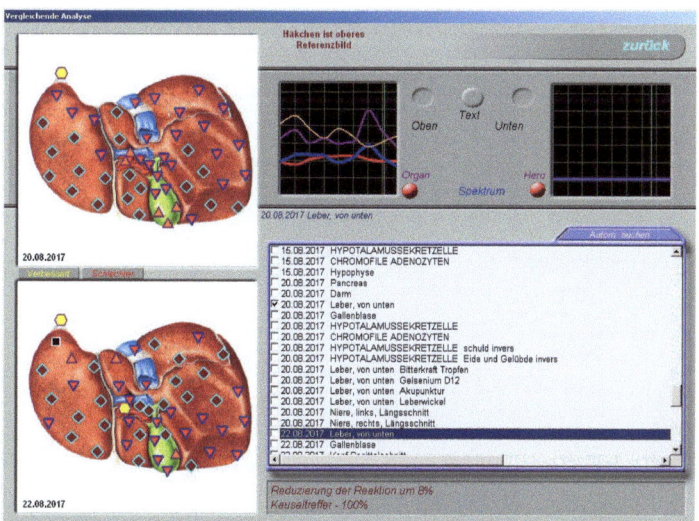

Abb.3: *Tag 2: Weitere Verschlechterung um 8% in der NLS-Analyse im Vergleich zum Vorbefund, klinisch beginnt der Schmerz zu wandern, in der Schmerzintensität keine Änderung. Die energetische Dynamik eines Migräneanfalls kann in der NLS-Analyse beeindruckend gut dargestellt werden, was in der Schulmedizin gegenwärtig mit keiner Untersuchungsmethode möglich ist.*

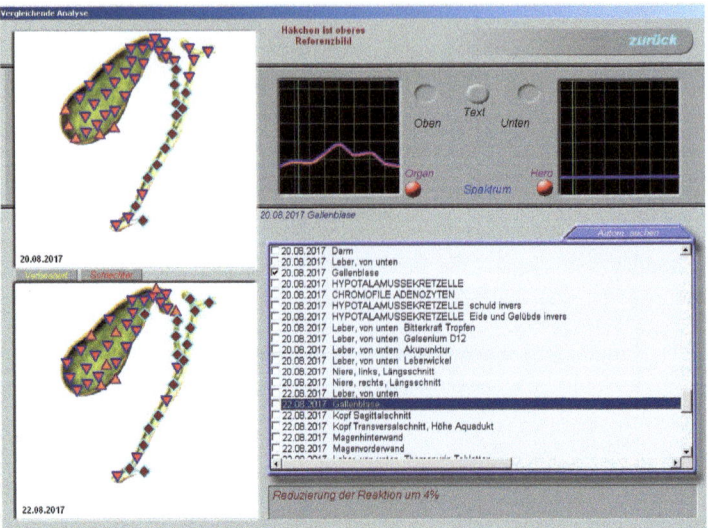

Abb. 4: *Tag 2: Analog zur Leber Verschlechterung der energetischen Konstellation in der Gallenblase um 4% in der NLS-Analyse im Vergleich zum Vorbefund.*

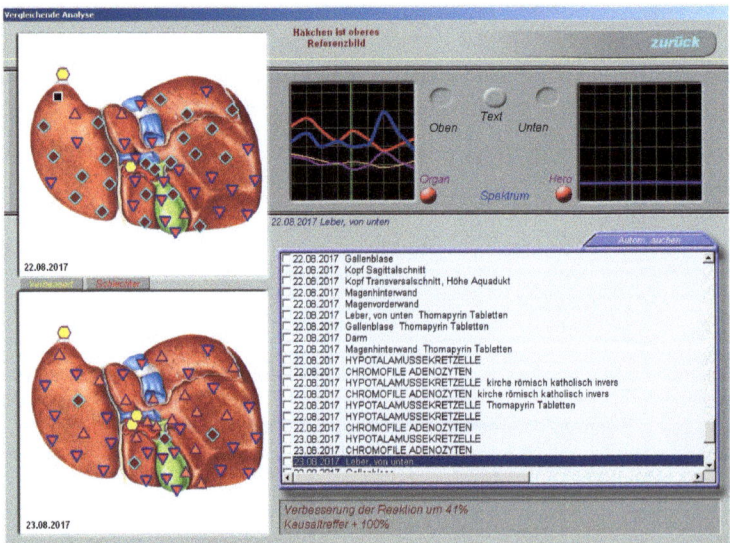

Abb. 5: *Tag 3: Verbesserung um 41% in der NLS-Analyse im Vergleich zum Vorbefund, die zahlreichen dunklen Markierungen verschwinden und werden wieder durch hellere Dreiecke ersetzt. Der Migräneschmerz lässt nach, die Patientin wird klarer.*

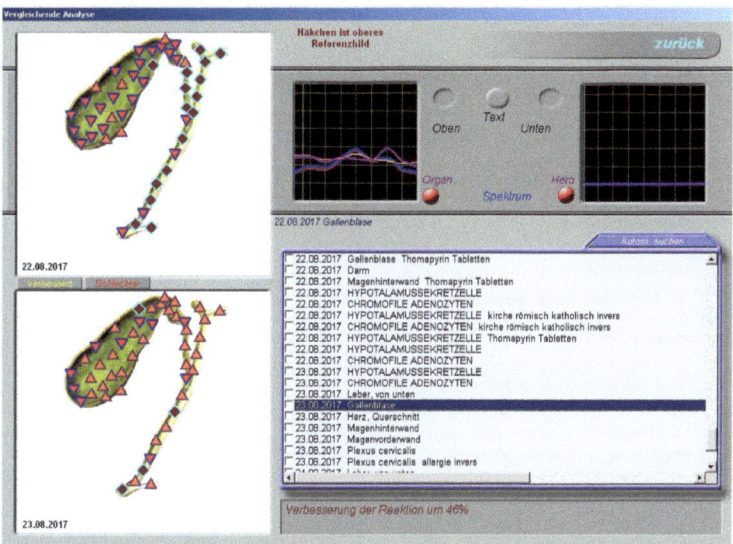

Abb. 6: *Tag 3: Analog zur Leber Verbesserung um 48% in der NLS-Analyse, auch hier zunehmend viele helle Dreiecke anstatt der dunklen Rauten.*

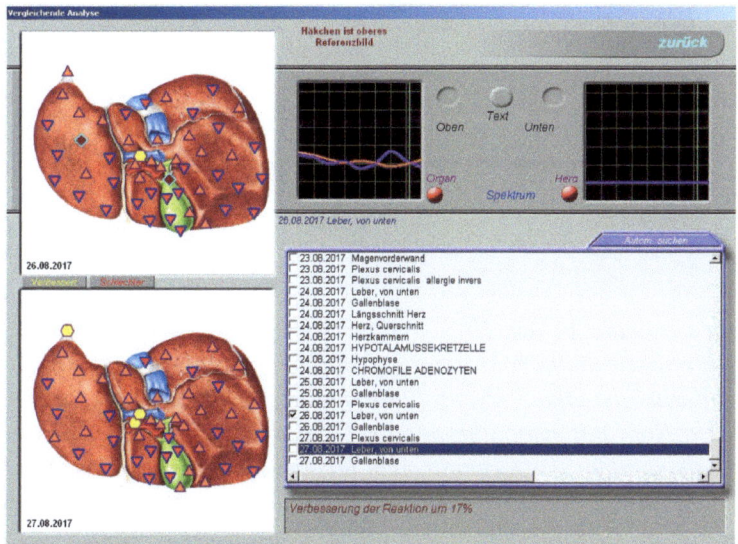

Abb. 7: *Tag 7: Einige Tage später weitere Verbesserung in der NLS-Analyse im Vergleich zum Vorbefund, die Patientin ist klinisch wieder schmerzfrei, aber noch deutlich mitgenommen vom schweren Migräneanfall.*

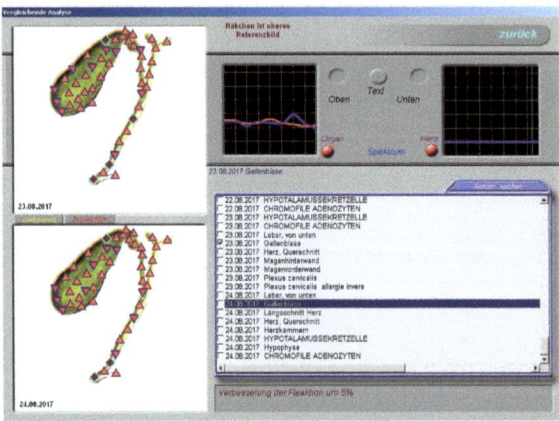

Abb. 8: *Tag 7: Im Gegensatz zur Leber noch leichte Verbesserung des energetischen Befundes in der Gallenblase um weitere 5% im Vergleich zum Vorbefund.*

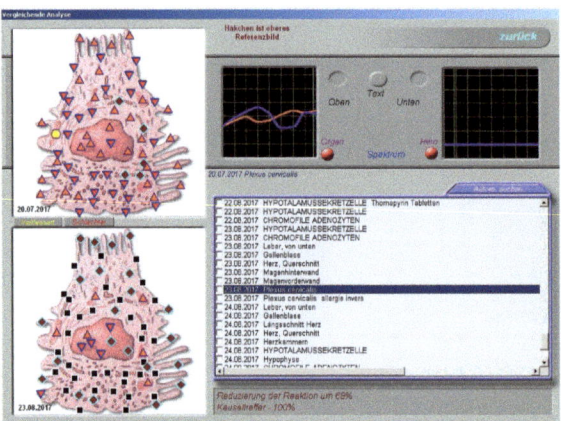

Abb. 9: *Ganglion cervicale in der NLS-Analyse zum Zeitpunkt des Schmerzmaximums mit zahlreichen dunklen Markierungen. Das Ganglion cervicale (superius, medium, inferius) ist eine Nervenzellansammlung (Ganglion) der oberen Halsregion, das den Kopf mit sympathischen Nervenfasern versorgt. Es ist das größte der drei Halsganglien des Grenzstrangs (Truncus sympathicus) und gehört damit zum vegetativen Nervensystem. Interessanterweise zeigt das Ganglion cervicale als erstes Veränderungen vor einem Migräneanfall, klinisch verbundem mit Übelkeit, Schwitzen, Sehstörungen, Lichtempfindlichkeit.*

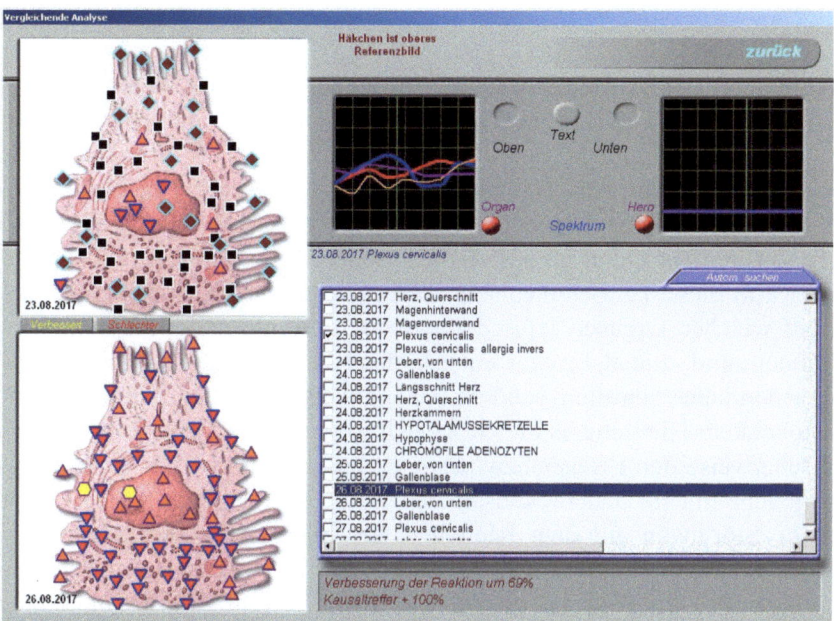

Abb. 10: *Ganglion cervicale in der NLS-Analyse nach Abklingen des Migräne-anfalls mit vollständiger Rückbildung der energetischen Defizite.*

Auch diese Verlaufsdarstellung zeigt, wie sich der Organismus nach einigen Tagen im Sinne der Selbstheilung wieder regeneriert und die energetischen Störungen der Leber, Gallenblase und Ganglion cervicale geringer werden. Mit den in der NLS-Analyse dargestellten energetischen Zuständen der Organstrukturen korreliert die klinische Symptomatik: Die Migräneschmerzen lassen ohne Medikation allmählich nach und verschwinden schließlich von allein.

Vegetotests

Der nächste Schritt in der Durchführung einer NLS-Analyse ist der sog. Vegetotest. Der Vegetotest ermöglicht die diagnostische Zuordnung einer energetischen Störung zu einer bestimmten Kausalität. Der Therapeut stellt eine Hypothese bzgl. einer Kausalität auf, z.B. Trauma, ein bestimmter Erreger, eine bestimmtes karmisches Ereignis, Drogen u.v.m., invertiert diese vermutete Kausalität und führt eine Zweiuntersuchung am NLS-Analysegerät (=Vegetotest) durch. Entscheidend ist in diesem Zusammenhang die Erfahrung des Therapeuten, um zu wissen, auf welchen Organen typischerweise welche informatorischen Störungen zu finden sind, zumal Erreger entsprechend der Organotropie nicht jedes Organ gleichermaßen betreffen, sondern üblicherweise nur ganz bestimmte. Beispiel Gonokokken: Hier sind es die Geschlechtsorgane und die Knie, auf denen man typischerweise den Erreger bzw. dessen Miasma in der NLS-Analyse findet. Das gleiche gilt für andere Kausalitäten: Drogen findet man am besten als energetische Störungen auf dem Kleinhirn, der Medulla oblongata und dem Hirnstamm, Schädeltraumata als energetische Störungen am besten auf dem Hirnventrikel, der Hypophyse, der Epiphyse sowie auf dem Hirnstamm, Schuld auf der Hypothalamussekretzelle und auf anderen Drüsenorganen, Eide und Gelübde typischerweise auf den chromophilen Adenozyten der Hypophyse und auf weiteren Drüsenorganen, Kastrationen auf den Hoden u.v.m. Kommt es im Rahmen des Vegetotests zu einer signifikanten Verbesserung der Reaktion im Zweitbefund gegenüber dem Ausgangsbefund, ist das der Beweis, dass ganz offensichtlich eine relevante Kausalität vorliegt, die in der Folge therapiert bzw. ausgeleitet werden kann. Bleibt der Zweitbefund gleich oder verschlechtert sich gar gegenüber dem Ausgangsbefund, so bedeutet dies, dass es sich hier nicht um eine relevante Kausalität handelt bzw. die vom Therapeuten aufgestellte Hypothese einer Kausalität verworfen werden muss. Manchmal sind zahlreiche Vegetotests notwendig, bis schließlich die tatsächlich relevante Kausalität gefunden werden kann. Dies betrifft insbesondere auch die sog. karmischen Muster, z.B. „Erhängen im Vorleben", „Sklavenjoch im Vorleben", „Pfählung im Vorleben" u.v.m., die allesamt mit typischen Leitsymptomen verbunden sind, welche von der betreffenden Personen klinisch durchweg bestätigt werden können, wenn der entsprechende Vegetotest ein positives Ergebnis liefert. Medikamente werden typischerweise als energetische Belastung in der NLS-Analyse auf Leber, Niere, Pankreas, Haut und Gehirn gefunden, bei Invertierung eines Medikaments im Vegetotest kommt es entsprechend zu einer Verbesserung der energetischen Reaktion im Zweitbefund. Das Prinzip kann auch umgekehrt angewendet werden, nicht nur Invertierung, sondern durch probatorische Eingabe einer Substanz: Auf diese Weise lässt sich testen, ob z.B. ein Medikament wirkt.

Casuistik 2: Verlaufsdokumentation Schädelhirntrauma

Diese Casuistik präsentiert chronologische Momentaufnahmen von energetischen Störungen, die sich nach wenigen Tagen von allein zurückbilden. Es handelt sich um eine Schädelprellung im Rahmen eines Karatetrainings, bei dem ich bei einer Abwehraktion stolperte und rücklings mit dem Hinterkopf auf dem Boden aufschlug. Ich war nicht bewusstlos, jedoch ziemlich benommen. Nach einigen Minuten hatte ich mich soweit erholt, dass ich das Training fortsetzen konnte.

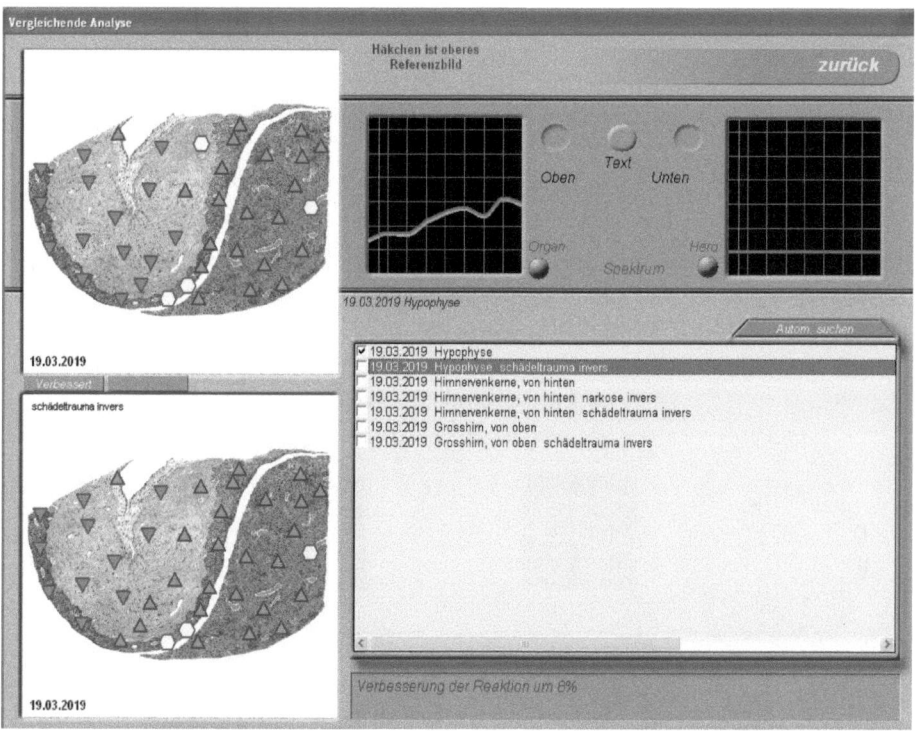

Abb. 11: *Hypophyse am Tag des Traumas: Energetische Störung, ausgelöst durch das Schädeltrauma, bei Invertierung des Begriffs „Schädeltrauma,, kommt es zu einer Verbesserung der Reaktion um 8%. Die Hypophyse ist immer besonders stark von Schädeltraumata betroffen, weil sie in der Sella turcica sitzend durch Transversal- und Longitudinalbewegungen des Großhirns nicht folgen kann und entsprechend gezerrt wird.*

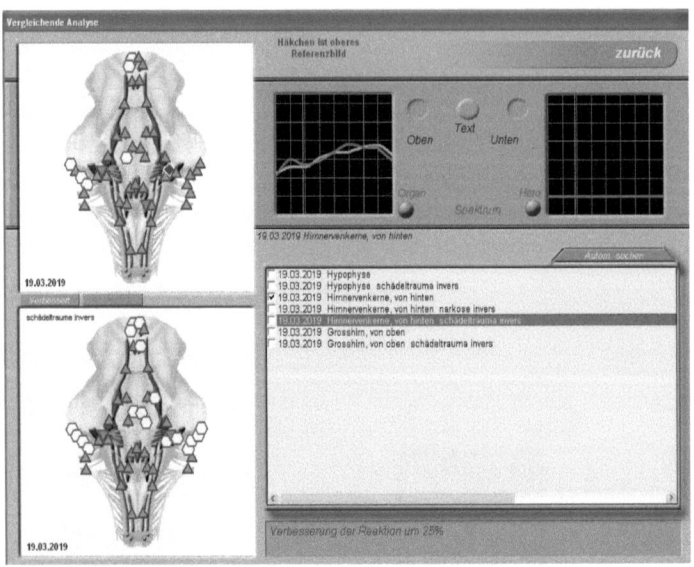

Abb. 12: *Hirnnervenkerne am Tag des Traumas: Energetische Störung, ausgelöst durch das Schädeltrauma, bei Invertierung dieses Begriffs Verbesserung der Reaktion um 25%.*

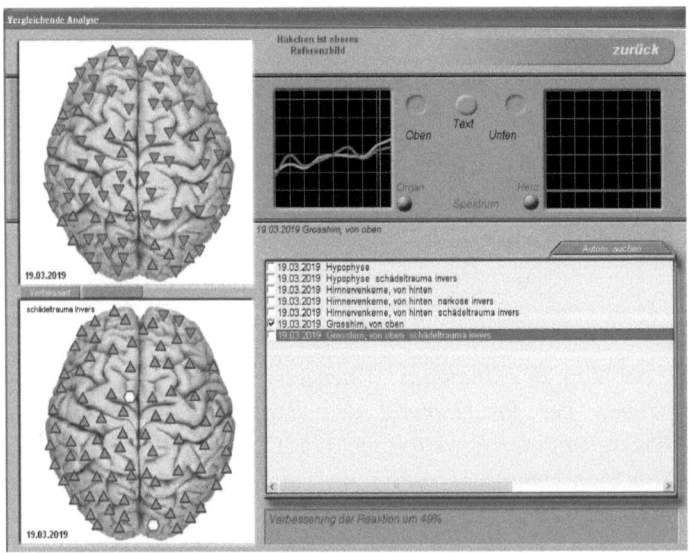

Abb. 13: *Großhirn am Tag des Traumas: Energetische Störung, ausgelöst durch das Schädeltrauma, bei Invertierung dieses Begriffs Verbesserung der Reaktion um 49%.*

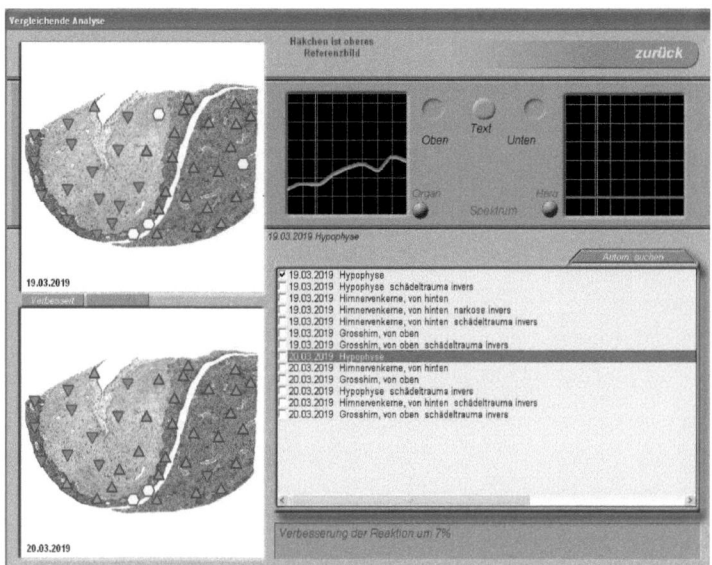

Abb. 14: *Hypophyse einen Tag nach dem Schädeltrauma: Verbesserung der Reaktion um 7% gegenüber dem Vortag.*

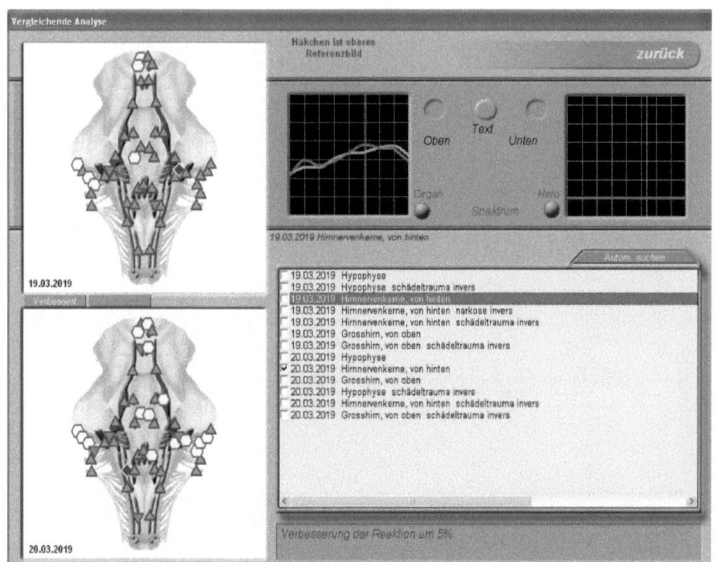

Abb. 15: *Hirnnervenkerne einen Tag nach Schädeltrauma: Verbesserung der Reaktion um 5% gegenüber dem Vortag.*

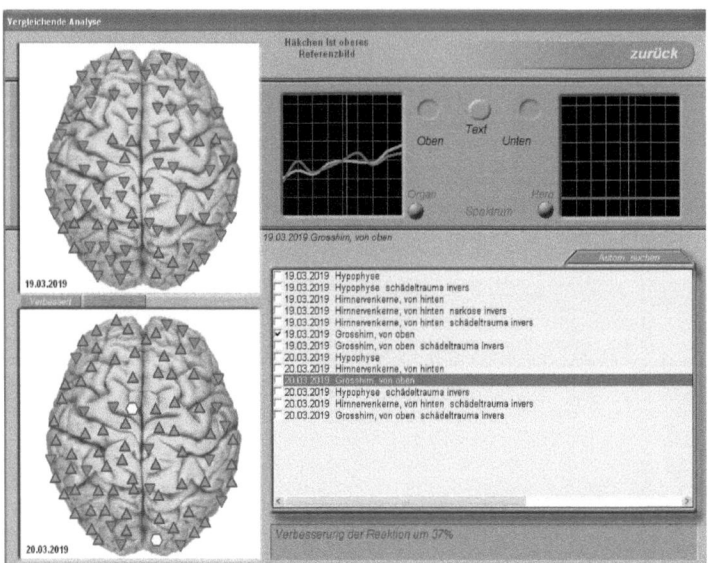

Abb. 16: *Großhirn einen Tag nach Schädeltrauma: Verbesserung der Reaktion um 37% gegenüber dem Vortag.*

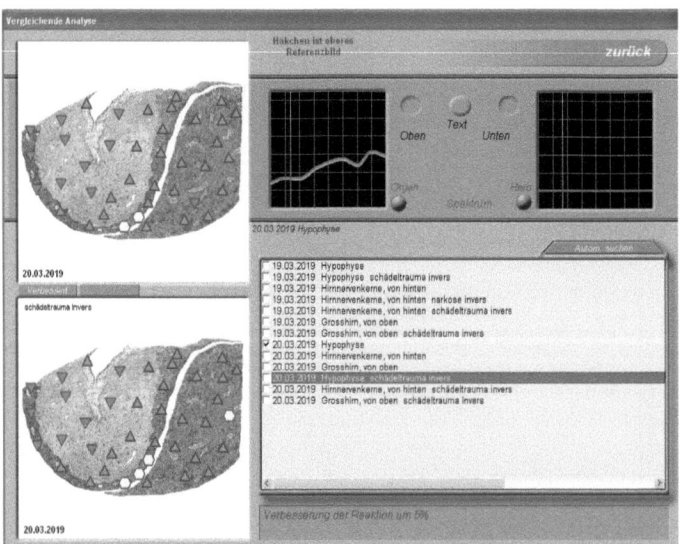

Abb. 17: *Hypophyse einen Tag nach Schädeltrauma: Bei erneuter Testung auf Schädeltrauma weitere Verbesserung der Reaktion um 5%.*

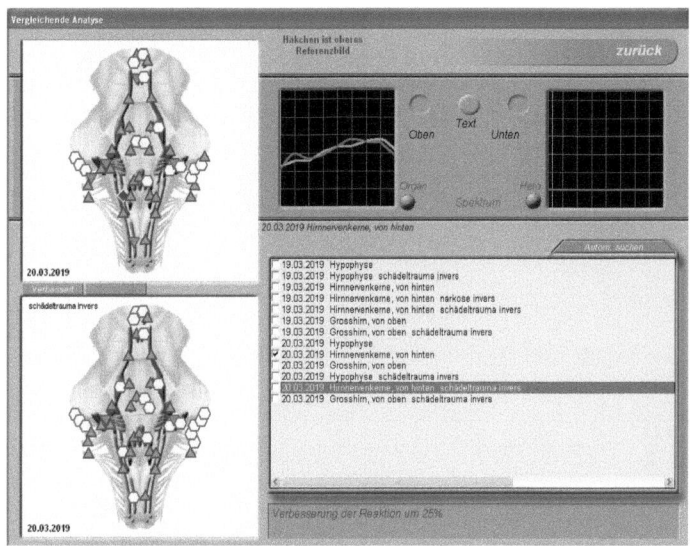

Abb. 18: *Hirnnervenkerne einen Tag nach Schädeltrauma: Bei erneuter Testung auf Schädeltrauma weitere Verbesserung der Reaktion um 25%.*

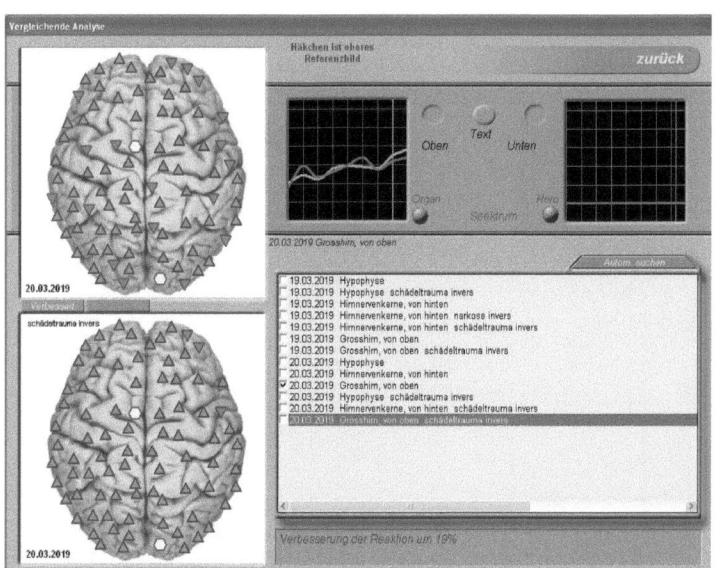

Abb. 19: *Großhirn einen Tag nach Schädeltrauma: Bei erneuter Testung auf Schädeltrauma weitere Verbesserung der Reaktion um 19%.*

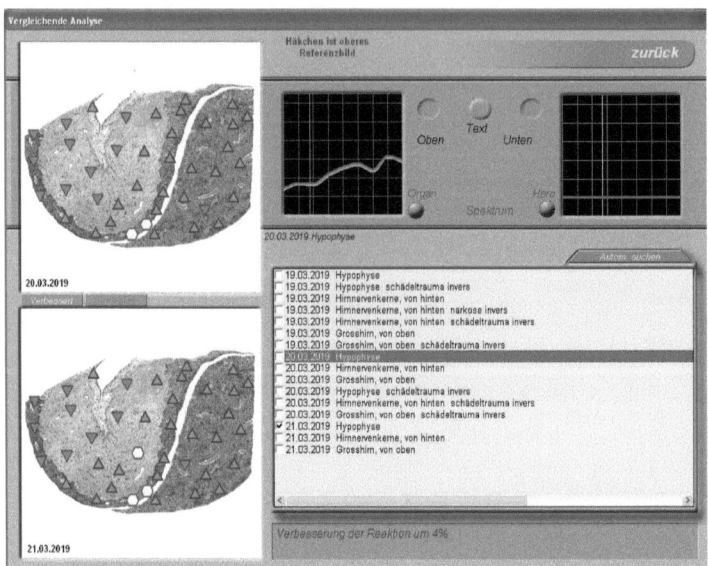

Abb. 20: *Hypophyse, zwei Tage nach Schädeltrauma: Verbesserung der Reaktion um 4% gegenüber dem Vortag.*

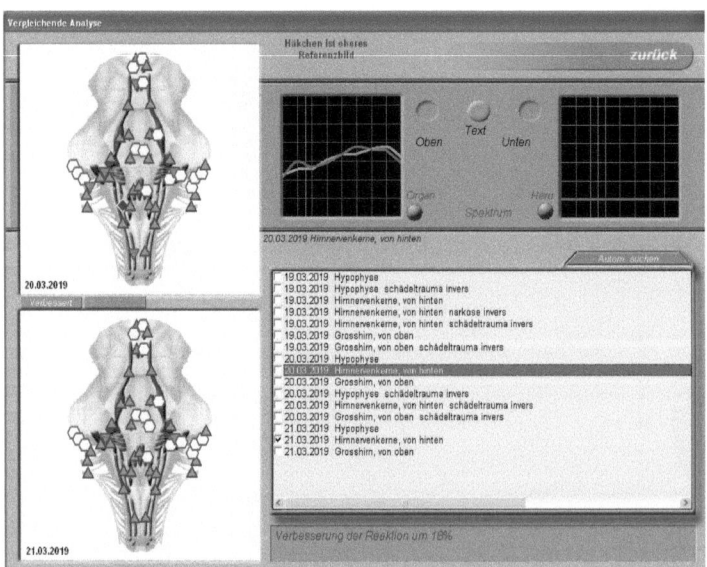

Abb. 21: *Hirnnervenkerne, zwei Tage nach Schädeltrauma: Verbesserung der Reaktion um 18% gegenüber dem Vortag.*

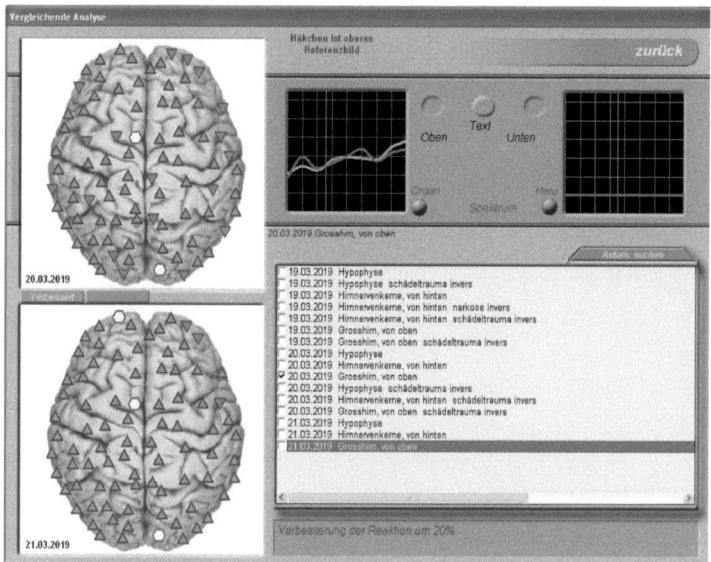

Abb. 22: *Großhirn, zwei Tage nach Schädeltrauma: Verbesserung der Reaktion um 20% gegenüber dem Vortag.*

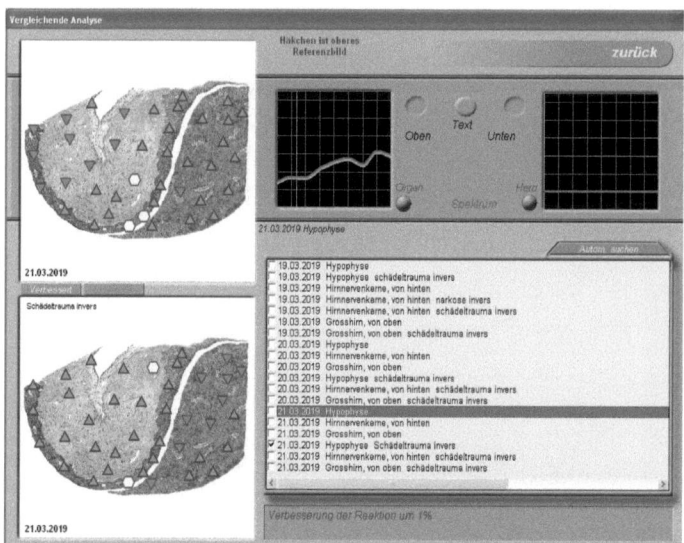

Abb. 23: *Hypophyse, zwei Tage nach Schädeltrauma: Bei erneuter Testung auf Schädeltrauma weitere Verbesserung der Reaktion um 1%.*

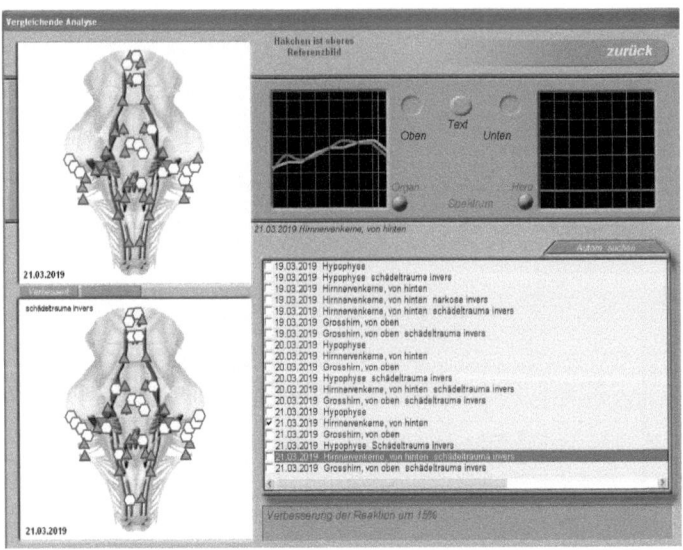

Abb. 24: *Hirnnervenkerne, zwei Tage nach Schädeltrauma: Bei erneuter Testung auf Schädeltrauma weitere Verbesserung der Reaktion um 15%.*

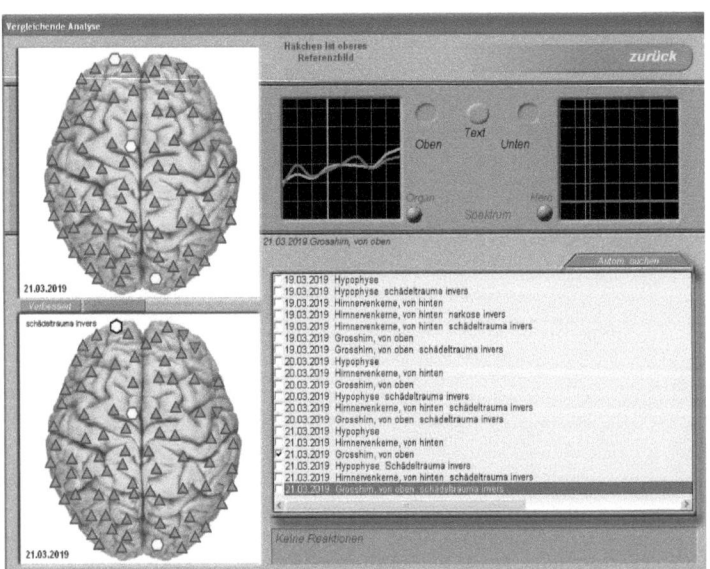

Abb. 25: *Großhirn, zwei Tage nach Schädeltrauma: Bei erneuter Testung auf Schädeltrauma keine Reaktion mehr, d.h. die Regeneration ist abgeschlossen.*

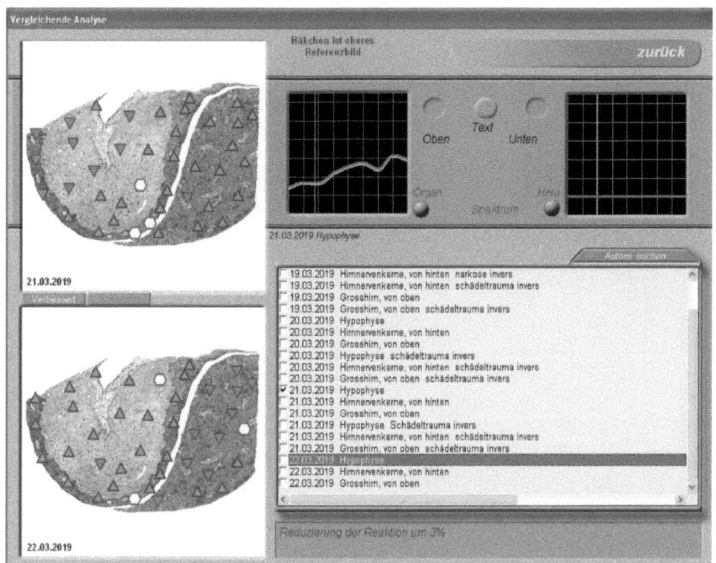

Abb. 26: *Hypophyse, drei Tage nach Schädeltrauma: Reduzierung der Reaktion um 3% gegenüber dem Vortag, d.h. die Regeneration ist abgeschlossen.*

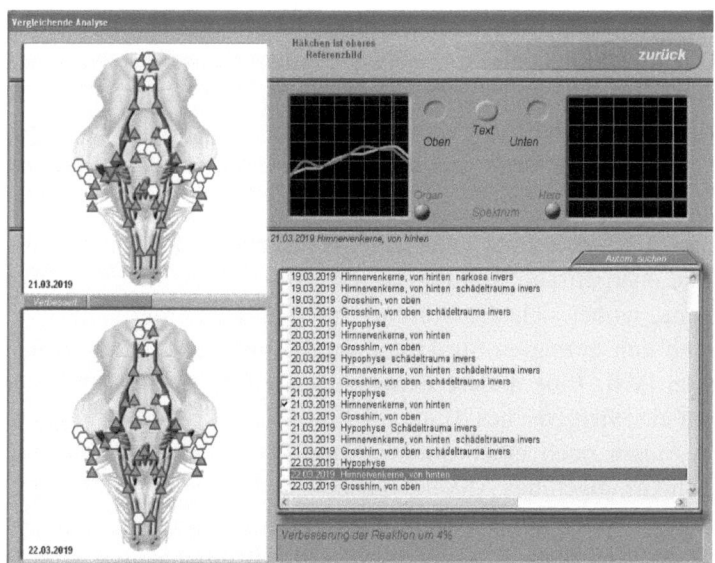

Abb. 27: *Hirnnervenkerne, drei Tage nach Schädeltrauma: Verbesserung der Reaktion um nochmals 4% gegenüber dem Vortag. Ob noch eine weitere Regenerationsmöglichkeit vorliegt, wird nicht mehr geprüft.*

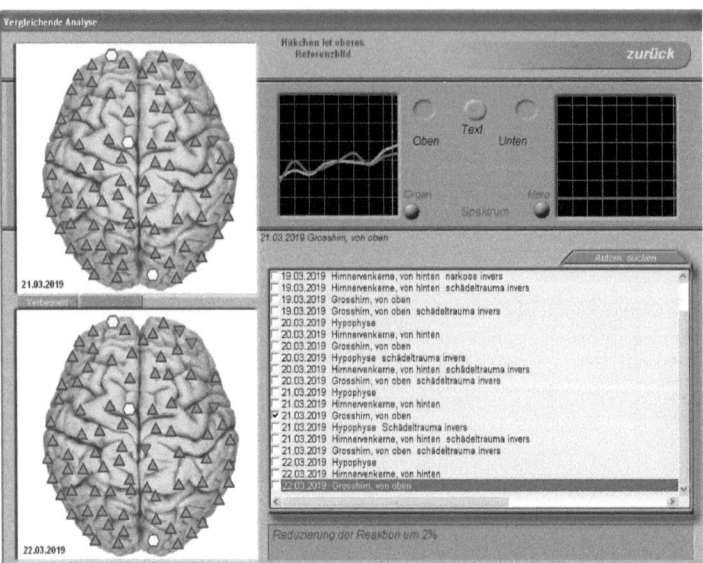

Abb. 28: *Großhirn, drei Tage nach Schädeltrauma: Reduzierung der Reaktion um 2% gegenüber dem Vortag, d.h. die Regeneration ist abgeschlossen.*

Die Bilder zeigen eindrucksvoll, wie die unmittelbar nach dem Schädeltrauma auf verschiedenen Hirnstrukturen messbare energetische Störung sich über mehrere Tage langsam zurückbildet, bis schließlich wieder der Ausgangszustand erreicht ist. Auch wenn vermeintlich bereits am Tag nach dem Unfall alles wieder regulär zu sein schien, so stellt sich die feinstoffliche Situation doch anders dar: Hier braucht es drei volle Tage, bis die Gewebe energetisch vollständig regeneriert sind.

Energetische Störungen können ganz unterschiedlicher Herkunft sein: Wie im vorliegenden Fall die energetische Störung verschiedener Organsysteme durch ein Schädelhirntrauma, wobei sich die Störung durch Schädelhirntrauma typischerweise immer auf den gezeigten Strukturen von Hirnstamm, Großhirn und Hypophyse darstellen lässt. Eine andere denkbare Kausalität für eine energetische Störung durch ein energetisches Trauma ist die energetische Störung von Leber, Gehirn und Augen nach einer durchzechten Nacht, wo man am Tag darauf noch die Nachwirkungen des Alkoholkonsums eindrucksvoll auf den genannten Organstrukturen sehen kann. Beiden Kausalitäten ist gemein, dass die damit verbundenen energetischen Störungen auf den entsprechenden Organstrukturen typischerweise nach ein paar Tagen von selbst vollständig verschwinden und üblicherweise keine energetischen Restschäden bleiben.

Casuistik 3: Drogeninduzierte Psychose

Es handelt sich um einen 34 Jahre alten Patienten, der drei Jahre lang zwischen 16 und 19 Jahren Ecstasy konsumierte. Diese Droge ist identisch mit MDMA. Der Patient wurde damals psychotisch, war mehrere Wochen stationär geschlossen in einem psychiatrischen Fachkrankenhaus untergebracht, danach erfolgte eine Behandlung mit Antipsychotika. Aktuell besteht eine Frühberentung. Der Patient beschreibt, er sei nicht mehr in der Lage, in seinem damals erlernten Beruf als Elektriker zu arbeiten. Gegenwärtig wird er mit einer sog. Zweischienentherapie behandelt, auf der einen Seite mit dem Antipsychotikum Leponex und auf der anderen mit dem Antidepressivum Fluoxetin.

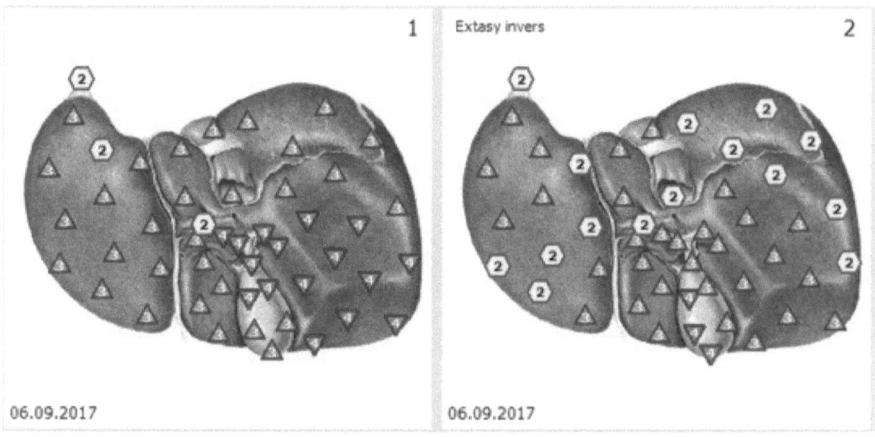

Abb. 29: *Leber: Verbesserung des energetischen Befundes um 38% bei Invertierung von „Ecstasy" als vermuteter Kausalfaktor im Vegetotest.*

In der NLS-Analyse zeigt sich an den entsprechenden Organstrukturen eine deutliche energetische Belastungen durch Ecstasy. Drogenbelastungen findet man in der NLS-Analyse noch Jahrzehnte nach Drogenabusus auf bestimmten anatomischen Strukturen, insbesondere auf dem Hirnstamm, den Hirnnervenkernen, den Hirnventrikeln und auf dem Kleinhirn. Die folgenden Analysen unterscheiden sich von den bisherigen durch die Durchführung eines Vegetotests mit Invertierung von Ecstasy, d.h. der Therapeut fragt hier konkret ab, durch welche Kausalität die energetische Störung konkret ausgelöst wird.

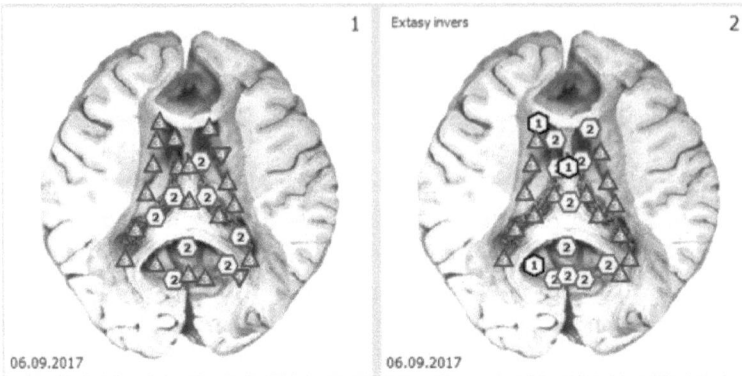

Abb. 30: *Hirnventrikel: Verbesserung des energetischen Befundes um 28% bei Invertierung von „Ecstasy".*

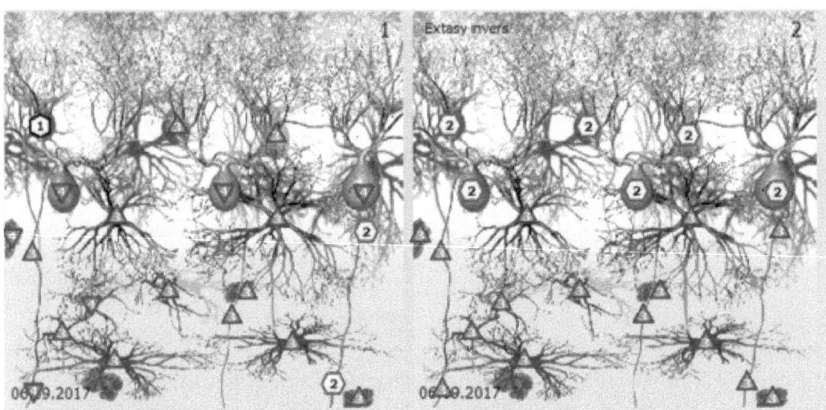

Abb. 31: *Kleinhirn: Verbesserung des energetischen Befundes um 38% bei Invertierung von „Ecstasy". Die energetische Belastung des Kleinhirns erklärt die Koordinationsstörungen, die bei Drogenabhängigen typischerweise gefunden werden.*

Ganz anders verhält es sich bei karmischen und miasmatischen Belastungen mit wiederum entsprechenden energetischen Störungen auf definierten Organstrukturen, die in der Regel vererbt, in vielen Fällen aber auch aktiv während des jetzigen Lebens erworben sind. Solche energetischen Störbefunde bilden sich in der NLS-Analyse nicht spontan zurück, sondern bleiben dauerhaft bestehen und begleiten die betroffene Person unter Umständen ihr ganzes Leben lang, Man kann die energetische Störung durch Drogenabusus per definitionem aber auch in der Rubrik der karmischen Muster subsummieren, denn der aktive Drogenabusus wird zum Teil des Karmas dieser Person. Manche der in der NLS-Analyse feststellbaren energetischen Störungen auf Grund von karmischen und/oder miasmatischen Belastungen bleiben inapparent und verursachen kein Missempfinden oder gar entsprechende Symptome, andere wiederum machen die betroffenen Personen schwer krank.

Interessanterweise werden Informationen, karmische wie miasmatische, von Generation zu Generation weiter vererbt, wie man das immer wieder sehr eindrucksvoll beobachten kann. Dabei gibt es unterschiedliche Ausprägungen: Ein Großvater vererbt seine tuberkulöse Information (keine Infektion!!) auf seinen Sohn, dieser wiederum auf den Enkel. Sowohl beim Sohn als auch beim Enkel kann in der NLS-Analyse eine energetische Störung auf den Bronchien, manchmal auch auf den Nieren, Nebennieren und anderen Organen nachgewiesen werden. Befragt man den Großvater nach einem Vorfahren mit Tuberkulose, so berichtet der häufig von einem früheren Familienmitglied, das tatsächlich daran gestorben ist. Eine solche informatorische Vererbung ist die Vererbung eines Miasmas, eine Information ausgehend von einem bakteriellen Erreger, in diesem Fall dem Tuberkulose auslösenden Mycobacterium tuberculosis. Wohlgemerkt tragen weder der Großvater noch der Vater oder der Enkel einen entsprechenden bakteriellen Erreger in sich: Es sind ausschließlich Informationen dieser Erreger, die in den Personen schlummern und an entsprechenden Organstrukturen zu energetischen Störungen und in vielen Fällen auch zu den damit verbundenen klinischen Symptomen führen: Asthma bronchiale, Kurzatmigkeit, chronisch rezidivierende Bronchitis, Kälte- und Zugempfindlichkeit, keine Tendenz zur Fieberbildung bei Krankheiten, ausgeprägte Reiselust u.v.m. Eine solche Sammlung von Kennzeichen bezeichnet die Homöopathie als Miasma, und die NLS-Analyse als auch die klinische Erfahrung zeigt: Die Homöopathie hat Recht, es sind ausschließlich nur Informationen ausreichend, um bei einer Person entsprechende Eigenschaften, Symptome und Krankheiten auszulösen.

Karmische wie miasmatische Störungen können epigenetisch vererbt werden. Von „keine Vererbung" bis „maximale Vererbung" sind alle Varianten denkbar. Zu bedenken ist, dass die Vererbung durch die Informationspools von Vater und Mutter gespeist werden, was die Variabilitäten zusätzlich komplexer macht. Entsprechende informatorische Vererbungen sind dann in den nachfolgenden Generationen wiederum als NLS-Befunde messbar und als klinische Symptome apparent.

Casuistik 4: Stirnkopfschmerz

Anamnese: Patientin, 52 Jahre alt, kommt in die Praxis wegen ihres seit Jahren bestehenden Stirnkopfschmerzes. Immer wieder habe sie ein eigenartiges Druckgefühl zwischen den Augen und im Stirnbereich. Die HNO-Untersuchung habe eine Nasenscheidewandverkrümmung ergeben, mit Abflussstörungen von Schleim aus den Nasennebenhöhlen.

Untersuchung:

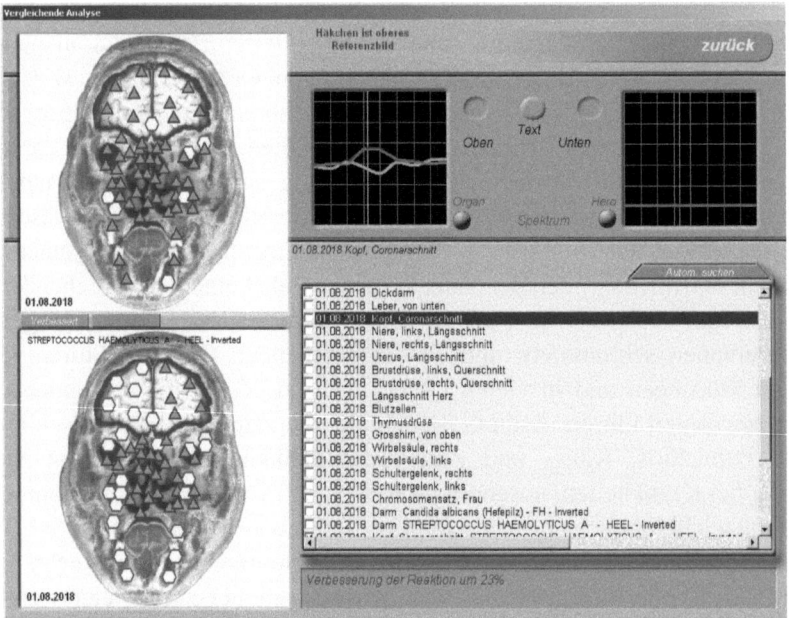

Abb. 32: *Kopf Coronarschnitt: Was sich zunächst als energetisch durchaus guter Befund darstellt, kann durch Invertierung von „Streptococcus haemolyticus" als vermutete informatorische Kausalität nochmals deutlich gesteigert werden, nämlich um 23%. Entsprechend gilt es die Informationen von Streptococcus haemolyticus auszuleiten. Zusätzlich sollte aber an das in der Regel vorliegende karmische Muster des Erhängens gedacht werden, was durch Griff in die Aura des Patienten im Halsbereich für diesen unmittelbar spürbar gemacht werden kann. Dieses karmische Muster ist für die energetische Schwäche im Halsbereich verantwortlich und bildet den Nährboden für ein bakterielles Wachstum. Im Umkehrschluß bedeutet das: Ohne die energetische Auflösung der karmischen Grundbelastung kommt die Streptokokkenbelastung immer wieder bzw. kann nicht nachhaltig ausgeleitet werden.*

Casuistik 5: Sturz

Anamnese: Patientin, 55 Jahre alt, stürzt auf einem glitschigen Steg in einen mit Schilf bewachsenen See und prellt sich dabei den Thorax und den Unterarm auf der linken Seite. Ob die Rippe gebrochen ist, kann nicht beurteilt werden, die Patientin will sich nicht röntgen lassen. In den folgenden Tagen laboriert die Patientin an ihren Verletzungen, erholt sich nur langsam, ist müde und abgeschlagen.

Untersuchung:

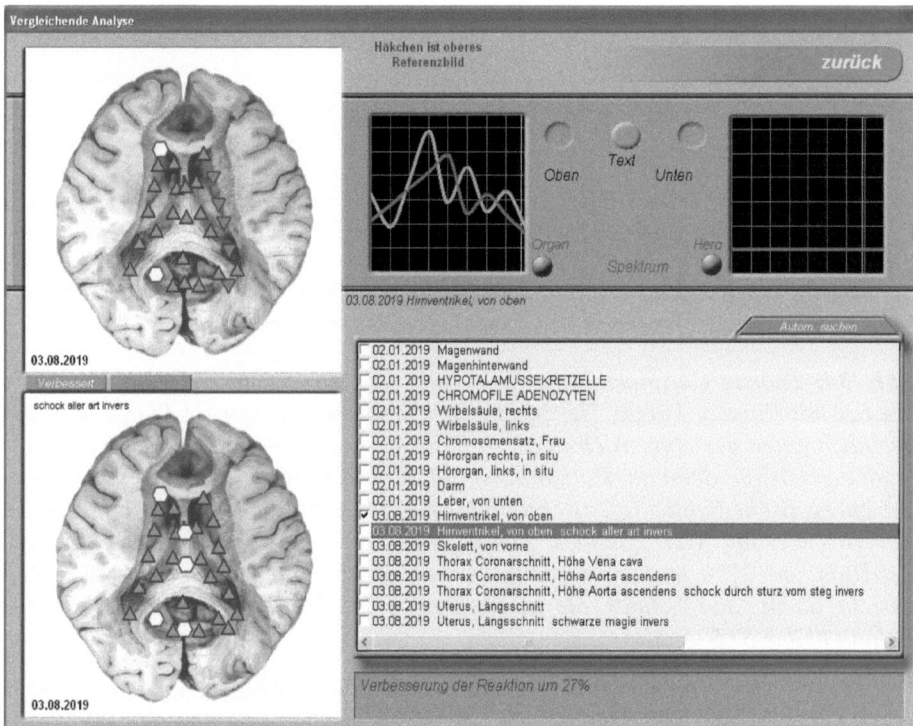

Abb. 33: Hirnventrikel von oben: Man sieht eine energetische Störung im Bereich des rechten Hirnventrikels in Form der zahlreichen nach unten gerichteten Dreiecke. Bei Invertierung von „Schock aller Art" verbessert sich die Reaktion um 27%, womit bewiesen ist, dass die Patientin von ihrem Sturz einen Schock davongetragen hat. Solche Schockbelastungen korrelieren üblicherweise in der NLS-Analyse nicht mit der lädierten Seite, zumal im vorliegenden Fall die Patientin sich auch gar nicht den Kopf gestoßen hat. Sehr wohl korrelieren aber Schockbelastungen im Hirnventrikel mit der Müdigkeit in der Zeit der Rekonvaleszenz.

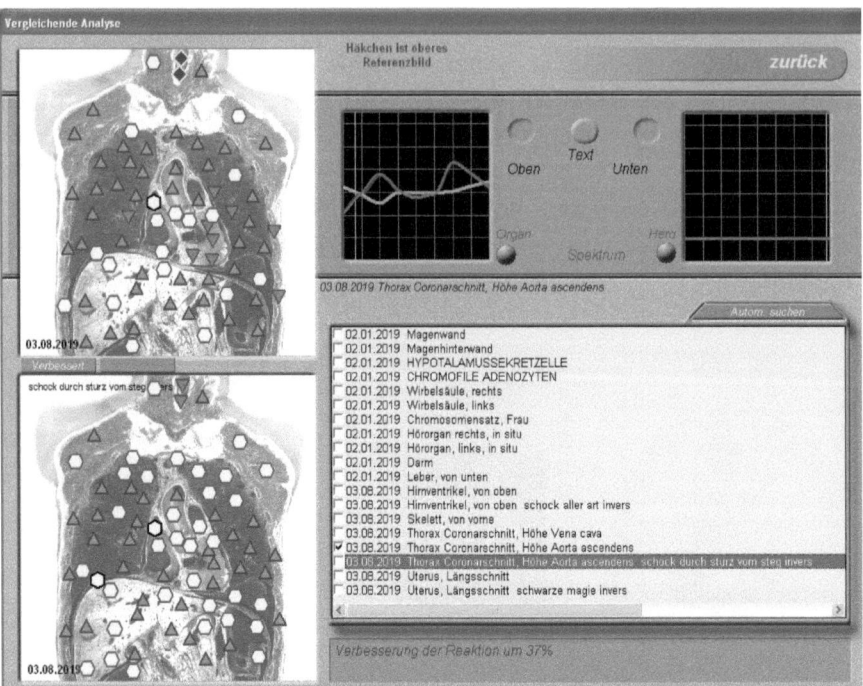

Abb. 34: *Thorax Coronarschnitt: Energetische Störung im Bereich des linken Thorax mit Rippen, Lunge, Herzspitze und sogar kontralaterale Lunge in Form der nach unten gerichteten Dreiecke (=Note 4). Dieser Befund korreliert mit der Seite der Läsion, denn die Patientin ist auf die linke Thoraxseite gestürzt, wobei der energetische Schlag offensichtlich bis nach kontralateral durchgegangen ist. Bei Invertierung von „Schock durch Sturz vom Steg" verbessert sich die Reaktion um 37% und es wird wieder ein Normalbefund erreicht. Das Ziel besteht darin, den Schock als energetische Kausalität für den vorliegenden Befund in der NLS-Analyse auszuleiten.*

Bewertung: Eine interessante Casuistik, wobei insbesondere die NLS-Analyse durch die Prägnanz der Darstellung des energetischen Schocks im Thoraxbereich beeindruckt. Bemerkenswert ist, dass die energetische Störung nicht nur im Bereich der schmerzhaften Rippen zu messen ist, sondern weit darüber hinaus bis zur gegenseitigen Lunge, und dass auch das Herz mit betroffen ist. Und bemerkenswert ist auch, dass durch die freie Texteingabe von „Schock durch Sturz vom Steg invers" der energetische Störbefund bewiesen ist. Dabei handelt es sich um eine durch den Therapeuten frei formulierte Anfrage und nicht um eine aus einer systeminternen Liste auswählbare und somit vorformulierte Option. Trotzdem funktioniert das Verfahren. In den folgenden zwei Wochen erholt sich die Patientin wieder.

Casuistik 6: Verdauungsstörungen

Diese Casuistik liefert ein Beispiel einer vermeintlich somatischen Störung in Form von Verdauungsstörungen. Sie zeigt, dass allen funktionell-organischen Störungen auch eine seelische Problematik zugrunde liegt, die es mithilfe der Methoden der digitalen Medizin aufzudecken und zu behandeln gilt.

Anamnese: Der 45-jährige Patient kommt in die Behandlung, obwohl ihm nach eigenem Bekunden eigentlich nichts fehlt. Seine Frau habe ihn überredet mitzukommen, um sich ebenfalls untersuchen zu lassen. Er sei übergewichtig, müsse wohl mindestens 10 kg an Gewicht reduzieren, das sei ihm klar, falle ihm aber doch sehr schwer. Die Verdauung sei auch nicht in Ordnung, er habe immer wieder sehr weichen Stuhlgang, vielfach schweren Durchfall.

Untersuchung: Bei der Inspektion der Zunge fällt ein dicker weißer Belag im Zungengrund auf, den der Patient selbst nicht kennt. Er gibt an, in der Vergangenheit zahlreiche Antibiotikatherapien gemacht zu haben, insbesondere bei Erkältungskrankheiten. Zudem esse er seit langem gerne viele Süßigkeiten. Etwaige basische „Gesundheitsdrinks" nehme er keine zu sich, Magenschutzpräparate wie z.B. Pantoprazol kenne er nicht.

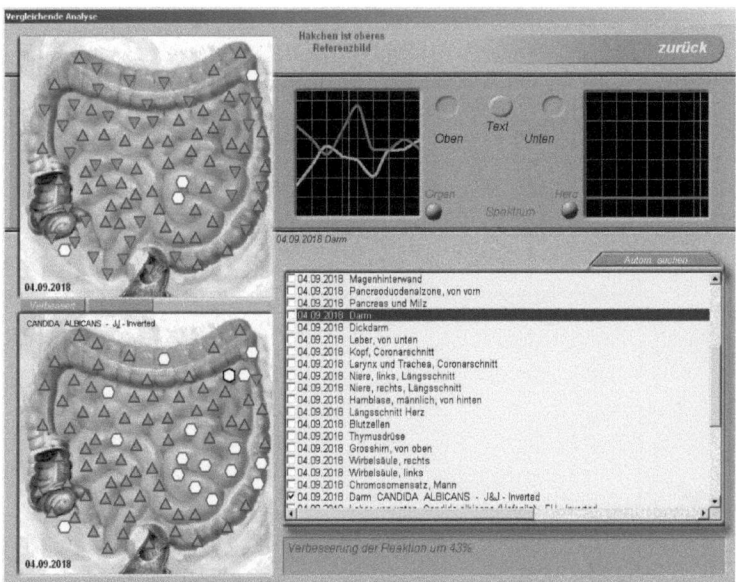

Abb. 35: Darm: Energetische Störung, bei Invertierung von „Candida albicans" Verbesserung der energetischen Reaktion um 42%.

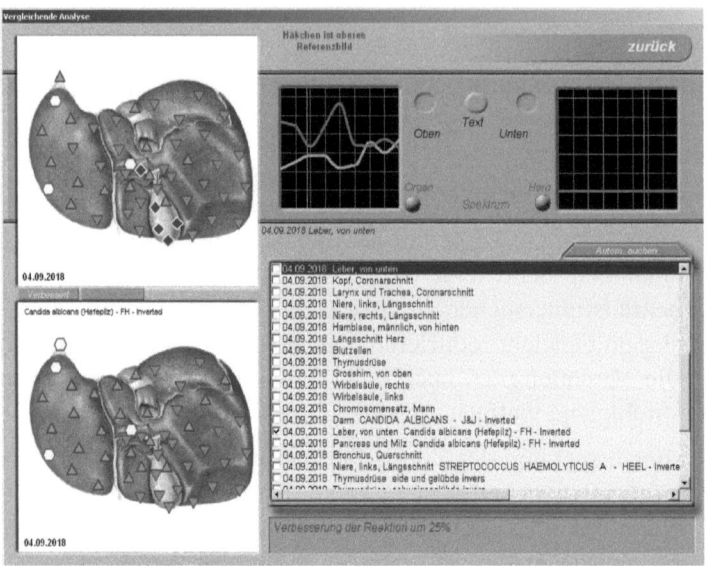

Abb. 36: *Leber von unten: Energetische Störung, bei Invertierung von „Candida albicans" Verbesserung der energetischen Reaktion um 25%. Es handelt sich um einen Sekundäreffekt bei primärer Darmstörung.*

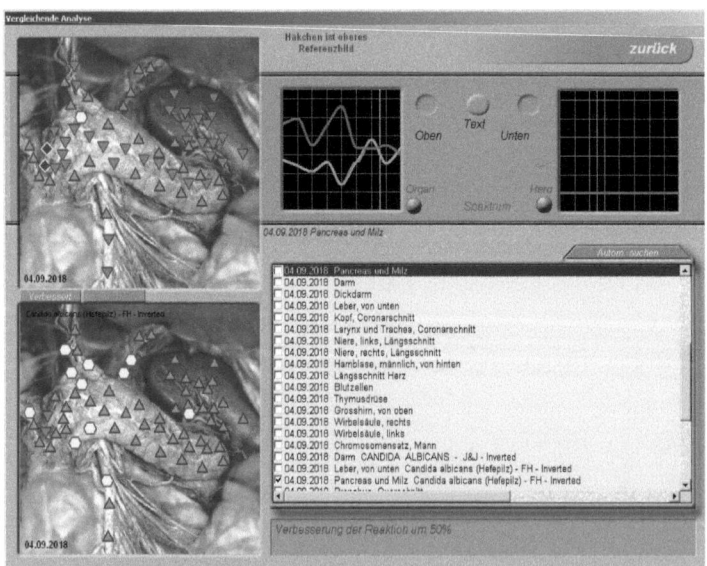

Abb. 37: *Pankreas und Milz: Energetische Störung, bei Invertierung von „Armutsgelübde" als vermutete informatorische Kausalität Verbesserung der energetischen Reaktion um 50%.*

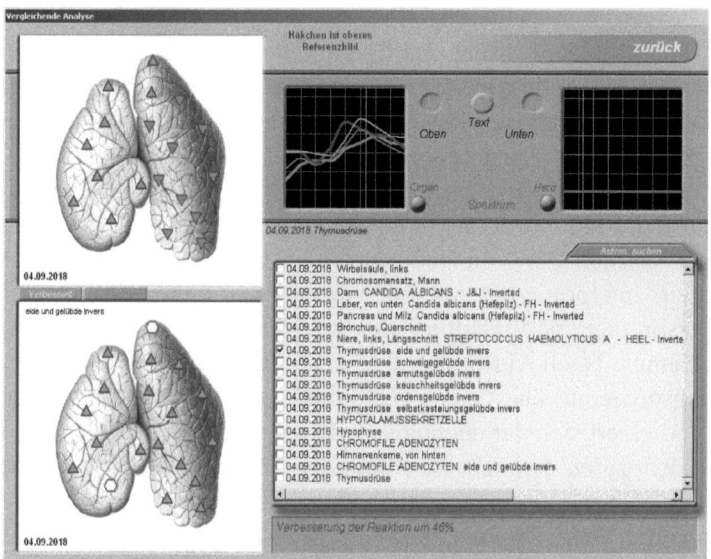

Abb. 38: *Thymusdrüse: Energetische Störung, bei Invertierung von „Eide und Gelübde" als vermutete informatorische Kausalität Verbesserung der energetischen Reaktion um 46%.*

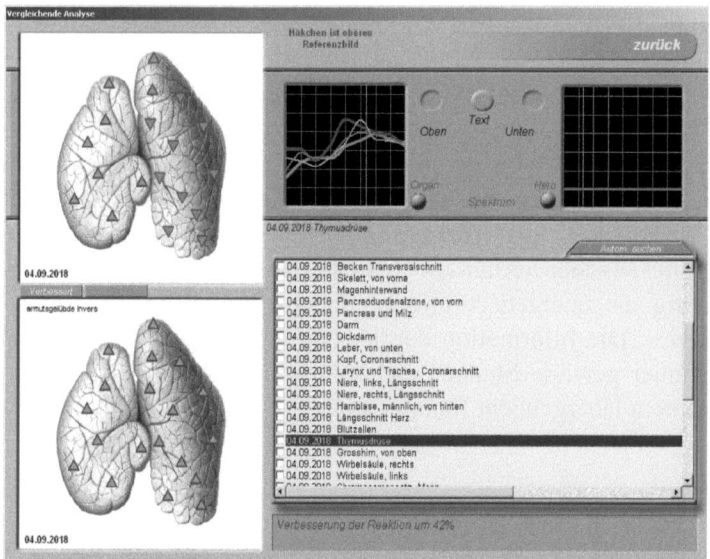

Abb. 39: *Thymusdrüse: Bei Invertierung von „Armutsgelübde" Verbesserung der energetischen Reaktion um 42%, bei Invertierung von „Selbstkasteiungs- gelübde" Verbesserung der energetischen Reaktion um 37%.*

Bewertung: Die häufigen Stuhlentleerungen resultieren zum einen aus der gestörten Resorption im Darm auf Grund des durch Candida albicans gestörten Mikrobioms, zum anderen besteht eine Pankreasinsuffizienz mit einer verminderten Sekretion der Pankreasenzyme[1], was zu einer verringerten enzymatischen Aufschlüsselung von Nahrungsbestandteilen und zu sog. Fettstühlen führt. Zusätzlich bestehen noch ein Selbstkasteiungsgelübde und ein Armutsgelübde, auf der Thymusdrüse und auf den chromophilen Adenozyten in der NLS-Analyse messbar. Eine solche Konstellation von Gelübden führt nicht selten zu vermehrten Stuhlentleerungen, interpretierbar als der Wunsch des Unterbewusstseins nach Entleerung, Entsorgung und Einhaltung der Selbstkasteiung und der Armut als zentrale Seelenthemen. Nach Auflösung der Gelübde durch eine energetisch wirksame Auflösungsprozedur über eine sog. Auflösungsurkunde und einen Auflösungsspruch verbessert sich der energetische Befund der Thymusdrüse und der chromophilen Adenozyten deutlich. Es folgen eine Darmsanierung und die Nachmessung in der NLS-Analyse, was auch dort entsprechend verbesserte energetische Befunde im Darm, Pankreas und Milz aufweist. Interessanterweise verschlechtern sich die energetischen Befunde 10 Tage nach Beginn der Darmsanierung auf Leber und chromophilen Adenozyten, was typisch ist: Die Leber beginnt auf Grund der veränderten metabolischen Situation wieder zu arbeiten und wird energetisch in besonderer Weise belastet, was dann auch zu entsprechend schlechter Stimmungslage führen kann, wie das jeder kennt, der schon einmal eine Fastenkur durchgeführt hat. Aus der chinesischen Medizin wissen wir um die Verbindung zwischen energetischer Leberstörung und der Emotion von Wut und Zorn. Diese schlechte Stimmung zeigt sich in der NLS-Analyse durch die energetische Störung auf den chromophilen Adenozyten. Im weiteren Verlauf verbessern sich diese Befunde aber, und auch die Stuhlentleerungen werden seltener und die Verdauung reguliert sich. Der Patient reduziert sein Gewicht über einige Wochen um 5 kg. Nebenbei sei erwähnt: Bei diesem Patienten findet sich kein Miasma Mycobacterium tuberculosis, was sonst bei übergewichtigen Personen häufig als energetisch-informatorische Störung in der NLS-Analyse gefunden wird. Die Information der Tuberkulose führt dazu, dass das Unterbewusstsein immer gewisse Mengen an „kalorischen Vorräten" einlagert, was dann zu erheblichem Übergewicht führen kann.

---

[1] Unter dem Begriff Pankreasenzym werden alle Enzyme verstanden, welche vom exokrinen Teil der Bauchspeicheldrüse sezerniert werden. Das endokrine Pankreas hingegen sezerniert Hormone wie Insulin und Glucagon. Pankreasenzyme setzen sich wie folgt zusammen: Enzyme zur Eiweißspaltung (Proteasen): Trypsinogen, Chymotrypsinogen, Elastase, Enzyme zur Kohlenhydratspaltung: Alpha-Amylase, Ribonukleasen, Enzyme zur Fettspaltung: Pankreaslipase

Casuistik 7: Untergewicht

Anamnese: Die Patientin, 67 Jahre alt, kommt in die Behandlung wegen ihres seit Jahrzehnten bestehenden Untergewichts. Ebenfalls seit Jahrzehnten raucht sie etwa eine Packung Zigaretten pro Tag, wovon sie nicht loskommt.

Untersuchung: Wie in der NLS-Analyse zu sehen, besteht eine energetische Störung der Bronchien und der Langerhans'schen Inselzellen, im Vegetotest nachweisbar als eine Störung durch das Miasma von Mycobacterium tuberculosis mit einer Verbesserung des energetischen Befundes um 58% auf den Bronchien und um 43% auf den Langerhans'schen Inselzellen. In einem weiteren Vegetotest zeigt sich bei Zugabe von Nikotin eine Verbesserung des energetischen Befundes der Langerhans'schen Inselzellen um 26%. Das bedeutet, dass Nikotin in der Lage ist, die energetische Störung auf den Langerhans'schen Inselzellen, die durch das Miasma von Mycobacterium tuberculosis verursacht ist, mehr als zu kompensieren. Eine energetische Belastung auf den chromophilen Adenozyten oder der Thymusdrüse im Sinne eines Selbstkasteiungsgelübdes als mögliche Ursache des Untergewichts kann nicht nachgewiesen werden.

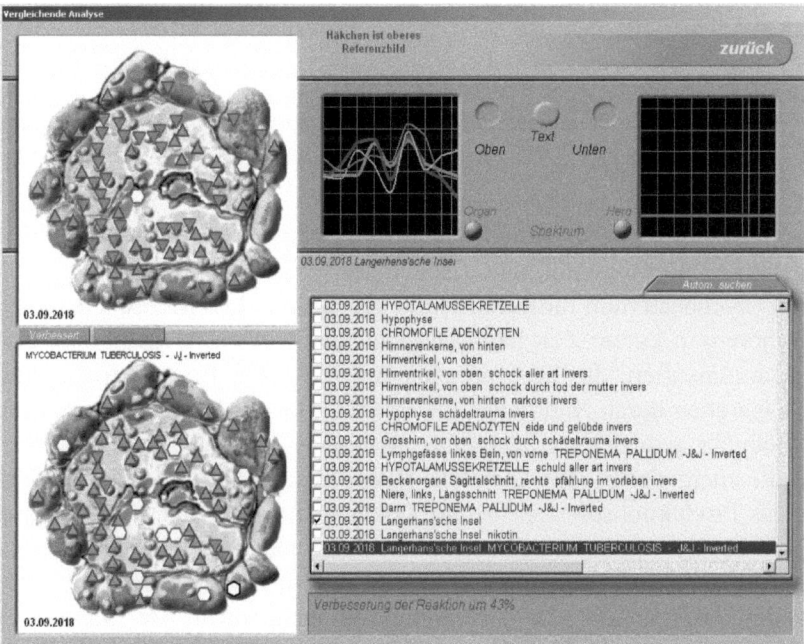

Abb. 40: *Langerhanssche Inselzellen: Energetische Störung, bei Invertierung von „Mycobacterium tuberculosis" Verbesserung der Reaktion um 43%.*

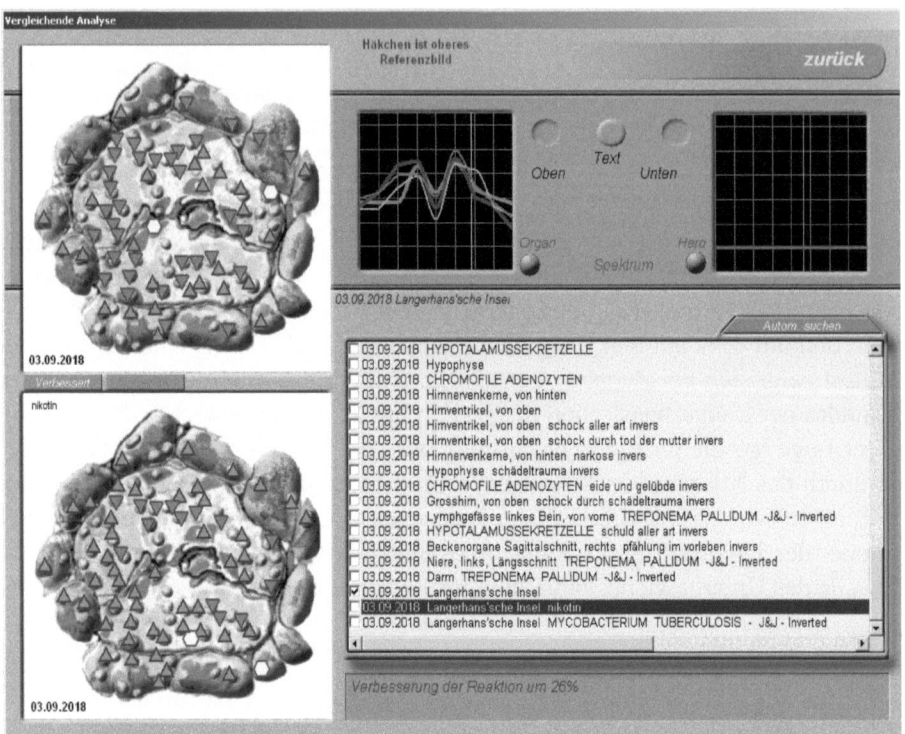

Abb. 41: Langerhans'sche Inselzellen: Bei Eingabe von „Nikotin" Verbesserung der Reaktion um 26% (Kompensation der energetischen Störung um 60%).

Bewertung: Nikotin wirkt als Kompensationsmechanismus bei einer bestehenden energetischen Störung auf den Langerhans'schen Inselzellen durch das Miasma von Mycobacterium tuberculosis. Es ist bekannt, dass Menschen, die zu rauchen aufhören, in kurzer Zeit häufig an Gewicht zulegen. Dabei wurde bislang immer argumentiert, das liege an einer Art von oraler Ersatzbefriedigung, indem die Zigaretten durch Nahrungsmittel ersetzt würden. Das ist aber zu kurz gedacht: Vielmehr reduzieren Zigaretten tatsächlich das Hungergefühl, allerdings über die energetisch-informatorische Beeinflussung der Langerhans'schen Inselzellen als Produktionsort von Insulin, wie dies mit Hilfe der NLS-Analyse eindrucksvoll nachgewiesen werden kann. Die zugrunde liegende Information der Auszehrung durch die Tuberkulose auf den Langerhans'schen Inselzellen bewirkt, dass das Unterbewusstsein zu Nahrungsaufnahme aufruft. Der Mensch ist in einem Vorleben an der tuberkulösen Auszehrung verhungert. Entsprechend versucht das Unterbewusstsein, eine erneute Auszehrung von vornherein zu verhindern, was in vielen Fälle tendenziell zu einem mitunter erheblichen Übergewicht führt. Der Versuch, das Gewicht willentlich zu reduzieren, wird unmittelbar durch das Unterbewusstsein konterkariert. Raucht die Person, führt dies zu einer Verbesserung der energetisch-informatorischen Situation auf den Langerhans'schen Inselzellen, das Hungergefühl lässt nach und das Unterbewusstsein kann „überlistet" werden. Selbst wenn die Person wenig isst, rebelliert das Unterbewusstsein nicht mehr, was dann in vielen Fällen in einem erheblichen Untergewicht resultiert. Zusätzlich muss in diesem Zusammenhang immer auch an ein mögliches Selbstkasteiungsgelübde gedacht werden, das es in der NLS-Analyse auf den entsprechenden Drüsenstrukturen (Thymusdrüse und chromophile Adenozyten) zu suchen gilt. Im vorliegenden Fall kann jedoch nichts gefunden werden, was beweist, dass allein schon die energetische Störung auf den Langerhans'schen Inselzellen in Kombination mit dem Nikotinabusus ausreicht, um das Untergewicht aufrecht zu erhalten.

Casuistik 8: Blut in Urin und Sperma

Anamnese: Der Patient, 65 Jahre alt, kommt zur Abklärung wegen Blut in Urin und Sperma. Er sei bereits mehrfach eingehend urologisch untersucht worden, aber man habe nichts finden können. Organisch sei alles unauffällig.

Befunde: In der Untersuchung zeigt sich deutlich das karmische Muster der Pfählung im Vorleben. Passend dazu beschreibt der Patient die immer wiederkehrenden ziehenden Verspannungen zwischen den Schulterblättern. Hämorrhoiden habe er früher einmal intensiv gehabt, die seien dann aber nach einer Operation nicht mehr wiedergekommen.

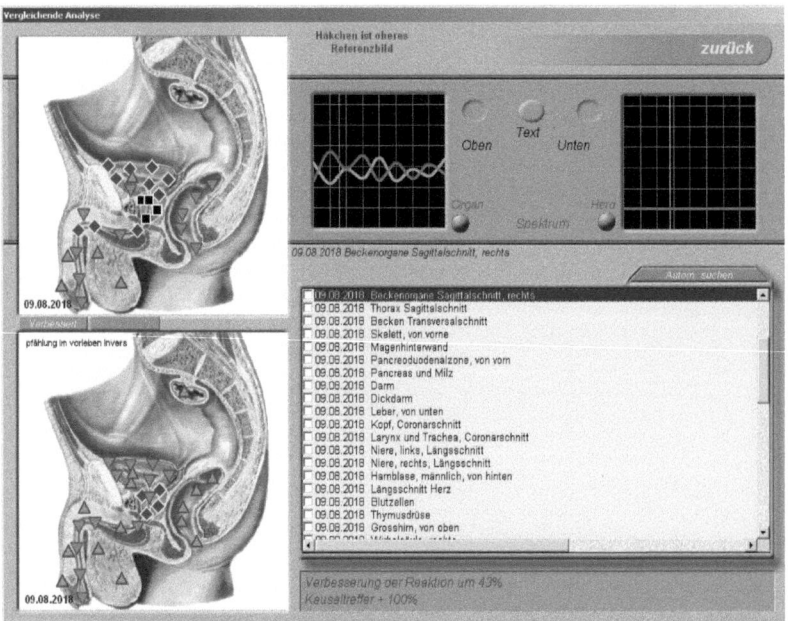

Abb. 42: *Beckenorgane Sagittalschnitt: Energetische Störung in Harnblase, Harnröhre und Enddarm, bei Invertierung von „Pfählung im Vorleben" als vermutete informatorische Kausalität kommt es zu einer Verbesserung der Reaktion um 43%. Das karmische Muster der Pfählung führt zu einer energetischen Störung im kleinen Becken (Eintrittspunkt des Pfahls), typische Symptome sind Hämorrhoiden, Darmfisteln, Analfissuren, Blasenentleerungsstörungen etc., sowie ziehende Schmerzen zwischen den Schulterblättern (Austrittspunkt des Pfahls), häufig begleitet von einer motorischen Unruhe im Oberkörper. Das Muster findet sich gehäuft bei Südosteuropäern, wo in den vergangenen Jahrhunderten viel gepfählt wurde.*

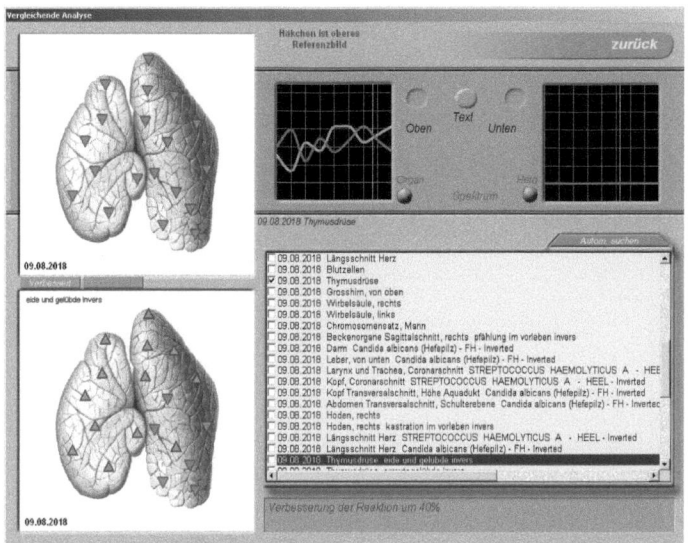

Abb. 43: *Thymusdrüse: Energetische Störung, bei Invertierung von „Eide und Gelübde" als vermutete informatorische Kausalität Verbesserung der Reaktion um 40%.*

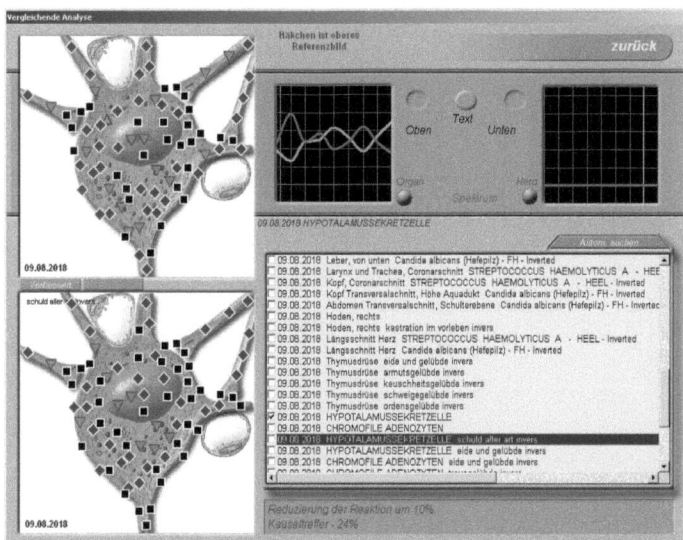

Abb. 44: *Hypothalamussekretzelle: Schwere energetische Störung, bei Invertierung von „Schuld aller Art" Reduzierung der Reaktion um 10%, es besteht somit keine Schuldthematik.*

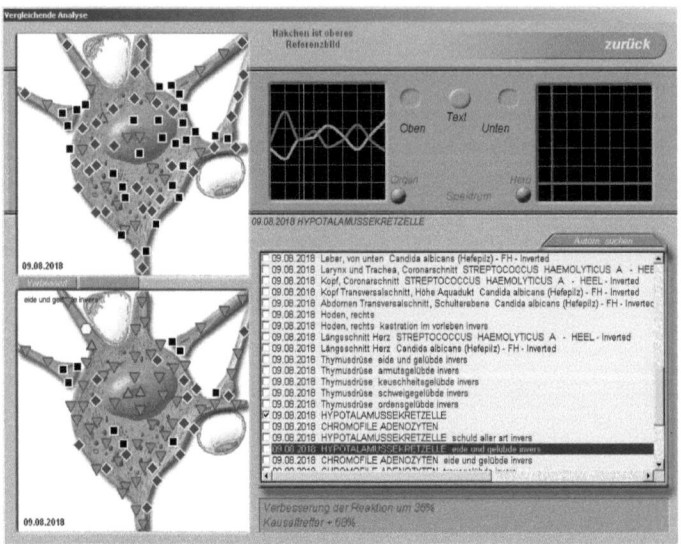

Abb. 45: *Hypothalamussekretzelle: Bei Invertierung von „Eide und Gelübde"* *als vermutete informatorische Kausalität Verbesserung der Reaktion um 36%,* *somit signifikantes Testergebnis.*

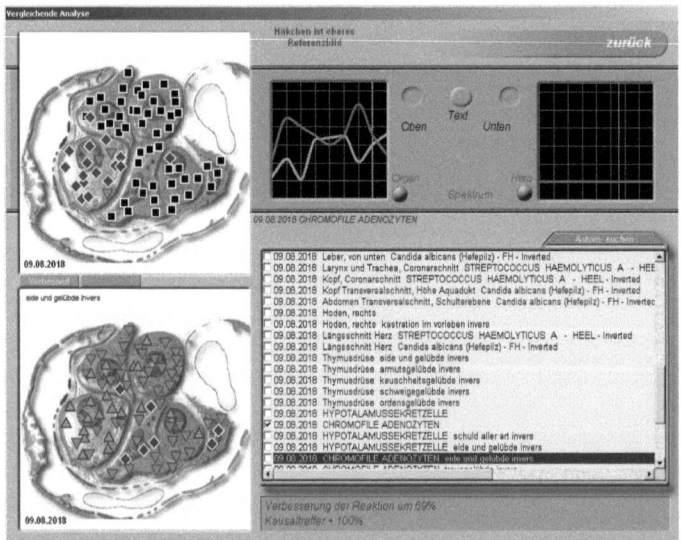

Abb. 46: *Chromophile Adenozyten: Schwere energetische Störung, bei Invertie-* *rung von „Eide und Gelübde" als vermutete informatorische Kausalität Verbes-* *serung der Reaktion um 69%.*

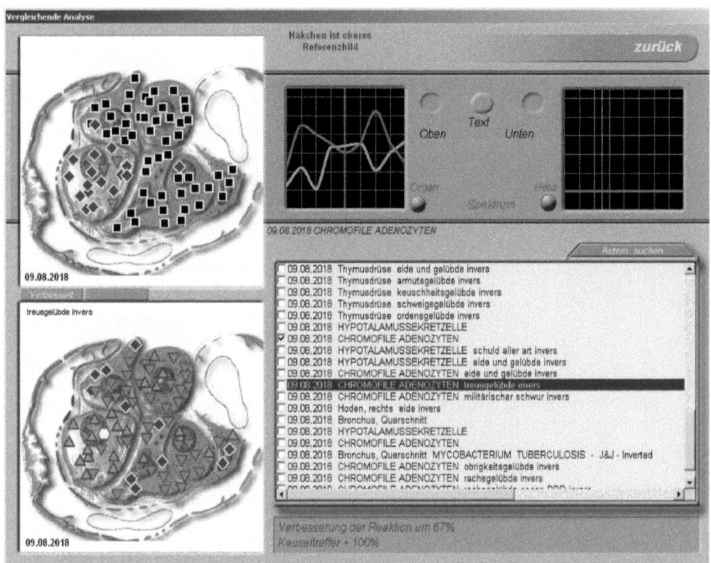

Abb. 47: *Chromophile Adenozyten: Bei Invertierung von „Treuegelübde" als vermutete informatorische Kausalität Verbesserung der Reaktion um 67%. Trotz Invertierung finden sich immer noch dunkle Markierungen.*

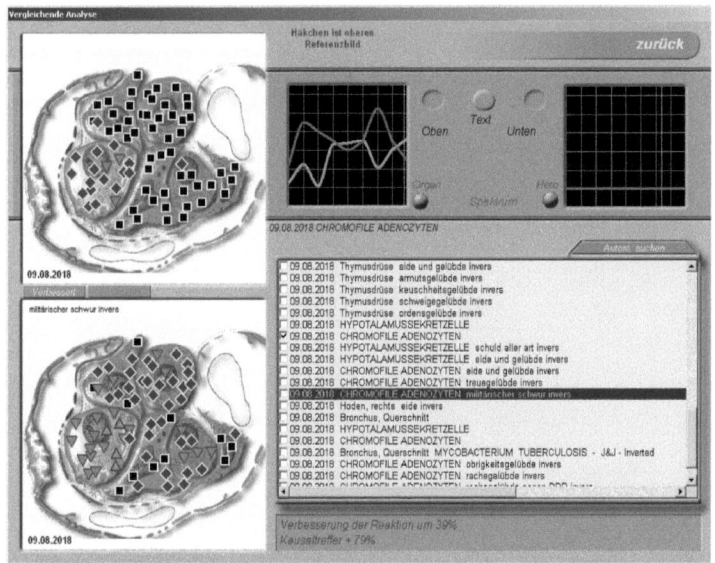

Abb. 48: *Chromophile Adenozyten: Bei Invertierung von „Militärischer Schwur" Verbesserung der Reaktion um 39%.*

45

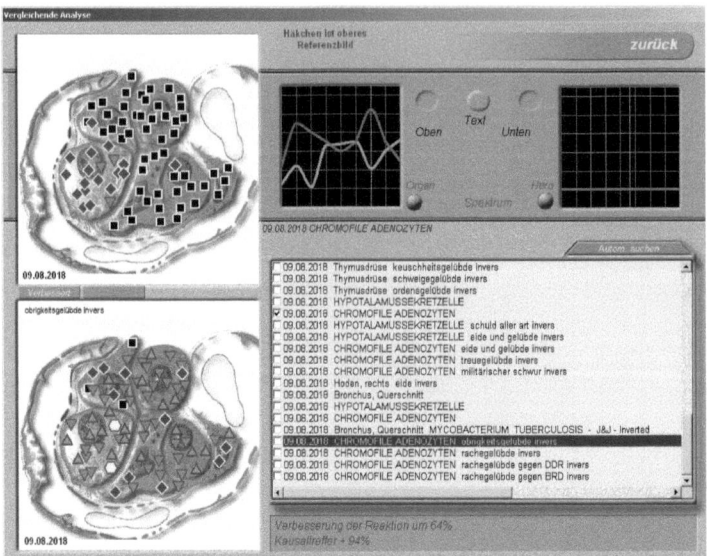

Abb. 49: *Chromophile Adenozyten: Bei Invertierung von „Obrigkeitsgelübde"*
als vermutete informatorische Kausalität Verbesserung der Reaktion um 64%.

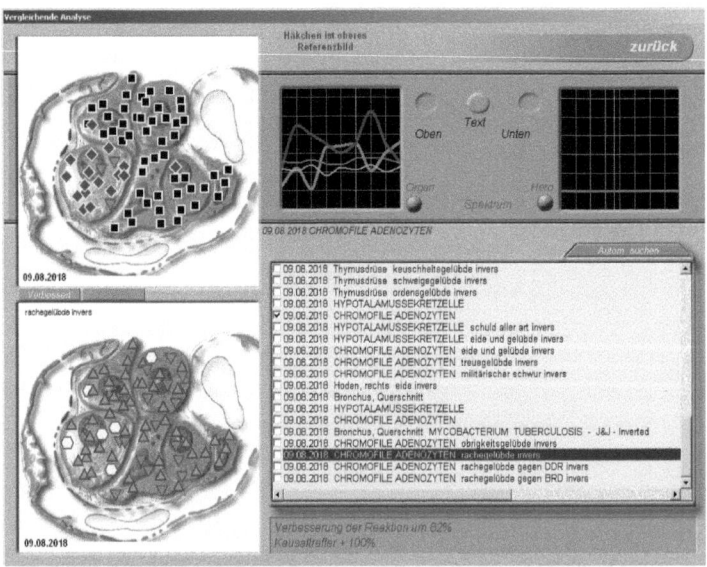

Abb. 50: *Chromophile Adenozyten: Bei Invertierung von „Rachegelübde" als*
vermutete informatorische Kausalität Verbesserung der Reaktion um 82%, alle
dunklen Markierungen sind verschwunden.

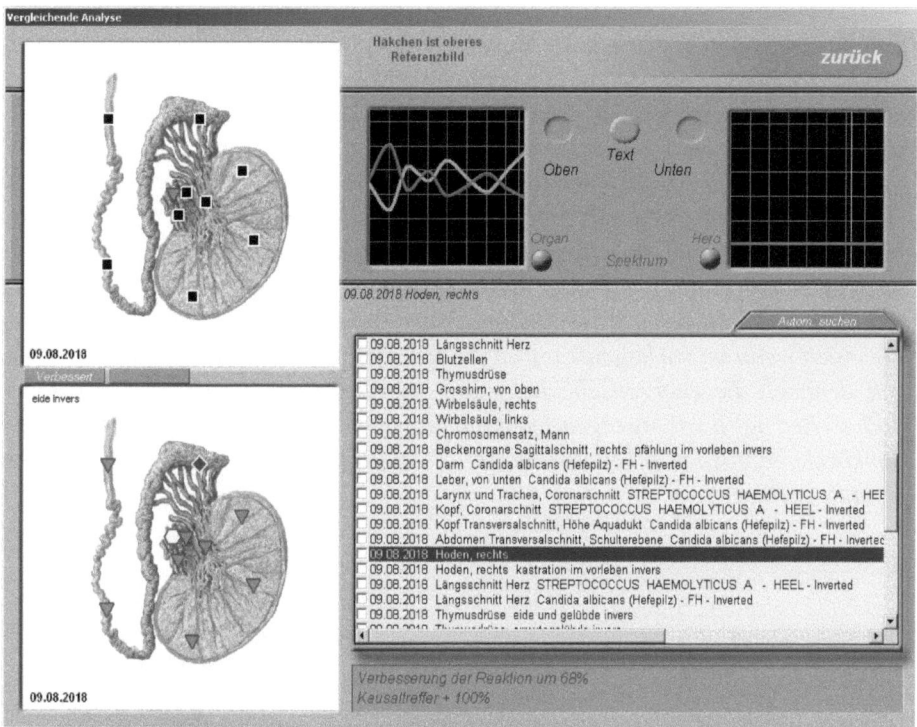

Abb. 51: *Hoden rechts: Schwere energetische Störung, bei Invertierung von „Eiden" als vermutete informatorische Kausalität Verbesserung der Reaktion um 68%. Urplötzlich bekommt der eingangs so fröhliche Patient feuchte Augen und gerät aus der Fassung: Er erzählt, sein Vater sei in DDR Leiter der Einberufungsabteilung der NVA gewesen, und er habe als dessen Sohn zum Militär gemusst, obwohl er eigentlich nicht wollte. Während dieser Schilderung, beginnt er zu weinen. Energetische Belastungen durch Eide finden sich typischerweise auf den Hoden und führen dort nicht selten zu entsprechenden Symptomen wie Phimose, Hodenhochstand oder Varikozele. Der Eid (auch leiblicher Eid genannt) oder Schwur dient der persönlichen Bekräftigung einer Aussage und wird häufig vor Gott geschworen. Der Begriff wird im religiösen Zusammenhang verwendet, aber auch für feierliche säkulare Versprechen wie Eide oder Schwüre, besonders in der Schweiz und Österreich. In der DDR wurde der militärische Eid bzw. das Gelöbnis nicht vor Gott abgelegt, da es sich um ein atheistisches Gesellschaftssystem handelte. Im Alten Testament weist die Ausführung des Eides an den Hüften des Eidnehmers auf einen Gebrauch hin, der auch bei den Römern verbreitet war. Sie schworen bei den eigenen Hoden, lateinisch testes. Im Lateinischen bezeichnet das Wort testis „Hoden", aber auch „Zeuge". Die*

Wortverwandtschaft von zeugen, bezeugen und Zeugung steht ebenfalls in diesem Zusammenhang, ebenso die Begriffe wie testieren oder Testament. Interessant ist der Bedeutungswechsel von Altem zu Neuem Testament. Im Neuen Testament heißt es, man solle nicht schwören: „Ich aber sage euch: Ihr sollt überhaupt nicht schwören, weder beim Himmel, denn er ist Gottes Thron, noch bei der Erde, denn sie ist der Schemel seiner Füße, noch bei Jerusalem, denn sie ist die Stadt des großen Königs. Nicht einmal mit deinem eigenen Kopf sollst du dich verbürgen, wenn du schwörst, denn du bist nicht in der Lage, auch nur ein einziges deiner Haare weiß oder schwarz werden zu lassen. Euer Ja sei ein Ja, und euer Nein ein Nein. Jedes weitere Wort ist vom Bösen." (Matthaeus 5:34-37). Auch wenn im vorliegenden Fall nicht vor Gott geschworen wurde, so findet sich dennoch die energetische Belastung durch den militärischen Eid auf den Hoden. Befragt nach etwaigen Symptomen wie Phimose, Hodenhochstand oder Varikozele ergeben sich keine Hinweise. Der Patient ist verheiratet und hat zwei gesunde Kinder.

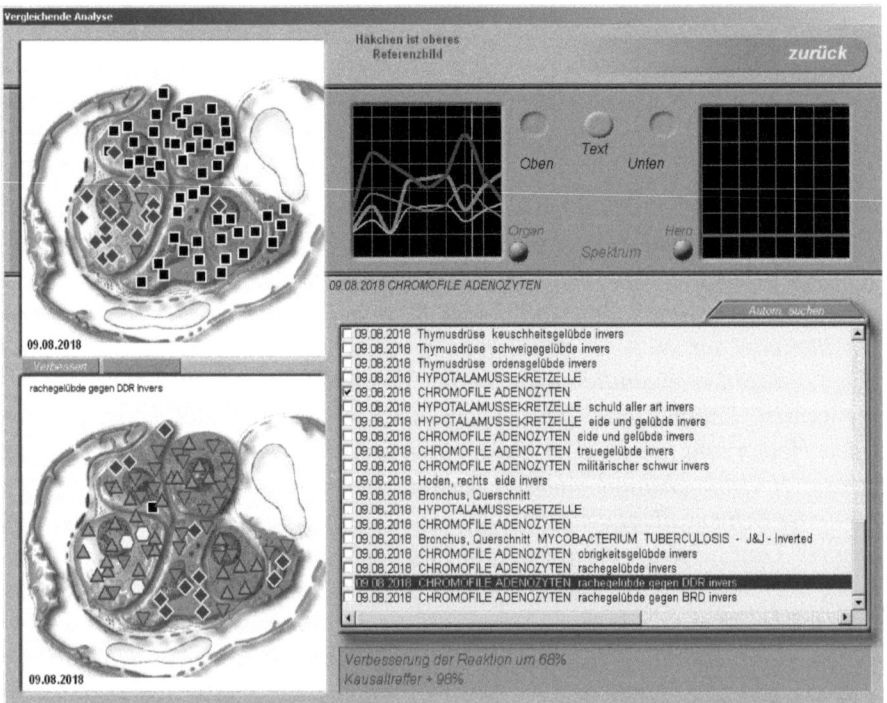

Abb. 52: *Chromophile Adenozyten: Bei Invertierung von „Rachegelübde" als vermutete informatorische Kausalität gegen DDR Verbesserung der Reaktion um 68%.*

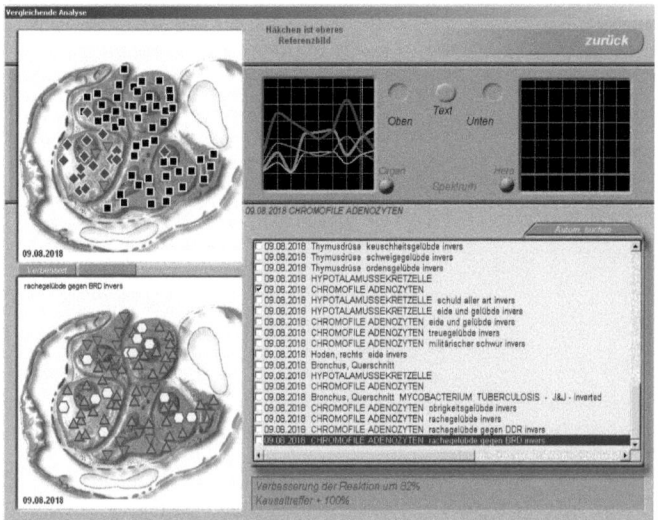

Abb. 53: *Chromophile Adenozyten: Bei Invertierung von „Rachegelübde" als vermutete informatorische Kausalität gegen BRD Verbesserung der Reaktion um 82%.*

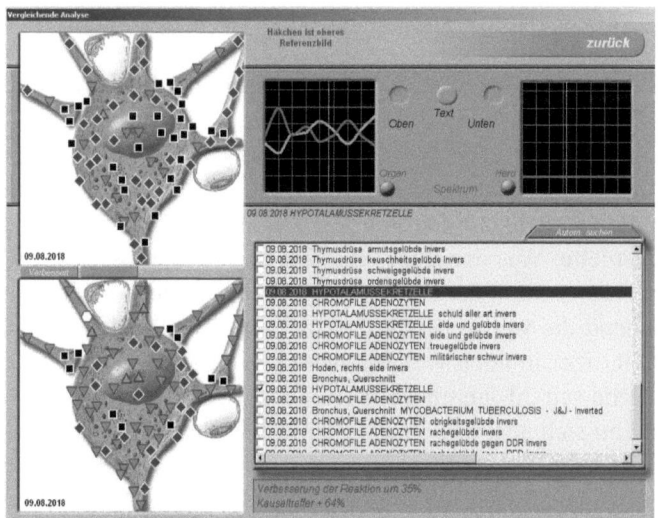

Abb. 54: *Hypothalamussekretzelle: Nach Durchführung einer geistigen Auflösungsprozedur durch Urkunde und Spruch zeigt sich bei nochmaliger Messung eine Verbesserung der Reaktion um 35%. Nach wie vor ist die Struktur belastet, weswegen dem Patienten geraten wird, die Auflösungsurkunde zuhause immer wieder zu studieren und so zu verinnerlichen.*

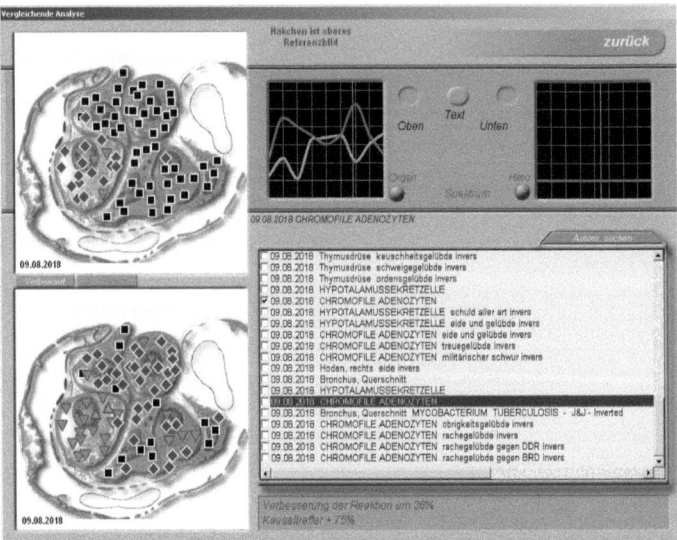

Abb. 55: *Chromophile Adenozyten: Nach Durchführung einer geistigen Auflösungsprozedur zeigt sich bei nochmaliger Messung eine Verbesserung der Reaktion um 36%. Nach wie vor ist die Struktur belastet, weswegen dem Patienten geraten wird, die Auflösungsurkunde zuhause immer wieder einmal zu studieren und zu verinnerlichen.*

Bewertung: Die Blutbeimengung in Urin und Sperma ist durch das karmische Muster der Pfählung im Vorleben zu erklären, denn nach Entfernung dieser energetisch-informatorischen Belastung verschwindet nicht nur die Resonanz in der kinesiologischen Nachprüfung, sondern auch die Symptomatik. Nicht auszuschließen ist, dass auch die energetische Störung auf den Hoden durch Eide und Gelübde hier eine Rolle spielte. Was die Belastung der Hypothalamussekretzelle, der chromophilen Adenozyten und der Hoden betrifft, so steht man als Therapeut wieder einmal staunend da, v.a. in der Differenzierung der Rachegelübde, zum einen gegen die DDR, aber in noch viel deutlicherer Form gegen die BRD. Der Patient berichtet, er lebe seit 20 Jahren im Westen Deutschlands. Interessanterweise erzählt er dann von sich aus, dass er es gar nicht verstehen könne, dass die Unzufriedenheit in den heutigen ostdeutschen Gebieten über die allgemeine Situation und die Politik so negativ sei, da es doch allen dort wirtschaftlich gut gehe. Immer wieder höre er von seinen Freunden und Bekannten, dass damals in der DDR nicht alles schlecht gewesen sei und man sich viele Dinge wieder zurückwünsche, die durch die Wiedervereinigung verloren gegangen sind. Insofern besteht hier ein Widerspruch zwischen dem Gesagten und den energetischen Belastungen in der NLS-Analyse in Form des Rachegelübdes.

Vorleben

In den Casuistiken ist immer wieder von „Vorleben" die Rede. Die wissenschaftliche Welt kennt keine Vorleben, tut sich mit diesem Begriff schwer bzw. verurteilt die Methode der Digitalmedizin vielfach schon auf Grund dieses ihrer Meinung nach esoterischen Begriffs. Dabei hat das Vorleben aus informatorischer Sicht eine einfach Erklärung, wie folgende Erläuterungen zeigen:

Die angenommene körperungebundene Existenz der Seele vor der Inkarnation wird auch Vorleben (im Englischen beforelife, in Analogie zum Begriff afterlife für das Leben nach dem Tod) genannt. Allerdings kann sich das Wort „Vorleben" je nach Kontext auf eine frühere Inkarnation beziehen, aber auch auf einen früheren Zeitabschnitt eines Menschenlebens, daher ist „Präexistenz" als Begriff treffender. Die Präexistenzlehre besagt, dass die Seele eines Menschen schon vor der Entstehung seines Körpers existierte. Präexistenzlehren gibt es in verschiedenen philosophischen und religiösen Denkschulen. Grundsätzlich liegt diesen die Vorstellung einer Seele zugrunde, die nicht sterblich und fest an den Leib gebunden ist (Körperseele), sondern die nur vorübergehend im sterblichen Leib inkarniert ist. Eine solche Freiseele benötigt den Körper nicht zwingend, sie kann bereits zuvor existiert haben und auch nach dem Tod des Körpers weiter existieren. Teilweise wird gelehrt, dass die Seele in dieselbe jenseitige Existenz zurückkehre, in der sie bereits vor der Geburt (bzw. Zeugung) gewesen ist. Teilweise wird gelehrt, dass die Seele mehrmals Inkarnationen durchläuft oder durchlaufen kann (Reinkarnation). Im frühen Christentum war die Präexistenzlehre zunächst eine von mehreren umstrittenen Lehren über die Herkunft der Seele. Sie wurde schließlich von der katholischen Kirche im 6. Jahrhundert als Häresie verurteilt. In anderen Religionen hat sie bis heute Gültigkeit.

Die abendländische Wurzel der Präexistenzlehre liegt in der antiken griechischen Philosophie. Bereits Pythagoras postulierte, der Mensch bestehe aus Körper und Seele, und nahm an, dass die Seele in ihrem Sein grundsätzlich vom Körper unabhängig sei. Sie sei dem Körper eingepflanzt und habe schon vor dem Körper existiert, aber ohne einen Körper nur ein trübes Traumleben geführt. Nach dem Tode könne sie weiterexistieren und auch nach einem Reinigungsprozess in neue Körper wandern.

In der platonischen Philosophie wurde dieses Konzept stark weiterentwickelt und steht in enger Verbindung mit Platons Ideenlehre. Im Platonismus ist allein die Seele das wahrnehmende und handelnde Subjekt und der Träger aller Lebensfunktionen, der Körper ist nichts als ein Instrument, das der Seele zeitweise zur Verfügung steht. Die Seele ist unsterblich und existiert sowohl vor der Entstehung des Körpers als auch nach dessen Tod. Gott habe alle menschlichen

Seelen zugleich erschaffen. Jede dieser Seelen sei die Verwirklichung einer göttlichen Idee und befand sich ursprünglich in einem idealen Zustand. Ihre vorgeburtliche Existenz bestand nur aus Denken. Indem sich eine Seele verkörpere, komme zum denkenden auch ein fühlendes und ein wollendes Prinzip hinzu, so dass die Seele des verkörperten Menschen quasi aus drei Teilen bestehe. Nur der denkende Teil jedoch sei unsterblich, während die beiden anderen Teile der Seele mitsamt dem Körper vergänglich seien. Die inkarnierte Seele besitze eine Möglichkeit der Erinnerung an ihre vorgeburtliche Existenz: wenn ein Mensch etwas lerne, erinnere sich in Wahrheit seine Seele an Wissen aus der Ideenwelt (Anamnesis).

Unter anderem wird in den folgenden Religionen eine Präexistenzlehre vertreten:

- Brahmanismus, Hinduismus, Jainismus (hier durchlaufen Götter, Menschen und Tiere Wiedergeburten, allerdings ist das Konzept des Atman nur bedingt mit dem der Seele zu vergleichen)

- Mahayana-Buddhismus (Inkarnationen göttlicher Wesenheiten durchlaufen Wiedergeburten, ein bekanntes Beispiel ist die Abfolge der Dalai Lamas im Vajrayana-Buddhismus)

- Islam (alle Seelen wurden mit Adam geschaffen und haben sich in einem Urvertrag bereits zu Gott bekannt)

- Kabbala im Judentum (die Seelen durchlaufen Wiedergeburten)

- Bahaitum (die Seelen der meisten Menschen sind zwar nicht präexistent, aber die der großen spirituellen Lehrer sind es, und auch Gott ist präexistent)

- Mormonentum (Präexistenz der Seelen vor der Inkarnation, „pre-mortal existence")

Die deutschen Philosophen Immanuel Kant und Friedrich Schelling griffen die Idee einer Präexistenz der Seele als Hypothese wieder auf.

Casuistik 9: Williams-Beuren-Syndrom

Wie positioniert sich die Digitalmedizin in Sachen „Vorleben" und „Präexistenz-lehre"? Bevor hier eine Antwort gegeben wird, soll die Casuistik eines Williams-Beuren präsentiert werden, die den Sachverhalt mit Hilfe der NLS-Analyse untersucht.

Das Williams-Beuren-Syndrom: Das Williams-Beuren-Syndrom (WBS), auch bekannt unter den Synonymen Williams-Syndrom, Fanconi-Schlesinger-Syndrom, idiopathische Hyperkalzämie oder Elfin-face-Syndrom, ist eine genetisch bedingte Besonderheit, deren Ursache in einem Stückverlust (= Deletion) auf dem Chromosom 7 liegt.

Man findet charakteristische Gesichtsdysmorphien (Kobold-, Elfengesicht). Patienten mit Williams-Beuren-Syndrom zeigen häufig eine leichte Mikrozephalie in Kombination mit einer Hypoplasie des Mittelgesichtes, ein langes Philtrum und nach ventral gerichtete Nasenlöcher. Die Lidspalten erscheinen kurz mit Telekanthus und fülliger Periorbitalregion ("aufgeschwollen, aufgedunsen"). Oftmals ist ein verhältnismäßig großer Mund (steht häufig offen) mit hypoplastischen Zähnen und großen Zahnlücken erkennbar. Die Augen sind oftmals blau gefärbt (Iris stellata). Der Thorax ist oft lang und schmal geformt, häufig in Kombination mit hängenden Schultern und verlängertem Nacken.

Im Bereich der inneren Organe treten Herzfehler (vor allem supravalvuläre Aortenstenosen) auf, sowie Nierenfehlbildungen (z.B. Aplasie einer Niere, Hufeisenniere, Nierengefäßstenosen).

Endokrinologisch auffällig ist bei Betroffenen der verfrühte Eintritt der Menarche, sowie in 75% der Fälle bei Erwachsenen eine gestörte Glukosetoleranz oder ein Diabetes mellitus. Weiterhin können Osteopenie oder Osteoporose, Hypothyreose und eine idiopathische Hyperkalzämie feststellbar sein.

Es findet sich eine geistige Retardierung mit einem durchschnittlichen IQ von 56.

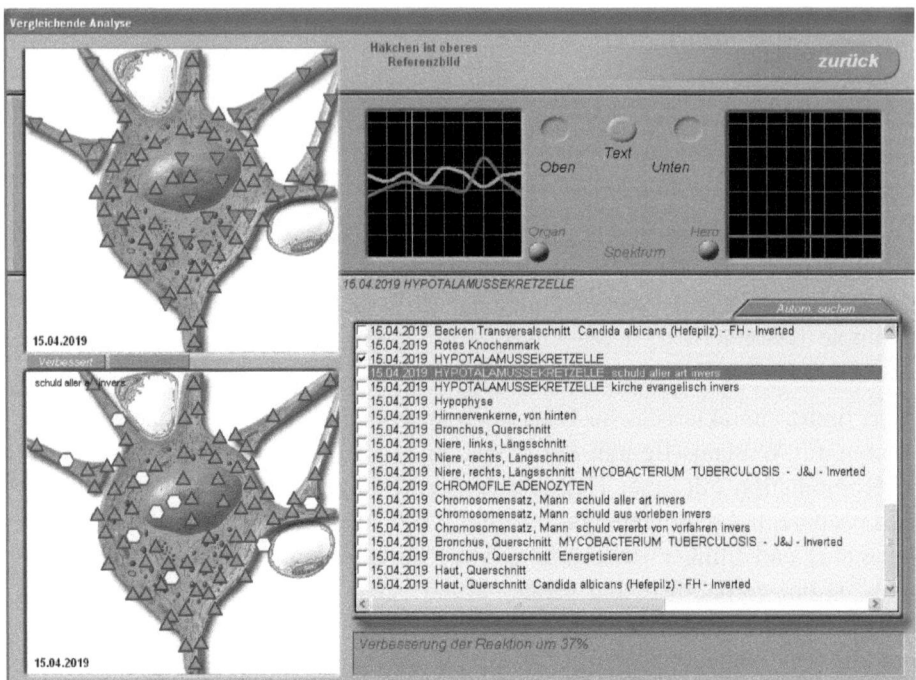

Abb. 56: *Hypothalamussekretzelle: Leichte energetische Störung, bei Invertierung von „Schuld aller Art" als vermutete informatorische Kausalität kommt es zu einer Verbesserung der Reaktion um 37%.*

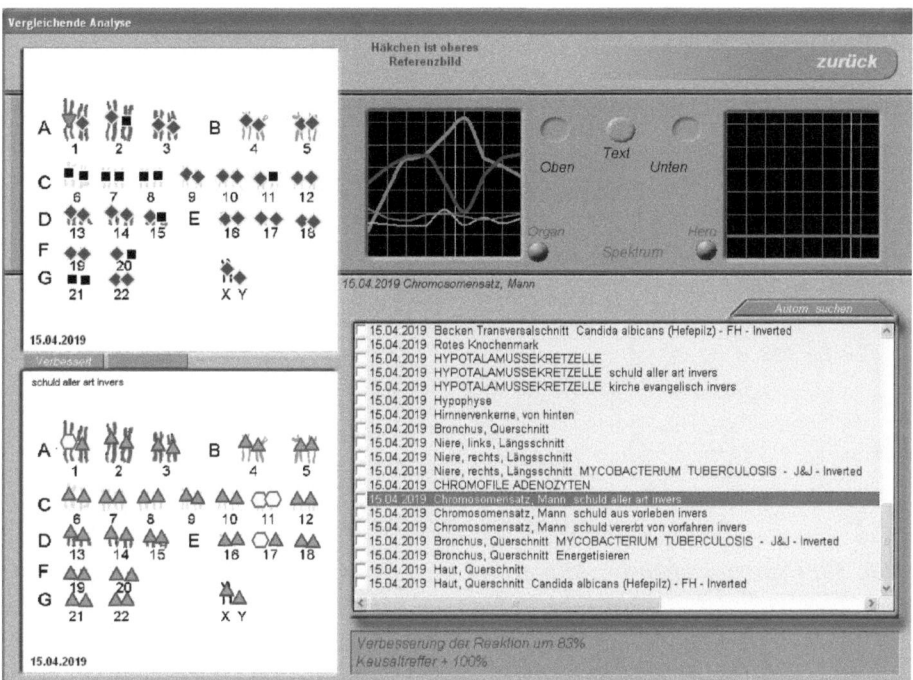

Abb. 57: *Chromosomensatz Mann: Schwere energetische Störung auf allen Chromosomen, was insofern bemerkenswert ist, als die Schulmedizin eine isolierte Schädigung am Chromosom 7 postuliert, während die NLS-Analyse eine viel weiter reichende Störung, nämlich eine Störung auf allen Chromosomen zeigt. Angesichts der Komplexität der Behinderungen, im vorliegenden Fall besteht neben all den eben beschriebenen Symptomen zusätzlich noch eine Handdeformität mit einer Vierfingerfurche, liegt es nahe, dass die energetisch-informatorische Bewertung durch die NLS-Analyse die Situation wohl besser trifft als die schulmedizinische These. Bei Invertierung von „Schuld aller Art" als vermutete informatorische Kausalität verbessert sich der energetische Befund um 83%, alle energetischen Belastungen sind verschwunden. Damit wird klar, dass der Patient eine schwere Schuldbelastung in sich trägt, ohne dass er oder auch dessen Mutter dafür eine Erklärung haben.*

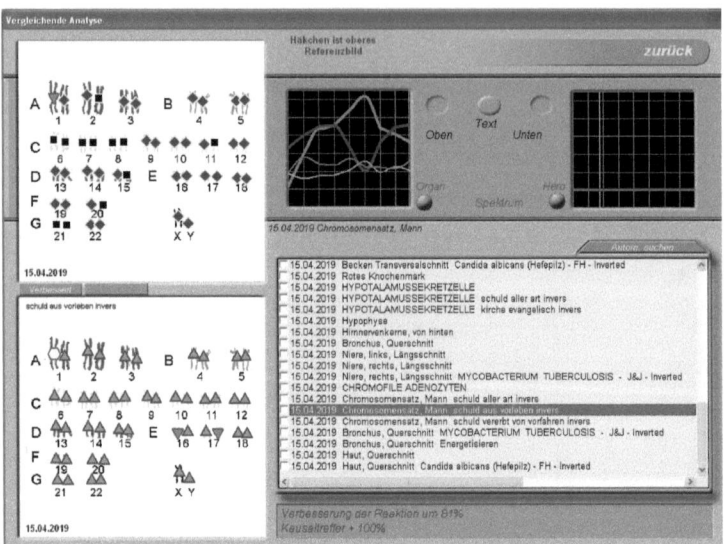

Abb. 58: *Chromosomensatz Mann: Bei Invertierung von „Schuld aus Vorleben" verbessert sich der energetische Befund um 81%, d.h. in etwa derselbe Wert wie bei der Invertierung von „Schuld aller Art".*

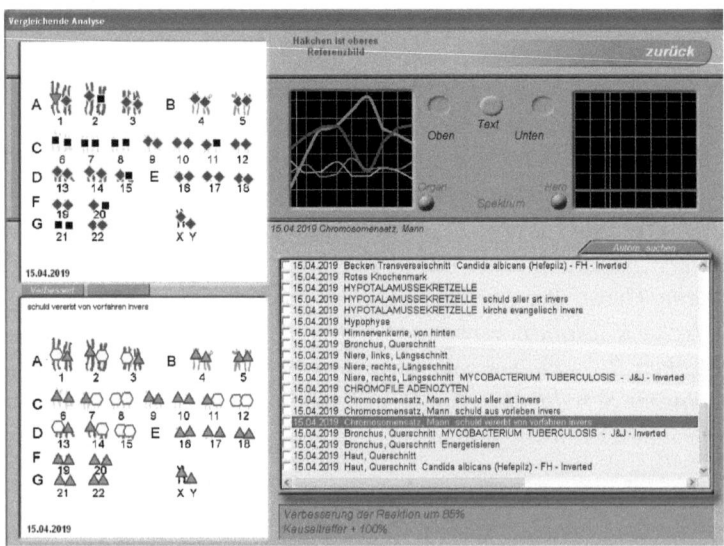

Abb. 59: *Chromosomensatz Mann: Bei Invertierung von „Schuld vererbt von Vorfahren" verbessert sich der energetische Befund um 85%, d.h. wiederum in etwa derselbe Wert wie bei der Invertierung von „Schuld aller Art" oder „Schuld aus Vorleben".*

Bewertung: In der Frage, ob es ein Vorleben gibt oder nicht, liefert die NLS-Analyse dieses Falls eine einleuchtende Hypothese: „Schuld vererbt von Vorfahren" und „Schuld aus dem Vorleben" ergeben im Vegetotest der NLS-Analyse die gleichen Ergebnisse, was bedeutet, dass im energetisch-informatorischen Sinn die Vorfahren unser Vorleben sind. Das mag auf den ersten Moment geradezu banal wirken, offenbart aber eine ganz andere Sichtweise auf die Dinge, nämlich keine morphologische, sondern eben eine informatorische. Viele Menschen glauben an ein Vorleben, die Überzeugung, man habe als Person bereits früher einmal gelebt. Allerdings haben sie dabei eine stark morphologie-orientierte Vorstellung, quasi die gleiche Person im gleichen Erscheinungsbild ein oder gar mehrmals in früheren Zeiten gewesen zu sein. Das ist in dieser Form so sicher nicht richtig. Vielmehr verhält es sich anders herum: Der Mensch als „Verfleischlichung" ist im Kern eine informatorischen Einheit, bestehend aus Milliarden von einzelnen Informationen, die laufend aufgenommen, verarbeitet und weitergegeben werden. Willigis Jäger[2] schreibt dazu: *„Das alte Paradigma lautete: Wir sind menschliche Wesen, die eine spirituelle Erfahrung machen. Das neue Paradigma sagt: Wir sind spirituelle Wesen, die eine menschliche Erfahrung machen."* Betrachtet man den Menschen aus der informatorischen Perspektive, wobei materielle und energetische Ebene nach Albert Einsteins Gleichung $E = m * c^2$ eins sind und wechselweise ineinander überführt werden können, wird klar: Die in uns vorhandenen und uns steuernden Informationen, seien es miasmatische oder karmische Informationen, sind bereits in verschiedenen Vorfahren vorhanden gewesen, und damit sind unsere Vorfahren unser Vorleben. Die Tuberkulose, die ein Vorfahre als Infektion erfahren hat, vererbt sich epigenetisch auf nachfolgende Generationen als Information weiter und belastet als reine Information den Organismus. Krankheiten können dadurch entstehen wie z.B. auf den Lungen mit Asthma bronchiale, rezidivierende Bronchitiden, Kurzatmigkeit etc. oder auch energetische Störungen der Nieren mit den daraus resultierenden Funktionsstörungen wie Angstzustände, Schwerhörigkeit (typische Symptome laut Elementenlehre der TCM) oder gar organischen Veränderungen mit Nierensteinen. Weitere Optionen sind schwere energetische Störungen der Nebennieren mit konsekutiven Fehlregulationen im Hormonhaushalt mit arteriellem Hyper- oder auch Hypotonus, Fehlsteuerung des Cortisolstoffwechsels mit einem Cushing-Syndrom (Hypercortisolismus) oder einem Morbus Addison (Hypocortisolismus), Sekretionsstörungen der in den Nebennieren produzierten Geschlechtshormone mit Pubertas praecox (einer vorzeitigen Pubertät, ausgelöst durch eine zu frühe Sekretion von Geschlechtshormonen) u.v.m. Wir sprechen

---

[2] Jäger Willigis, Die Welle ist das Meer, Herder Spektrum Verlag 2000

hier von miasmatischen Störungen, ausgelöst durch die Informationen von Erregern, die morphologisch nur in den Vorfahren existierten, jedoch als Informationen dieser Erreger in die gegenwärtige Generation vererbt wurden. Das gleiche gilt für karmische Belastungen: Erfahrungen, die ein Vorfahre zu Lebzeiten gemacht hat, kann wiederum epigenetisch als Information in die aktuelle Generation vererbt werden. Mangelernährungen während Kriegszeiten finden sich noch Generationen später als Essstörungen. Schwieriger zu verstehen wird die Situation, wenn die erlebte karmische Erfahrung zum Tod einer Person geführt hat wie z.B. eine Hinrichtung durch den elektrischen Stuhl. Hier ist eine unmittelbare Vererbung über die Blutlinie nicht mehr argumentierbar, denn eine Vererbung über die Blutlinie würde bedeuten, dass der Vorfahre den Nachkommen erst nach Durchleben der Hinrichtung gezeugt haben müsste, was an sich unmöglich ist. Ganz offensichtlich ist eben auch ein Informationsaustausch mit Vererbung jenseits der Blutlinie möglich, oder der Vorfahre war Augenzeuge einer Hinrichtung durch den elektrischen Stuhl und hat die Information des Erlebten an seine Nachkommen weiter vererbt. Bekannt sind Vererbungen von Informationen, die in bestimmten Regionen der Welt gehäuft vorkommen und damit innerhalb eines Volksstammes typischerweise als Informationen an Nachfolgegenerationen weiter gegeben werden. So findet sich beispielsweise bei Rumänen häufig das karmische Muster der Pfählung, was auf Vlad III. Dräculea (1431-1476), genannt der Pfähler, zurückgeht, der ganze Landstrich in Rumänien seinerzeit hat pfählen lassen. 40.000–100.000 Menschen sollen seinen Gräueltaten zum Opfer gefallen sein. Entsprechende Informationen der Pfählung stecken bis heute im Volksstamm der Rumänen, was in der kinesiologischen Prüfung diagnostiziert und informatorisch erfolgreich behandelt werden kann. Typische Symptome sind hier Hämorrhoiden, Blasenentleerungsstörungen, Enddarmentzündungen (energetische Repräsentation des Eintrittspunktes des Pfahles) sowie ziehende Schmerzen zwischen den Schulterblättern (energetische Repräsentation des Austrittspunktes des Pfahles), was vielfach zu einer charakteristischen motorischen Unruhe im Oberkörper führt. All diese Symptome verschwinden in der Regel nach einer informatorischen Behandlung. Ein anderes Beispiel für Häufungen bestimmter karmischer Muster findet sich bei katholischen Patienten: Hier zeigt sich häufig das Muster der Schuld, aber auch der Eide und Gelübde, insbesondere Armuts- und Keuschheitsgelübde, was allein durch ein Einfluss der katholischen Kirche innerhalb der aktuellen Inkarnation begründet werden kann. Auch in anderen Religionen wie im Islam und bei evangelischen Christen, aber auch bei Anthroposophen findet sich das Muster von Schuld, Eiden und Gelübden, wenn auch deutlich seltener als bei katholischen Patienten. Die informatorische Wirkung lässt sich sogar im Rahmen eines Gottesdienstes nachweisen: Misst man in der NLS-Analyse eine

Person vor und nach einem Schuldbekenntnis, so sieht man den belastenden Effekt als energetische Störung auf den chromophilen Adenozyten. Geradezu unglaublich wird es, wenn man bei Moslems beispielsweise karmische Belastungen von Schuld durch die katholische Kirche findet, weil in ihm Informationen der katholischen Kirche stecken. Man könnte sagen: Er war in seinem Vorleben Katholik. Man könnte aber auch sagen: Einer seiner Vorfahren war Katholik und er hat die Information der katholischen Kirche mit den damit verbundenen karmischen Belastungen geerbt. Nicht selten sind die karmischen Muster von Schuld, Eiden und Gelübden dann in der aktuellen Inkarnation verantwortlich für ganz unterschiedliche Symptome: Kinderlosigkeit trotz bestehendem Kinderwunsch bei bestehendem Keuschheitsgelübde u.v.m.

Der Mensch ist ein von Informationen gesteuertes geistiges Seelenwesen. Es bleibt Spekulation, welche Möglichkeiten der Informationsaufnahme, Informationsverarbeitung und Informationsvererbung existieren. Es scheint klar, dass all dies über die reine Blutlinienvererbung deutlich hinaus geht. Aus eigener Erfahrung ist evident, dass jeder Mensch in seinem Erleben und seinem Verhalten die Summe aller vererbten und zu Lebzeiten erworbenen informatorischen Erfahrungen ist, im guten wie im schlechten Sinne. Und dass funktionelle Störungen wie auch organische Erkrankungen das Resultat einer Jahre oder Jahrzehnte vorbestehenden energetisch-informatorischen und damit seelischen Belastung darstellen. Alle mit diesen Erkrankungen verbundenen fehlgesteuerten biochemischen Abläufe sind damit das Resultat einer zugrunde liegenden informatorischen Störung und keineswegs die Ursache der Erkrankung an sich. Das Gleiche gilt für Spontanmutationen an Chromosomen, die wohl nicht spontan im Sinne eines Zufalls erfolgen, sondern die die Folgen energetisch-informatorischer Belastungen von außen darstellen. Die NLS-Analysen zeigen hier, wie in obigen Abbildungen dargestellt, eindrucksvolle Befunde, die auf diese Hypothese hindeuten.

Aus eigener Erfahrung gibt es einen weiteren interessanten Aspekt im Zusammenhang mit Informationen aus Vorleben: Die betreffende Person macht sich die vererbten karmischen Muster zur Aufgabe, versucht quasi die Themen in der aktuellen Inkarnation zu lösen, um sie nicht weiterzutragen und in künftigen Reinkarnationen erneut leben zu müssen. Dieser zunächst etwas eigenartig anmutende Aspekt wird von Reinkarnationstherapeuten immer wieder bestätigt, und auch aus eigener Erfahrung kann ich sagen, dass sich einem dieser Eindruck aufdrängt. Beispiel: Kinder ertrinken oder erleiden beinahe einen Ertrinkungstod, deren Vater oder Mutter auch bereits fast ertrunken sind. Es existieren zahlreiche derartige Casuistiken und man ist als Therapeut immer wieder verwundert, dass sich in Familienlinien die gleichen schicksalshaften Ereignisse wiederholen. Oder ein Mensch träumt immer wieder von einer bestimmten Art eines Unfalls und erleidet diesen Unfall dann tatsächlich. Die Information zu diesem wohl bereits in einer früheren Inkarnation erlittenen Unfall läuft im Unterbewusstsein der betreffenden Person wie eine Art von Hintergrundprogramm und erzeugt entsprechende Ideen und Träume im Bewusstsein. Das Programm führt aber dann letztlich zur Realisierung des Unfalls, quasi als nochmaliges Erleben dieses vormals bereits erlittenen Unheils, unter Umständen mit der Intention, daraus zu lernen und das karmische Informationsmuster damit löschen zu können. Das alles ist zugegebenermaßen Spekulation, aber die Zusammenhänge sind auffallend und wiederkehrend beobachtbar. Die Schulmedizin betrachtet solche Überlegungen als unsinnig, sie verweist darauf, dass es sich hier um neuronale Fehlschaltungen in den Gehirnen betreffender Personen handle, was z.B. im Rahmen von großer Müdigkeit oder bei Anfallsleiden auftreten können. Allerdings kenne ich aus eigener Erfahrung Patienten, die von ihren Träumen viel früher berichteten, als sie dann fast und tatsächlich verunfallt oder ertrunken sind. Die Schulmedizin könnte nun argumentieren, auch hier handele es sich um eine neuronal Fehlschaltung in meinem Gehirn, was wiederum bedeuten würde, dass es sehr viele Fehlschaltungen bei vielen Personen in Folge gegeben haben muss.

Programmierung

Nach quantenmechanischer Ansicht steuert Geist die Materie. Ulrich Warnke schreibt in „Quantenphilosophie und Interwelt": *„Der Geist des Betrachters richtet den Spin (Drehung) von Elektronen neu aus, der Spin von Elektronen repräsentiert das zu erreichende Ziel. Es existiert eine Wechselwirkung zwischen Geist und Spin von Elektronen, der Spin von Elektronen bildet somit die Schnittstelle zwischen Geist und Materie."* Bekannt ist das Experiment des Physiknobelpreisträgers von 2002 Raymond Davis Jr.[3], in dem sich die Spins von Elektronen stets nach der Vorstellung bzw. Erwartung der Normkoordinate durch den Beobachter ausrichten (Abb. 2.4).

Alle Naturkräfte sind Kombinationen aus Masse und Spin. Spins sind die Architekten von funktionellen Molekülen und damit letztlich vom gesamten Organismus. Im Spin zeigt sich das Ordnungsschema in der Welt der Moleküle, welches durch den Willen des Beobachters strukturiert wird. Nachdem der Spin mit seinem binären Charakter nur zwei Zustände kennt, drängt sich das Bild der Programmierung von Computern auf, bei dem gleiche Verhältnisse vorliegen. Die Digitalmedizin ist, auch wenn dies im ersten Moment etwas ungewöhnlich erscheinen mag, vergleichbar mit der Programmierung eines Computers. Bereits Seth Lloyd[4] vom Massachusetts Institute of Technology beschreibt 2006 diesen Sachverhalt in seinem Buch „Programming the Universe".

---

[3] Raymond Davis Jr. (*1914; †2006), US-amerikanischer Chemiker, der 2002 mit dem Nobelpreis für Physik „für bahnbrechende Arbeiten in der Astrophysik, insbesondere für den Nachweis kosmischer Neutrinos" ausgezeichnet wurde. Davis war Zeit seines Lebens ein Einzelkämpfer, der durch seine Arbeit die Grundlagen der modernen Neutrinophysik gelegt hat. Dies gelang ihm weniger durch seine Ergebnisse als durch seinen kompromisslosen Kampf, das „Unmessbare" zu messen. Er überzeugte die Fachwelt durch die Demonstration einer zuverlässigen Messbarkeit auch von Reaktionsraten mit wenigen Ereignissen pro Monat. Erst durch seine Messungen gewannen auch andere Forscher Vertrauen in die Machbarkeit und konzipierten Experimente wie das SNO, GALLEX oder Super-Kamiokande. Damit konnte das Tor zu einer „neuen" Physik jenseits des akzeptierten Standardmodells geöffnet werden.

[4] Seth Lloyd (*1960) ist ein US-amerikanischer Informatiker und Physiker und Professor in der Fakultät für Maschinenbau am MIT in Cambridge (Massachusetts). Er befasst sich vor allem mit den informationstheoretischen Aspekten der Physik, Quanteninformatik und der Physik komplexer Systeme.

Funktion	Elektronischer Computer	Universum
Organisation	Binär 1 oder 0 An oder Aus Ja oder Nein + oder –	Binär Welle oder Teilchen Möglichkeit oder Konkrete Virtualität oder Realität Nicht Materie oder Materie Nicht Hier/Jetzt oder Hier/Jetzt Unendlich oder Endlich
Informations-einheit	Bit	Atom
Output	Bilder, Diagramme, Grafiken, Worte	Realität
Betriebssystem	Windows, Macintosh, Unix, Linux	Bewusstsein
Programme	Word, Excel, OpenOffice, Intercash, Nosco	Überzeugungen

Abb. 60: Analogien zwischen elektronischen Computern und dem Universum

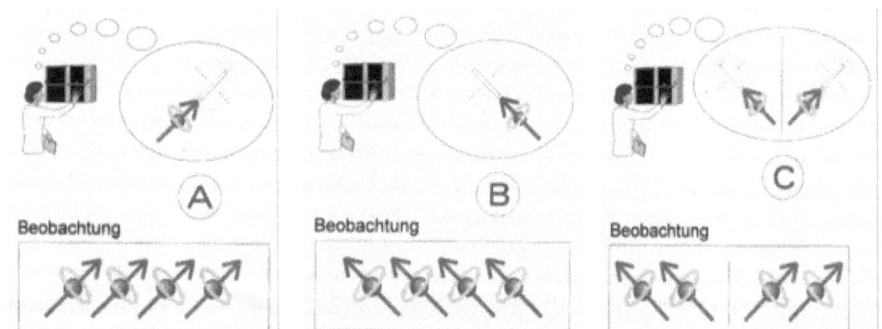

Abb. 61: Versuchsaufbau Raymond Davis Jr., Quelle: Dr. Ulrich Warnke

Erläuterung: Im Versuch A richten sich die Spins in die erwartete Richtung der zuvor ausgedachten Normkoordinate aus, genauso wie in Versuch B. In Versuch C stellt sich der Beobachter vor, dass sich die Elektronenspins zunächst in die eine und danach in die andere Richtung ausrichten, was dann tatsächlich im Versuch so passiert. Davis formuliert: *„Die unheimliche Sklaverei, die alle mit Spin ausgestatteten Teilchen dazu zwingt, den vom Experimentator festgelegten Win-*

kel einzunehmen, erweckt den Eindruck, als ob der Geist die Materie beherrsche. Die Physiker haben seit langem akzeptiert, dass der Spin eines Teilchens immer in die Richtung zeigt, die der Experimentator zufällig als seine Referenzrichtung ausgewählt hat. Dies führt ein eigentümliches subjektives Element in die physikalische Welt ein. Der freie Wille des Physikers dringt in die Mikrowelt der Materie ein. Offensichtlich ist die mikroskopische und die makroskopische Welt eng miteinander verknüpft. Die moderne Physik stellt den Geist an die zentrale Stelle der Natur."

Gelingt es, durch entsprechende Methoden einen geistigen Impuls im Patienten zu realisieren, führt dies nicht nur zu einer Änderung im Bewusstsein dieser Person, sondern nach dem Einstein´schen Äquivalenzprinzip zwischen Geist und Materie ($E=m*c^2$) sogar zu entsprechend Materialisierungen bzw. Entmaterialisierungen. Entsprechende Fälle sind seit Jahren bekannt und auch in Casuistiken reichlich dokumentiert.

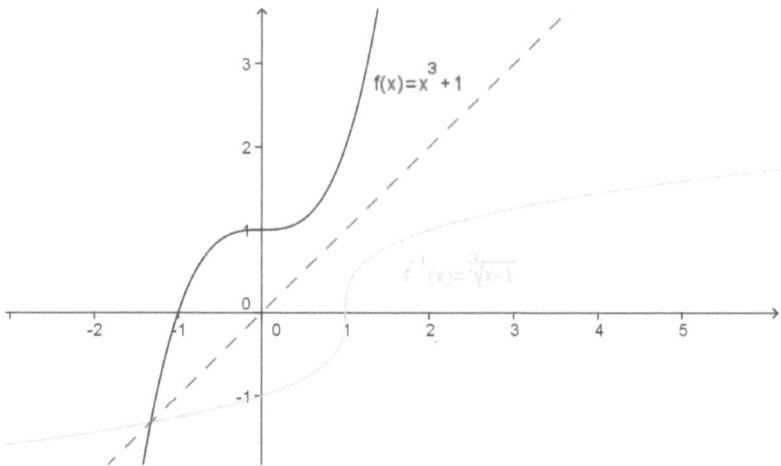

Abb. 62: *Beispiel einer Umkehrfunktion: Eine Funktion f ist genau dann umkehrbar, wenn sie injektiv ist, das heißt, dass verschiedenen x-Werten auch stets verschiedene y-Werte zugeordnet werden. Jede informatorische Kausalität, ob karmisch oder miasmatisch, ist durch ein individuelles Frequenzspektrum charakterisiert, das sich in den sog. Etalonen von NLS-Analysen findet. Wird das Frequenzspektrum durch eine Umkehrfunktion invertiert, diese neue Information auf Wasser aufgespielt und als „informiertes" Wasser getrunken, führt das zu einer Auslöschung der ursprünglichen Information und zum Verschwinden entsprechender Störimpulse bzw. Symptome. Die Webseite www.medicodes.net ist eine Sammlung von präkonfigurierten invertierten Etalonen.*

Medicodes

Die Webseite www.medicodes.net richtet sich an alle Menschen, die Linderung ihrer Beschwerden und Heilung suchen. Die Behandlung geschieht auf energetisch-informatorischem Weg mittels Medicodes (quick response codes) mit darin verschlüsselten invertierten Informationen, die über Wasser eingenommen werden (Bioprogrammierung über informiertes Wasser). Medicodes ersetzen keine ärztliche Konsultation und sollen unter Umständen ergänzend zu konventionellen Therapien angewendet werden. Das 21. Jahrhundert wird als Informationszeitalter bezeichnet, in dem energetisch-informatorische Methoden die Medizin der Zukunft bestimmen werden. www.medicodes.net initiiert einen Paradigmenwechsel in der Medizin, von der bisherigen chemisch-physikalischen und damit analogen zu einer energetisch-informatorischen und damit digitalen Disziplin. Je mehr Menschen an www.medicodes.net teilnehmen, desto stärker werden die energetischen Wirkungen im Gesamtbewusstsein (siehe Publikation zu Global Consciousness Project, http://noosphere.princeton.edu/).

Die Bioprogrammierung beschäftigt sich damit, Kausalitäten für energetisch-informatorische Störungen zu identifizieren und entsprechende Gegenprogrammierungen zu entwickeln. In Hunderten von dokumentierten Casuistiken kann gezeigt werden, dass der positive Effekt von energetisch-informatorischen Behandlungen sowohl in der klinischen Symptomatik als auch in der Befunderhebung der sog. NLS-Analyse nachweisbar ist.

Jede informatorische Störung repräsentiert ein charakteristisches Frequenzspektrum, das durch eine Umkehrfunktion antagonisiert und dadurch neutralisiert werden kann. Diese Neutralisierung wird durch die Invertierung von Störfrequenzen in Form von Medicodes beschreiben. Werden die Hintergründe und das Zustandekommen einer den Menschen schädigenden Information (informatorische Kausalität) erkannt und verstanden, lässt sich der Störung durch Invertierung der kausalen Information entgegenwirken. Das gilt sowohl für karmische als auch für miasmatische Störungen. Eine Invertierung der durch eine bestimmte Kausalität ausgelösten Symptome an sich, wie z.B. "Halsentzündung" als Medicode, bleibt ohne Wirkung. Therapeutisch sinnvoll ist ausschließlich die Invertierung der für die Symptomatik verantwortlichen energetisch-informatorischen Kausalität, im Fall von Halsweh z.B. das karmische Muster des „Erhängen im Vorleben". Jenseits dieser Kausalität „Erhängen im Vorleben" gibt es zahlreiche weitere Kausalitäten, karmischer wie miasmatischer Genese, die allesamt als invertierte Informationen auf einen einzigen Medicode gepackt werden können.

Der maximale Informationsgehalt eines Medicodes (177×177 Elemente, Fehlerkorrektur-Level „L") beträgt 23.648 Bit (2.956 Byte). Damit lassen sich 7089 Dezimalziffern, 4296 alphanumerische Zeichen oder 1817 Kanji-/Kana-Zeichen kodieren.

Invertieren, konfigurieren, personalisieren, dosieren, limitieren

Ein Medicode umfasst somit unter Umständen eine Vielzahl von Invertierungen und Programmanweisungen (**Invertieren**), denn in einen einzelnen Medicode passen große Textmengen. Somit muss nicht pro Kausalität ein separater Medicode erstellt und über informiertes Wasser getrunken werden, sondern es reicht ein einzelner Medicode mit all den darin enthaltenen Informationen (**Konfigurieren**). Über einen entsprechenden Algorithmus kann ein Medicode auf die anwendende Person beschränkt werden (**Personalisieren**). Die Dosierung eines Medicodes hängt ab von der Menge des getrunkenen Wasser, aber auch die Stärke der in den Medicodes enthaltenen Informationen kann mittels Algorithmen eingestellt werden (**Dosieren**). Andererseits sind Überdosierungen bei zu langer Anwendung nicht bekannt, d.h. man kann eine Störinformation auch übermäßig löschen, ohne dass es dadurch zu negativen Konsequenzen kommt. Auch lässt sich durch entsprechende Programmierung die zeitliche Gültigkeit eines Medicodes begrenzen und verhindern, dass ein Patient übertherapiert wird: Sobald das zu erreichende Endziel im Sinne einer Verbesserung der Symptomatik erreicht ist, verliert der Medicode automatisch seine Wirksamkeit (**Limitieren**). Ein Medicode funktioniert, ohne dass sich der Anwender der destruktiven Bilder, Glaubenssätze, Gedanken und Gefühle, die behandelt werden sollen, bewusst sein muss. Im Gegenteil: Der Verstand des Menschen ist auf solche informatorischen Störungen wie z.B. Eide und Gelübde, Erhängungen im Vorleben u.v.m., nicht vorbereitet oder sich dessen bewusst. Solche Muster bewegen sich typischerweise jenseits der Logik im Unterbewusstsein und sind mit logisch-rationalen Methoden nicht erfassbar oder gar logisch erklärbar.

Schließlich können sogar ganze Therapiekonzepte oder Operationsprozesse über Medicodes abgebildet werden, indem die virtuellen Operationen wie z.B. aurachirurgischer Eingriffe über eine entsprechende Algorithmik nachgebildet und auf einen Medicode aufgespielt werden. In diesem Sinne handelt es sich nicht um Invertierungen von schädlichen Frequenzen, sondern um die Realisierung von virtuellen operativen Einzelprozessen als informatorische Anweisungen wie Aufbau von Knorpelgewebe, Injektion von Gelenksflüssigkeiten, Fixierung und Stabilisierung von knöchernen Strukturen, Neurolysen durch Aufweitung von muskulären Engpässen, Injektionen von Schmerzmitteln, Akupunkturbehandlung von muskulären Triggerpunkten, Einziehen von Sehnenfixierungen u.v.m.

Freie Auswahl von Medicodes

In der Standardfunktion richtet sich die Webseite an Personen, die auf Grund von vorgegebenen Symptomkomplexen die für sie passenden Positionen suchen, aktivieren und die sich daraus ergebenden invertierten Programmierungen kaufen können. Darüber hinaus gibt es noch eine personalisierte Fernanalysefunktion, die noch beschrieben wird (siehe Inhaltsverzeichnis).

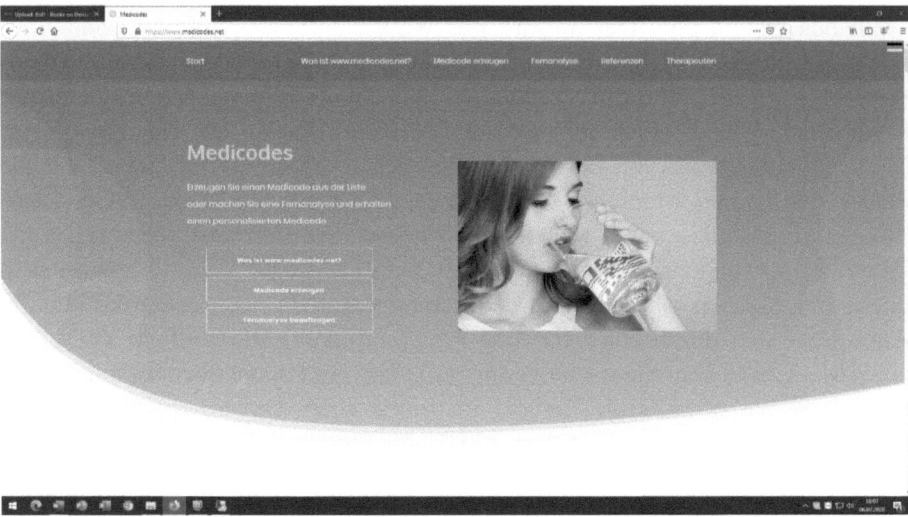

Abb. 63: *Startseite von www.medicodes.net, verfügbar in 10 Sprachen.*

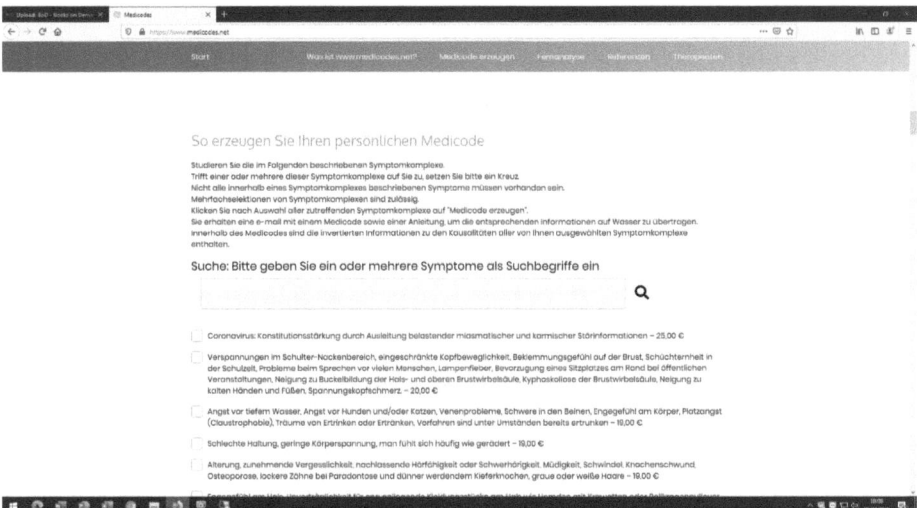

Abb. 64: *Entweder liest der Anwender die angegebenen Symptomkomplexe in der Liste der Reihe nach durch und wählt die für ihn zutreffenden Positionen aus, oder er gibt ein oder mehrere seiner Symptome in das Suchfeld ein und erhält dann die entsprechenden Symptomkomplexe präsentiert, von denen er wiederum die für ihn passenden Positionen anklickt.*

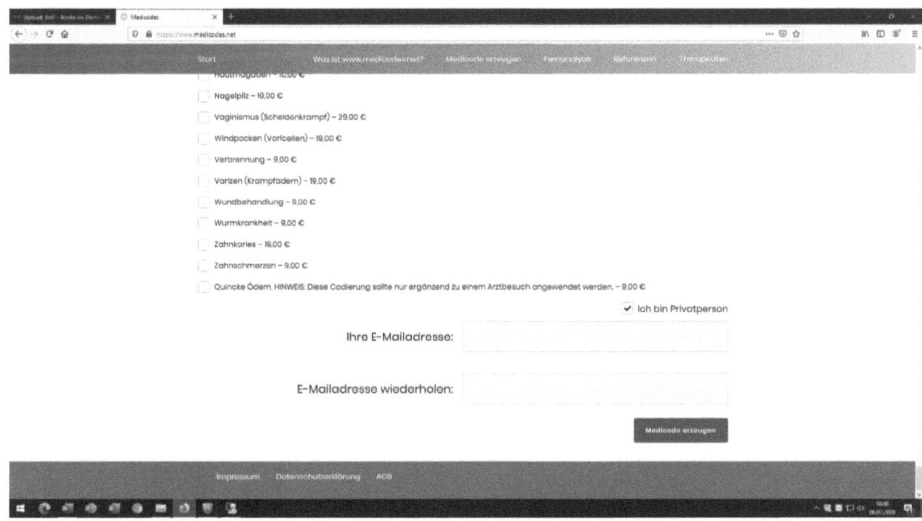

Abb. 65: *Eingabe der e-mail Adresse und auf „Medicode erzeugen" klicken. Danach erfolgt die Abrechnung über Paypal.*

Ausleiten von karmischen und miasmatischen Störungen mittels Medicodes

Medicodes sind in der Lage, energetisch-informatorische Störungen über Wasser auszuleiten. Die zugesendete e-mail erhält zwei Dateien, einmal die Medicode-Datei, zum anderen eine Anleitung, wie der Medicode einzunehmen ist.

Schneiden Sie den Medicode aus.

Kleben Sie den Zettel von außen auf ein durchsichtiges Wasserglas, mit der Schrift nach innen zeigend, mit einem Klebefilm möglichst weit am Unterrand fest.

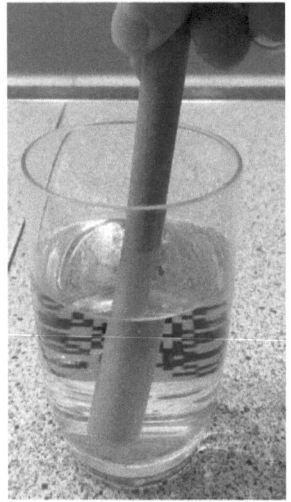

Füllen Sie das Glas mit Wasser, so dass der Wasserspiegel über der Obergrenze der Graphik zu stehen kommt und die Graphik somit ganz "im Wasser enthalten" ist.

Rühren Sie das Wasser mit einem Holzspatel drei Minuten lang rechtsdrehend um. Langsames Rühren reicht.

Trinken Sie das Wasser aus.

Wiederholen Sie den Vorgang 2-3 mal täglich über 3 Wochen.

Medicodes können beliebig lange und beliebig oft angewendet werden, ohne dass Nebenwirkungen oder Überdosierungen zu befürchten sind. Bei Bedarf kann der Medicode auch nicht getrunken, sondern z.B. auf die Haut aufgeklebt werden.

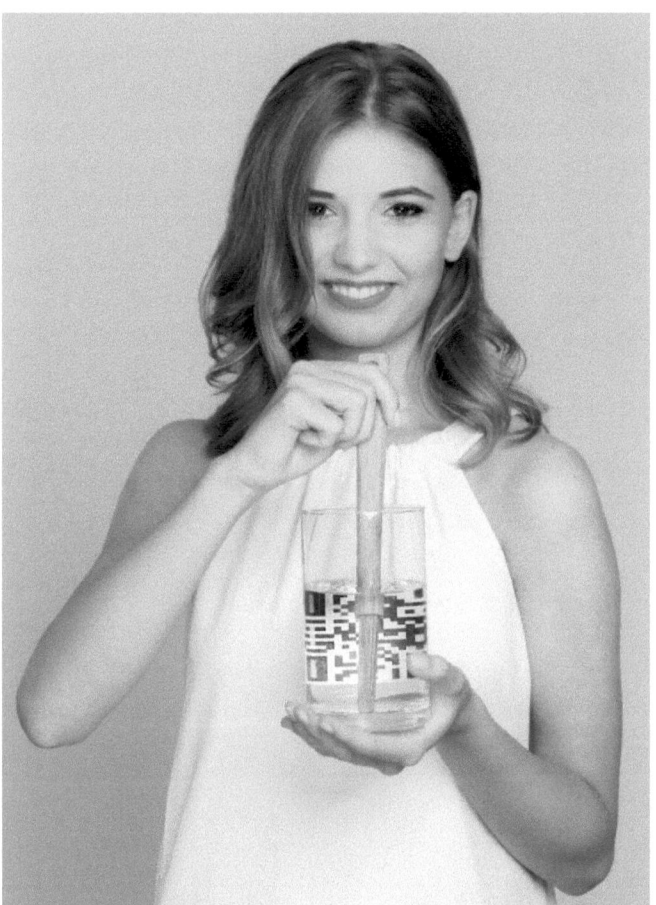

Abb. 66: *Das informierte Wasser wird mit einem Kochlöffel aus Holz 3 Minuten lang rechtsdrehend umgerührt. Für diejenigen, die nicht gerne rühren, gibt es die Möglichkeit, das mit Wasser gefüllte Glas eine Stunde lang stehen zu lassen, um es dann auszutrinken, um danach das Glas wieder mit Wasser aufzufüllen. Besteht keine Möglichkeit, die Codierungsgraphik auszudrucken, kann man auch das Handy mit der Graphik ans Glas halten bzw. das Glas auf das Handy stellen.*

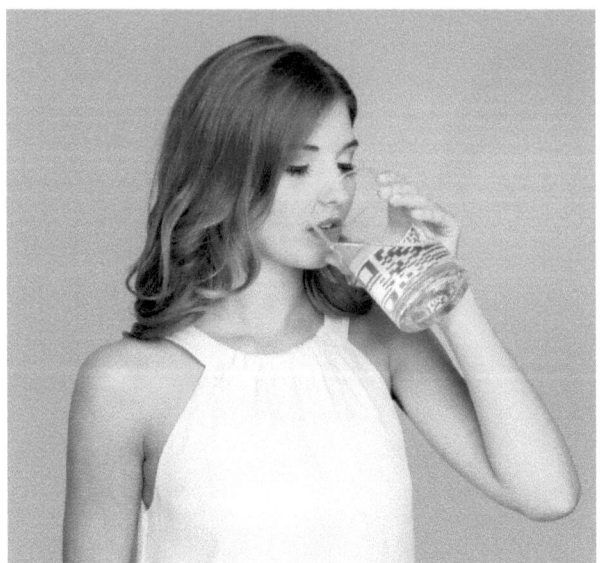

Abb. 67: Das informierte Wasser wird regelmäßig getrunken.

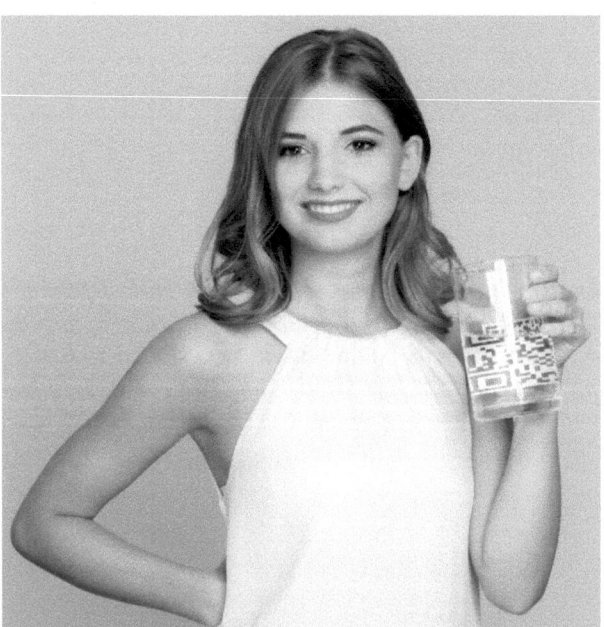

Abb. 68: Viele Patienten berichten von beeindruckenden Ergebnissen, teilweise auch von Erstverschlechterungen, die aber in der Folge zu guten Endergebnissen im Befinden führen.

Beispiel: Patientin, 45 Jahre alt, Schlafstörungen, Nacken- und Rückenschmerzen, Stuhlentleerungsstörungen, selektiert auf der Webseite die Symptomkomplexe für „Nackenschmerzen" und „Reizdarm" über die Suchfunktion und erwirbt einen Medicode, der die entsprechenden Kausalitäten als invertierte Information als Medicode enthält. Sie schreibt:

Sehr geehrter Herr Dr. Künlen,

die 3 Wochen mit codiertem Wasser sind vorbei und ich kann Ihnen folgendes berichten.

- Ich konnte (bes. in den ersten 1 1/2 Wochen) gut schlafen!

- Die Nackenschmerzen sind weg!

- Stuhlgang "nur" noch 2 - 3 x täglich, anstatt 3 - 4 x.

- Heitere Gelassenheit

Die Anmeldung in Ihrer Praxis ist noch nicht erfolgt, weil evtl. eine Freundin mitfahren will, und sie erst ihre Reisepläne klären muss.

Nun wünsche ich Ihnen ein gutes neues Jahr!

Mit freundlichen Grüßen

U. H.

Fernanalysen mit personalisierten Medicodes

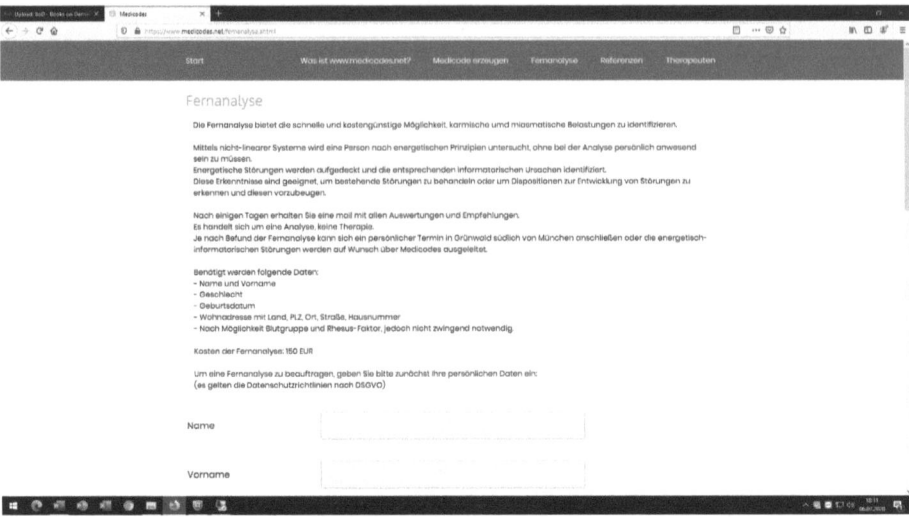

Abb. 69: *Fernanalysen, Eingabemaske.*

In der Fernanalyse wird eine Person nach energetisch-informatorischen Prinzipien "gescannt", ohne bei der Analyse persönlich anwesend sein zu müssen. Alle Organsysteme werden nach energetisch-informatorischen Aspekten untersucht, Störungen aufgedeckt und etwaige informatorische Kausalitäten (miasmatische und/oder karmische Belastungen) identifiziert.

Entsprechende Erkenntnisse sind geeignet, um bestehende Krankheiten nach energetisch-informatorischen Prinzipien zu behandeln oder um Dispositionen zur Entwicklung von Krankheiten zu erkennen und diesen entsprechend durch informatorische Ausleitung vorzubeugen.

Nach einigen Tagen erhalten Sie eine mail mit allen Auswertungen und Empfehlungen.

Dies ist eine Analyse, keine Therapie.

Je nach Befund der Fernanalyse kann sich ein persönlicher Termin anschließen oder die energetisch-informatorischen Störungen werden auf Wunsch über Medicodes ausgeleitet.

Benötigt werden folgende Daten:

- Name und Vorname
- Geschlecht
- Geburtsdatum

- Wohnadresse mit Land, PLZ, Ort, Straße, Hausnummer

- Nach Möglichkeit Blutgruppe und Rhesus-Faktor, jedoch nicht zwingend notwendig.

Um eine Fernanalyse zu beauftragen, gibt die Person ihre persönlichen Daten und optional eine Symptombeschreibung in das Webportal ein:

(es gelten die Datenschutzrichtlinien nach DSGVO)

Nach Durchführung der Zahlung erhält der Auftraggeber nach einigen Tagen eine Ergebnismail.

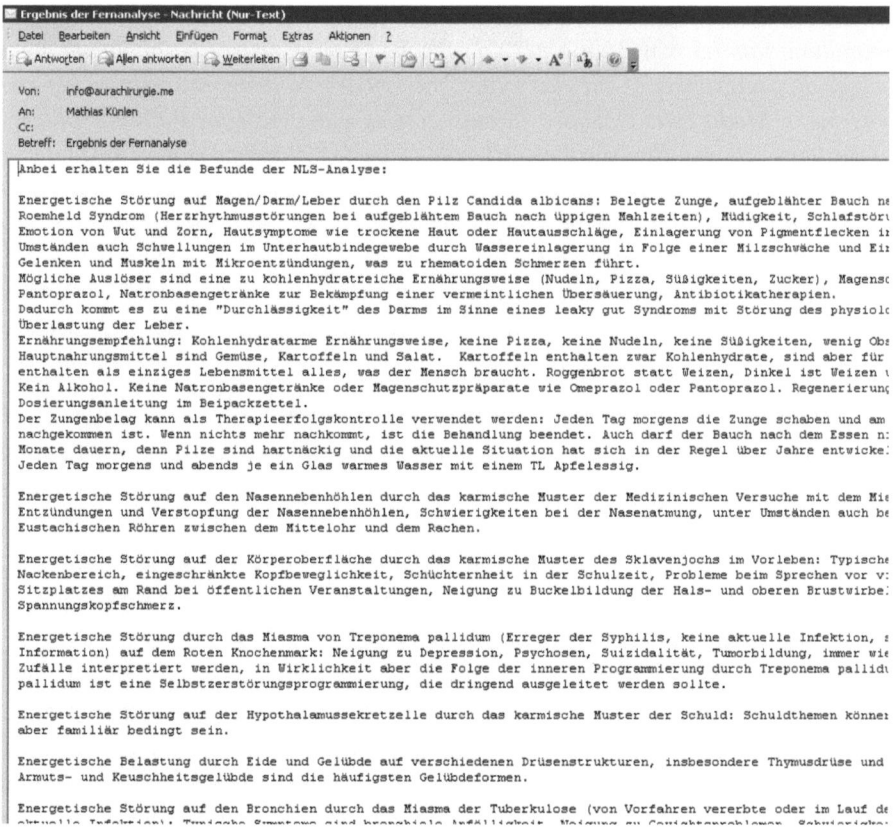

Abb. 70: Ergebnismail

Je nach Befund erhält der Auftraggeber noch einen link zu einem personalisierten Medicode.

Casuistik 10: Psoriasis

Patient, 78 Jahre alt, beauftragt eine Fernanalyse und schickt folgende Beschreibung seiner Beschwerden: *Meine gesundheitlichen „Schwachstellen":
Seit ca. 2012 leide ich an Psoriasis. Zunächst noch schwach ausgeprägt, nach 2
Jahren jedoch so heftig am ganzen Körper mit den üblichen Begleiterscheinungen (gesamter Körper blutig). Ein Klinikaufenthalt in der Spezialklinik in
Rötz hat keine wesentliche Besserung gebracht. Ein Klinikaufenthalt in Darmstadt mit viel Kortison hat nur ca. 4 Wochen eine Besserung gebracht. In der
Uniklinik in Mainz wurde mir dann 2016 eine Behandlung mit Methotrexat
verordnet, die mich nach ca. 4 Wochen nahezu beschwerdefrei machte. Diese
Behandlung mit 7,5 bzw 10 mg MTX je Woche (Fertigspritze) ist bis heute mein
einziger Rettungsanker. Und das ohne erkennbare Nebenwirkungen – bis auf
etwas mehr Müdigkeit. Darüber hinaus gibt es gelegentliche Reflux-Probleme
und Krämpfe in der Speiseröhre. Hierfür habe ich Pantoprazol verordnet bekommen und gelegentlich Maloxan sowie leichte Rückenschmerzen in der Hüftgegend. Eine weitere Besonderheit: Gelegentlich leide ich unter plötzlich auftretenden Krämpfen im linken oder rechten Unterschenkel, die urplötzlich in der
Nacht auftreten. Ich behandle diese Stellen dann mit Aconit Schmerzöl und nach
ca. 2-3 Minuten ist der Krampf weg. Insgesamt fühle ich mich nicht richtig
„krank",, habe jedoch das Gefühl, dass das Leben etwas an mir vorbei geht.*

Der Patient erhält die Fernanalyse mit folgendem Befund:

- Energetische Belastung im Becken durch das karmische Muster der Pfählung im Vorleben. Typische Symptome: Hämorrhoiden, Harnblasenentleerungsstörungen

- Energetische Belastung im Magen durch das karmische Muster der Medizinischen Versuche im Vorleben. In Ihrem Fall ist das eine virtuelle Magensonde, die zu Sodbrennen und Reflux führt

- Schwere energetische Darmstörung, ausgelöst insbesondere durch den Darmpilz Candida albicans. Mögliche Auslöser: Zu viel Zucker in der Nahrung, Antibiotika, Magenschutzpräparate, Natronbasengetränke zur Behandlung einer vermeintlichen "Übersäuerung": Belegte Zunge? In Ihrem Fall ist es die Konsequenz aus der Medikation mit Maloxan und Pantoprazol, die beide die Magensäure hemmen (Maloxan durch Bindung der Säure, Pantoprazol durch Unterdrückung der Produktion). Das führt dazu, dass mit dem Essen viele Keime in Magen und Darm gelangen. Es kommt dann zu einer Resorptionsstörung im Darm, leaky gut Syndrom. Daraus resultierend schwere energetische Leberstörung, typische Symptome sind Müdigkeit, Schlafstörung, Sehstörungen, Lichtempfindlichkeit, Emotion von Wut und

Zorn. Die Müdigkeit sieht man als deutliche energetische Störung auf dem Gehirn, die Sehschwäche als energetische Störung auf den Augen.

- Bei Ihnen zeigen sich auch bereits erste Ablagerunge von Stoffwechselprodukten, die die Leber nicht mehr schafft, in den Muskeln und Gelenken, was zu rheumatoiden Beschwerden führt. Wadenkrämpfe sind ein typisches Symptom für diese Leberschwäche mit Ablagerunge von Stoffwechselprodukten in den Muskeln. Die Wadenkrämpfe treten bevorzugt nachts auf, vielfach als sog. Restless Legs Syndrom.

- Energetische Milzstörung auf Grund der Darmstörung, Schwellungen an den Füßen?

- Energetische Pankreasstörung auf Grund der Darmstörung, weicher Stuhlgang mit fettigem Glanz?

- Energetische Störung auf dem Bronchialbaum, ausgelöst durch die Information von Mycobacterium tuberculosis, keine Infektion, sondern von Vorfahren vererbte Information. Bronchiale Symptome? Asthma bronchiale? Chronisch rezidivierende Bronchitiden? Zug- und Kälteempfindlichkeit? Patienten mit der Information der Tuberkulose sind typischerweise selten krank und haben kein hohes Fieber.

- Geringe energetische Belastung der Hypothalamussekretzelle durch Schuld Energetische Belastung des Hirnstamms durch Drogen

- Energetische Belastung durch Streptokokken im Hals-Rachenbereich und in den Ohren, wie ist es mit dem Hörvermögen?

- Massive Katzenhaarallergie auf der Haut. Gut möglich, dass diese Allergie für die Psoriasis mit verantwortlich ist.

Ergebnis: Nach Durchführung einer Darmsanierung und nach Ausleitung aller belastenden Informationen durch Medicodes bildet sich die Psoriasis in beeindruckender Weise zurück. Es sind noch nur diskrete Hautrötungen vorhanden, jedoch ohne Schuppenbildung.

Casuistik 11: Leukopenie

Die Patientin, 57 Jahre alt, beauftragt eine Fernanalyse und schickt folgende Beschreibung ihrer Beschwerden: *Darf ich Ihnen einen kurzen Überblick über meine Krankengeschichte seit April 2019 übermitteln. Bis zu diesem Zeitpunkt hatte ich keinerlei gesundheitliche Probleme, betrieb regelmäßig Sport und achtete auch auf meine Ernährung. Anfang April 2019 wurde ich dann mit ausgeprägter Herpes enoral und schwerer Neutropenie für 5 Tage stationär im Krankenhaus aufgenommen. Ich erhielt eine Leukocyten stimulierende Spritze und zwei Tage später wurde eine Knochenmarkspunktion durchgeführt. Die Punktion ergab ein regenerierendes Knochenmark ohne Hinweis auf hämatologische Systemerkrankung. Als ich eine Woche nach Entlassung zur Kontrolluntersuchung beim Hausarzt war, waren auf einmal auch die roten Blutkörperchen stark reduziert. Es folgten die ersten Erythrocytenkonzentratgaben. Vor der ersten Transfusion wurde dann noch festgestellt, dass ich Wärmeantikörper gebildet habe. Nach einem neuerlichen Verfall des Hämoglobin-Wertes folgte der zweite Krankenhausaufenthalt mit neuerlicher Punktion. Bis 5 Tage vor dem KH-Aufenthalt wurden die Leukocyten wieder mittels Spritzen stimuliert und die Punktion ergab wieder keine Auffälligkeiten. Das dritte Mal ins Krankenhaus kam ich dann Anfang Juni, da eine Magen- und Darmspiegelung geplant war. Diese wurden dann komplikationslos durchgeführt. Der genaue Befund liegt mir noch nicht vor, die Ärztin sagte nur im Anschluss, dass alles OK sei. Am Folgetag waren meine Leukocyten dann wieder auf 2400 gesunken und es gab keine Erklärung dafür. Deshalb wurde eine 3. Knochenmarkspunktion durchgeführt. Seit 2 Wochen wurden keine Leukocyten-stimulierenden-Spritzen mehr eingesetzt. Letzte Woche kam dann der Anruf, dass bei dieser 3. Punktion jetzt – da keine Überdeckung durch die Leuko-Spritzen mehr gegeben war – doch ein malignes Geschehen entdeckt wurde. Eine genaue Diagnose erhalte ich morgen. Zurzeit geht es mir recht gut, meine Werte dürften stabil sein – die letzte Erythrozytenkonzentrat-Konserve habe ich vor 8 Tagen erhalten. Die Überlegung ist jetzt, eine Chemotherapie durchzuführen.*

Die Fernanalyse ergibt folgenden Befund:

■ Energetische Störung im Bereich des Oberkörpers durch das karmische Muster des Sklavenjochs im Vorleben: Typische Symptome: Verspannungen im Schulter-Nackenbereich, eingeschränkte Kopfbeweglichkeit, Schüchternheit in der Schulzeit, Probleme beim Sprechen vor vielen Menschen, Bevorzugung eines Sitzplatzes am Rand bei öffentlichen Veranstaltungen, Neigung zu Buckelbildung der Hals- und oberen Brustwirbelsäule, Neigung zu kalten Händen und Füßen, Spannungskopfschmerz.

- Energetische Belastung im Becken durch das karmische Muster der Pfählung im Vorleben: Typische Symptome: Hämorrhoiden, Harnblasenentleerungsstörungen.

- Energetische Belastung im Magen durch das karmische Muster der Medizinischen Versuche im Vorleben: Sodbrennen und Reflux?

- Energetische Störung auf dem Bronchialbaum, ausgelöst durch die Information von Mycobacterium tuberculosis, keine Infektion, sondern von Vorfahren vererbte Information: Kann zu bronchialen Symptomen führen, muss es aber nicht. Typische Symptome sind Kurzatmigkeit, Asthma bronchiale, chronisch rezidivierende Bronchitis, Kälte- und Zugempfindlichkeit, selten erkrankt, bei Krankheit kein oder nur niedriges Fieber, Schwitzneigung.

- Energetische Störung der Nieren durch die Information der Tuberkulose, typische Symptome sind Angst, Osteoporose, Zahnfleischschwund und Kiefernknochenrückbildung, Energielosigkeit, Schwerhörigkeit, das haben Sie aber vermutlich auf Grund Ihres noch nicht fortgeschrittenen Alters nicht. Massive energetische Belastung der Hypothalamussekretzelle durch Schuld

- Massive energetische Belastung der chromophilen Adenozyten durch Eide und Gelübde.

- Energetische Belastung des Hirnstamms und der Hypophyse durch Schädelhirntrauma.

- Energetische Belastung des Hirnventrikels durch Schockerlebnis.

- Energetische Störung des Roten Knochenmarks, dem Bildungsort der Leukozyten, durch das Miasma von Treponema pallidum, dem Erreger der Syphilis, keine Infektion, sondern eine epigenetisch von Vorfahren geerbte Information. Dieser Mechanismus steht im Zusammenhang mit Ihrer Tumorerkrankung und gehört dringend ausgeleitet.

Ergebnis: Nach einigen Wochen der Behandlung mit Medicodes kommt die Rückmeldung, dass sich die Zellzahl der Leukozyten inzwischen wieder normalisiert habe. Zwischenzeitlich stellte sich heraus und konnte auch in der NLS-Analyse nachträglich bestätigt werden, dass es sich um eine schwere Intoxikation mit dem Haushaltsdesinfektionsmittel Lysoform handelte, mit dem die Patientin ohne Handschuhe und bei geschlossenem Raum die Küche geputzt hatte. Die energetische Knochenmarkbelastung durch Treponema pallidum bildet nach eigenen Erfahrungen eine Disposition zur Entwicklung von Aplasien im Knochenmark. Die Chemotherapie wäre für die Patientin unter Umständen tödlich ausgegangen.

Casuistik 12: Schmerzen und Herzrhythmusstörungen

Die Patientin, 42 Jahre alt, beauftragt eine Fernanalyse und schickt folgende Beschreibung ihrer Beschwerden: *Schmerzen seit 2 Monaten rechts im Bauch (unten), nähe Leiste (kein Leistenbruch, kein Tumor am Eierstock, bereits abgeklärt), der Schmerz strahlt zum rechten Bein (oft) und in den Rücken (oft), vereinzelt Herzrhythmusstörungen.*

Die Fernanalyse ergibt folgenden Befund:

- Energetische Störung auf Magen/Darm/Leber durch den Pilz Candida albicans: Belegte Zunge, aufgeblähter Bauch nach den Mahlzeiten, im ausgeprägten Fall ein Roemheld Syndrom (Herzrhythmusstörungen bei aufgeblähtem Bauch nach üppigen Mahlzeiten), Müdigkeit, Schlafstörungen, Sehstörungen, Lichtempfindlichkeit, Emotion von Wut und Zorn, Hautsymptome wie trockene Haut oder Hautausschläge, Einlagerung von Pigmentflecken in der Gesichtshaut. Zu finden sind unter Umständen auch Schwellungen im Unterhautbindegewebe durch Wassereinlagerung in Folge einer Milzschwäche und Einlagerungen von Stoffwechselprodukten in Gelenken und Muskeln mit Mikroentzündungen, was zu rheumatoiden Schmerzen führt. Mögliche Auslöser sind eine zu kohlenhydratreiche Ernährungsweise (Nudeln, Pizza, Süßigkeiten, Zucker), Magenschutzpräparate wie Omeprazol oder Pantoprazol, Natronbasengetränke zur Bekämpfung einer vermeintlichen Übersäuerung, Antibiotikatherapien. Dadurch kommt es zu eine "Durchlässigkeit" des Darms im Sinne eines leaky gut Syndroms mit Störung des physiologischen Mikrobioms und einer energetischen Überlastung der Leber.

- Energetische Störung auf den Nasennebenhöhlen durch das karmische Muster der Medizinischen Versuche mit dem Miasma von Streptococcus haemolyticus: Entzündungen und Verstopfung der Nasennebenhöhlen, Schwierigkeiten bei der Nasenatmung, unter Umständen auch belegte Ohren durch Verstopfung der Eustachischen Röhren zwischen dem Mittelohr und dem Rachen.

- Energetische Störung auf der Körperoberfläche durch das karmische Muster des Sklavenjochs im Vorleben: Typische Symptome sind Verspannungen im Schulter-Nackenbereich, eingeschränkte Kopfbeweglichkeit, Schüchternheit in der Schulzeit, Probleme beim Sprechen vor vielen Menschen, Bevorzugung eines Sitzplatzes am Rand bei öffentlichen Veranstaltungen, Neigung zu Buckelbildung der Hals- und oberen Brustwirbelsäule, Neigung zu kalten Händen und Füßen, Spannungskopfschmerz.

- Energetische Störung durch das Miasma von Treponema pallidum (Erreger der Syphilis, keine aktuelle Infektion, sondern eine von Vorfahren vererbte Information) auf dem Roten Knochenmark: Neigung zu Depression, Psychosen, Suizidalität, Tumorbildung, immer wieder kehrende Unfälle (die als vermeintliche Zufälle interpretiert werden, in Wirklichkeit aber die Folge der inneren Programmierung durch Treponema pallidum darstellen). Das Miasma von Treponema pallidum ist eine Selbstzerstörungsprogrammierung, die dringend ausgeleitet werden sollte.

- Energetische Störung auf der Hypothalamussekretzelle durch das karmische Muster der Schuld: Schuldthemen können aus dem kirchlichen Umfeld herrühren oder aber familiär bedingt sein.

- Energetische Belastung durch Eide und Gelübde auf verschiedenen Drüsenstrukturen, insbesondere Thymusdrüse und chromophile Adenozyten der Hypophyse. Armuts- und Keuschheitsgelübde sind die häufigsten Gelübdeformen.

- Energetische Störung auf den Bronchien durch das Miasma der Tuberkulose (von Vorfahren vererbte oder im Lauf des Lebens erworbene Information, keine aktuelle Infektion): Typische Symptome sind bronchiale Anfälligkeit, Neigung zu Gewichtsproblemen, Schwierigkeiten bei Gewichtsreduzierung, selten krank, kein hohes Fieber bei Krankheit , Infekte dauern in der Regel ziemlich lange, Schweißneigung v.a. nachts, rote Wangen.

- Energetische Störung auf den Nieren durch das Miasma von Mycobacterium tuberculosis: Typische Symptome sind eine allgemeine Energielosigkeit, Ergrauen, Osteoporose und Rückgang des Zahnfleisches und der Kieferknochen, Angst, Schmerzhaftigkeit des Niere 1 Akupunkturpunktes bei Druck auf den Bereich der Fußsohle in der Mitte hinter dem Fußballen.

- Energetische Störung durch das karmische Muster der Schwarzen Magie: Typische Symptome sind Menstruationsbeschwerden, Amenorrhoe (fehlende Menstruationsblutung), Dysmenorrhoe (schmerzhafte Monatsblutungen) Menorrhagie (verlängerte Monatsblutungen), Metrorrhagie (Zwischenmonatsblutungen), Zysten, Myome, Depression, Schmerzen beim Geschlechtsverkehr (Disparneunie), prämenstruelles Syndrom, Endometriose, Eileiterschwangerschaften, Entzündung der Eileiter, unerfüllter Kinderwunsch, Fehlgeburten (Aborte).

- Energetische Störung durch das karmische Muster der Mißglückten Flucht im Vorleben: Typische Symptome sind Träume von Flucht und Verfolgung, Rückenschmerzen, Beckenschiefstand, Schmerzen in den Ileosakralgelenken,

Bandscheibenprobleme (Protrusion oder Prolaps, Bandscheibendegeneration), Hüftprobleme, Knieprobleme.

Ergebnis:

Nach einigen Wochen erfolgt die Rückmeldung durch die Patientin:

Vielen Dank für die Fernanalyse.

Ich war sehr neugierig, verblüfft und überrascht, mit welcher Treffer-Genauigkeit das System arbeitet.

Gratuliere, ein sehr vertrauensvoller Schritt in die Zukunft.

Aus meiner Sicht treffen alle einzelnen Analyse-Positionen wie energetische Störungen und energetische Belastungen zu.

Ich möchte auch daran anknüpfen und weitermachen.

Mit freundlichen Grüßen

C.W.

Casuistik 13: Asthma bronchiale

Patientin, 73 Jahre alt, medikamentenpflichtiges Asthma bronchiale seit über 30 Jahren.

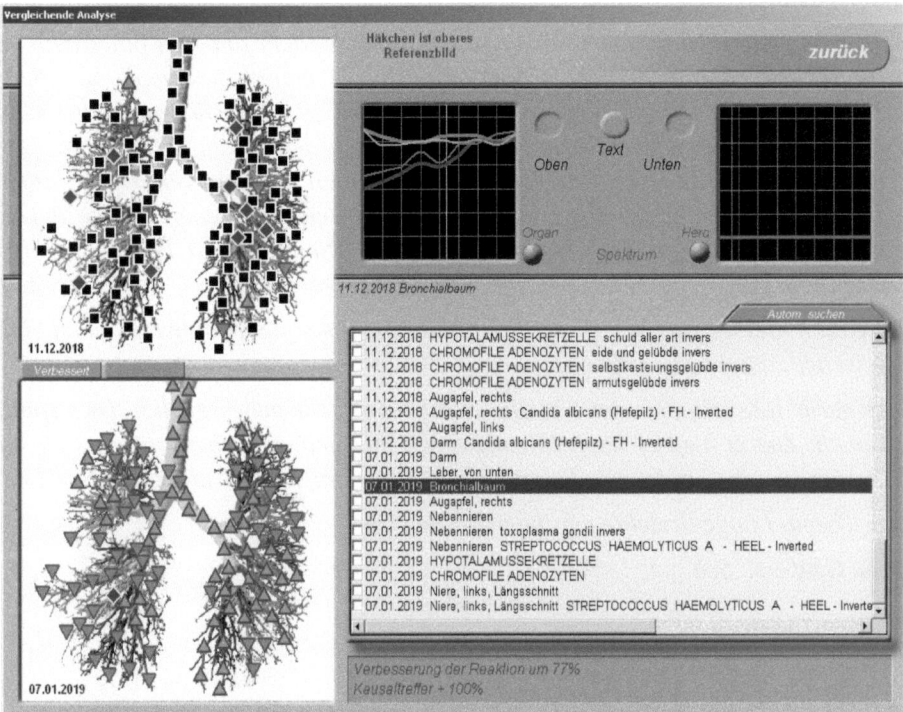

Abb. 71: *Bronchialbaum: Schwere energetische Störung (oberes Bild), bei Invertierung von „Mycobacterium tuberculosis" verbessert sich der energetische Befund um 60% (hier nicht angezeigt). In der Kontrolluntersuchung einen Monat später zeigt sich eine Verbesserung der energetischen Reaktion im Vergleich zum Ausgangsbefund um 77% (unteres Bild). Derartige Befunden finden sich häufig, entsprechende informatorische Störungen auf den Bronchien werden epigenetisch über Generationen weitervererbt. Solche Störungen können Symptome machen, müssen es aber nicht. Bei einem so ausgeprägten Befund ist jedoch davon auszugehen, dass es zu Symptomen kommt, im vorliegenden Fall zu einem Asthma bronchiale. Wird die Information des Mycobacterium tuberculosis über einen Medicode ausgeleitet, wie hier geschehen, verschwindet nicht nur die energetische Störung in der NLS-Kontrollanalyse, sondern auch die entsprechende bronchiale Symptomatik.*

Ergebnis:

Nach einigen Wochen erfolgt die Rückmeldung durch die Patientin:

Beim Lungenfunktionstest ist mir schon aufgefallen, dass ich nicht nochmals mit Spraygabe den Test machen musste. Die Ärztin hat mich hereingebeten und sofort gesagt, sehr erfreulich für mich, sie sieht keine Einschränkungen laut Test in meiner Lungenfunktion. Ich könnte es nicht glauben (aber ahnte es innerlich), so zeigte sie mir das Testergebnis-Bild am PC. Sie meinte nochmals, sie sieht darauf kein Asthma mehr. Ich sah eh nichts. Ich glaube, sie war selbst sehr überrascht vom Ergebnis. Sie meinte nur, was ich denn dazu getan hätte. Der Zeitpunkt über Ihre Methode zu sprechen war jedoch für mich gerade vor lauter Aufregung nicht richtig. Ich werde es beim nächsten Test sicherlich erwähnen. Ich gehe ja davon aus, dass es so bleibt. Dies stimmt ja mit Ihrem Ergebnis überein.

Die Ärztin meinte, das Spray wie bei Blutdrucksenker als Prophylaxe noch eine Zeit weiter zu nehmen. Soll ich?

Sehr gerne lese ich, dass auch meine Psyche sich sehr gebessert hat. Dies spüre ich auch. Zuerst hieß es nach Ihrem Besuch bei meinem Lebenspartner, ich sei kratzbürstig, jetzt bin ich wieder ruhiger, Motto ist nicht alles mein Bier.

Zum Thema Lunge berichte ich Ihnen gerne weiter.

Liebe Grüße K. Sch.

Casuistik 14: Augeninnendruckerhöhung

Patientin, 65 Jahre alt, medikamentenpflichtige Augeninnendruckerhöhung, Behandlung mit Travatan seit 20 Jahren, Druckschädigung des Sehnerven als Komplikation, droht zu erblinden.

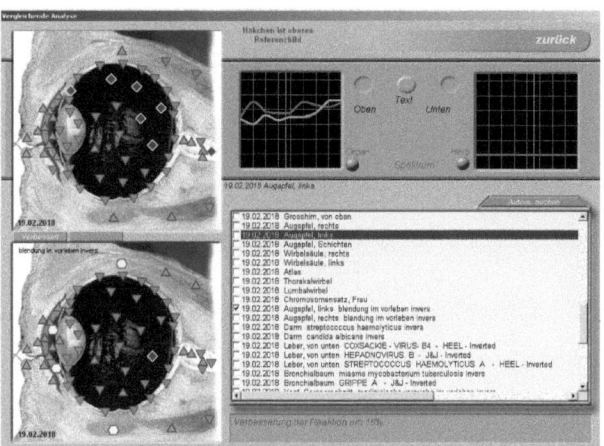

Abb. 72: *Energetische Schwäche im linken Augapfel, bei Invertierung von „Blendung im Vorleben" verbessert sich der energetische Befund um 16%.*

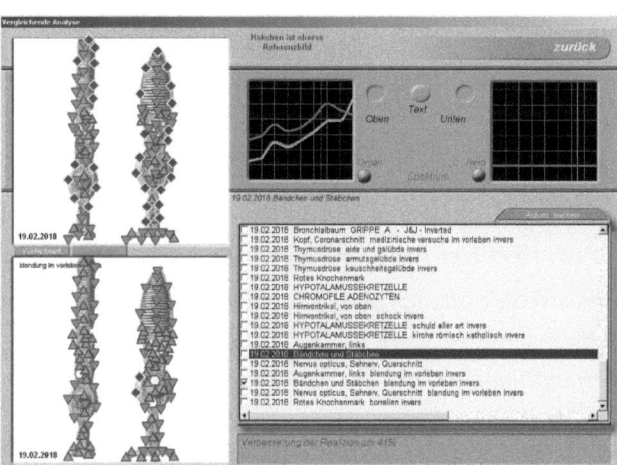

Abb. 73: *Deutliche energetische Schwäche auf den Stäbchen und Zäpfchen, bei Invertierung von „Blendung im Vorleben" verbessert sich der energetische Befund um 41%.*

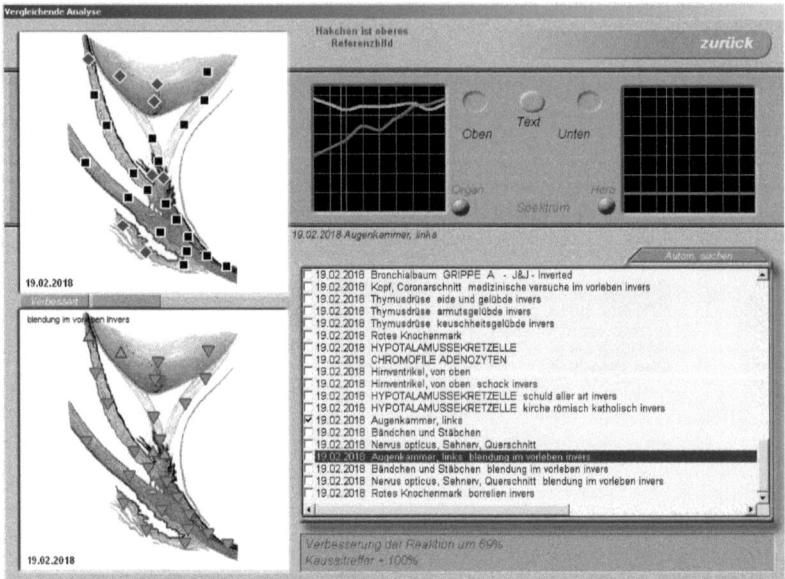

Abb. 74: *Deutliche energetische Schwäche im Kammerwinkel, der Abflussstelle des Kammerwassers. Bei Invertierung von „Blendung im Vorleben" verbessert sich der energetische Befund um 69%.*

Ergebnis:

Nach einigen Wochen der Behandlung über Medicodes erfolgt die Rückmeldung durch die Patientin:

Sehr geehrter Herr Dr. Künlen,

heute war ich nochmals beim Arzt, meinen Augendruck messen zu lassen. Welch ein Erfolg: Beidseitig wurde ein Wert von 14,0 gemessen!

Mich würde auch noch interessieren, ob sich das Bild meiner Lunge durch die Anwendung der Medicodes noch verändert hat.

Danke nochmals für Ihre Behandlung.

Mit freundlichen Grüßen

M. A.

Casuistik 15: Müdigkeit, Schwindel und Schwerhörigkeit

Patient, 82 Jahre alt, Müdigkeit, Schwindel und Schwerhörigkeit seit Jahren

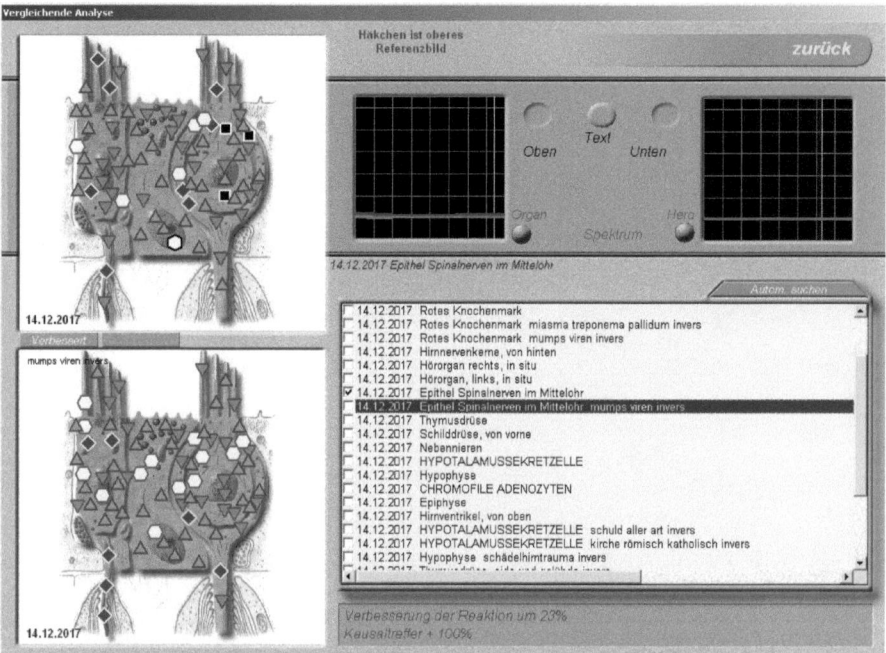

Abb. 75: Auf den Epithelien der Spinalnerven im Mittelohr findet sich eine energetische Belastung durch den Mumps-Erreger, bei Invertierung von „Mumps" kommt es zu einer Verbesserung des energetischen Befundes um 23%.

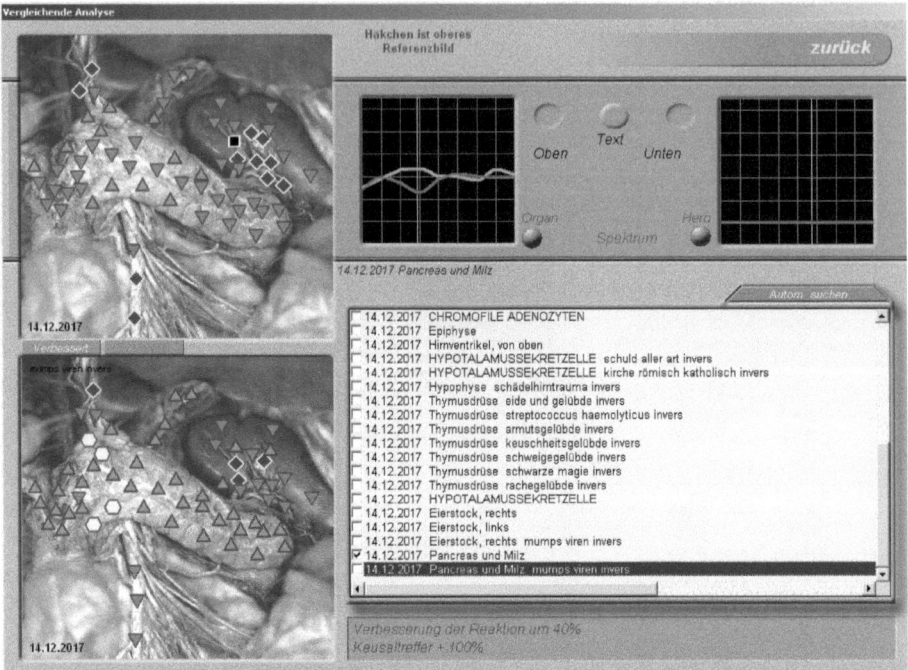

Abb. 76: *Auf der Bauchspeicheldrüse findet sich eine energetische Belastung durch den Mumps-Erreger, bei Invertierung von „Mumps" kommt es zu einer Verbesserung des energetischen Befundes um 40%. Es ist bekannt, dass der Mumps-Erreger manchmal auch die Bauchspeicheldrüse befällt, was nicht selten zu einer Entzündung und konsekutiv zu einem Diabetes mellitus Typ 1 führt.*

Ergebnis:

Nach einigen Wochen erfolgt die Rückmeldung durch die Patientin:

Lieber Dr. Künlen! Ich fühle mich gut, glaube mein Schwindel besser, ist ja das Problem Nr. 1, nachdem ich diese Beeinträchtigungen nun genau 4Jahre schleppe und man sich an Gegebenheiten anpasst, d.h. gewöhnt, kann ich vielleicht nicht objektiv sein. Also : Schwindel besser, Hören besser.

Casuistik 16: Migräne

Die Patientin, 27 Jahre alt, kommt zur Abklärung wegen der seit Jahren bestehenden Migränanfälle, die alle 2 Wochen wiederkehren. Das letzte Mal war der Anfall so stark, dass es zu Sprachverlust und einer kurzzeitigen Verwirrtheit kam. Die Patientin wurde stationär in die neurologische Klinik aufgenommen und untersucht. EEG, MRT, Angiographie erbrachten allesamt unauffällige Befunde. Nach 2 Tagen konnte die Patientin unter der Medikation mit Triptanen wieder entlassen werden.

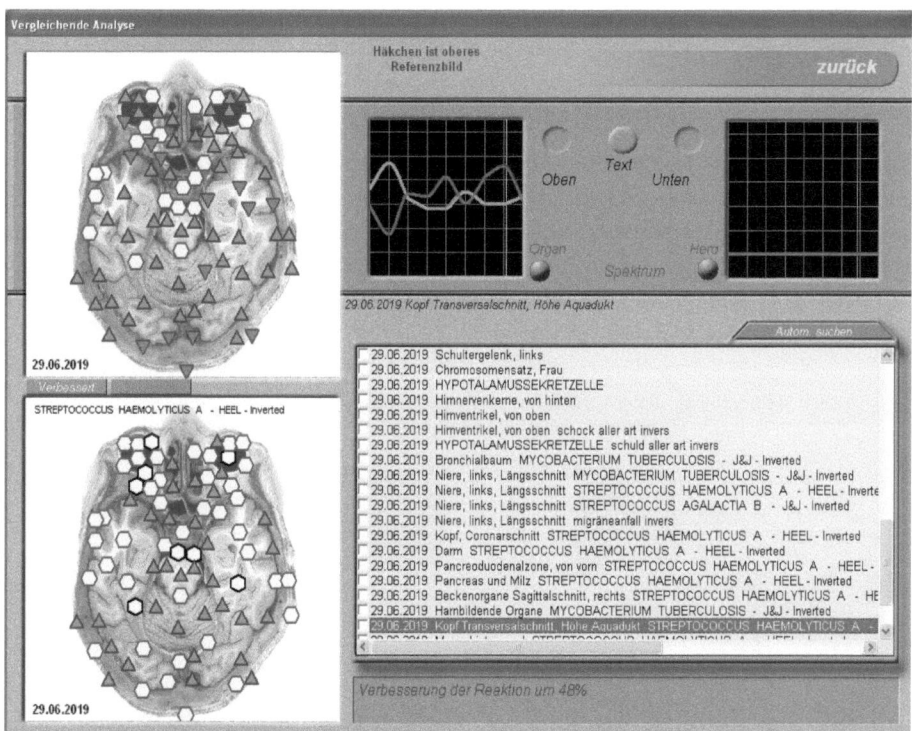

Abb. 77: *Kopf Transversalschnitt: Energetische Störungen, wobei die energetische Belastung linkshemisphärisch und auf dem rechten Auge mit der Schmerzsymptomatik links und den Skotomen rechts übereinstimmt, bei Invertierung von „Streptococcus haemolyticus" Verbesserung der Reaktion um 48%.*

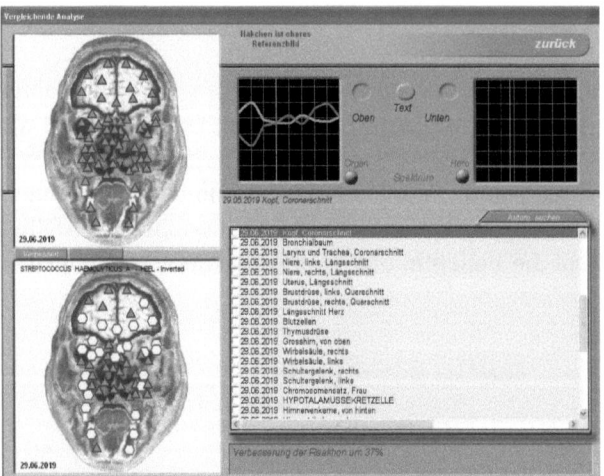

Abb. 78: *Kopf Coronarschnitt: Energetische Störungen in Form der nach unten gerichteten roten Dreiecke (Schulnote 4), bei Invertierung von „Streptococcus haemolyticus" Verbesserung der Reaktion um 37%, d.h. deutliche Belastung durch die Information von Streptococcus haemolyticus. Diese Belastung führt typischerweise auch zu Nebenhöhlenentzündungen, Rachen-Mandelentzündungen, Angina im Kindes- und Jugendalter.*

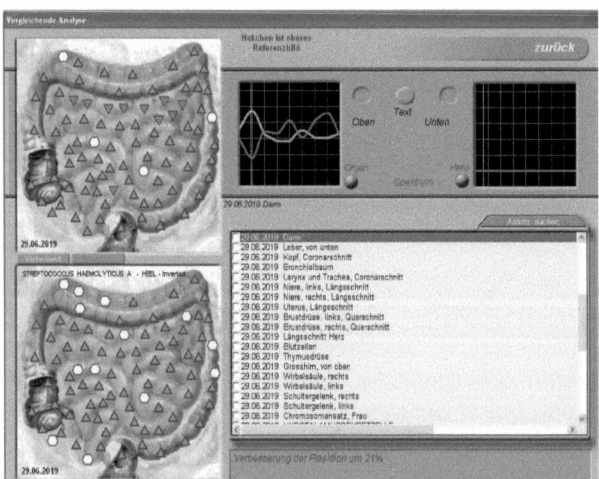

Abb. 79: *Darm: Energetische Störungen in Form der nach unten gerichteten roten Dreiecke (Schulnote 4), bei Invertierung von „Streptococcus haemolyticus" Verbesserung der Reaktion um 21%, d.h. deutliche Belastung durch die Information von Streptococcus haemolyticus.*

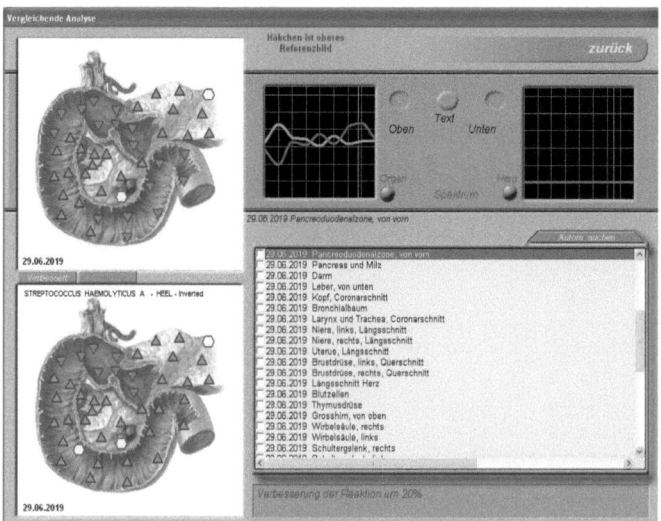

Abb. 80: *Pancreoduodenalzone: Energetische Störungen in Form der nach unten gerichteten roten Dreiecke (Schulnote 4), bei Invertierung von „Streptococcus haemolyticus" Verbesserung der Reaktion um 20%, d.h. deutliche Belastung durch die Information von Streptococcus haemolyticus.*

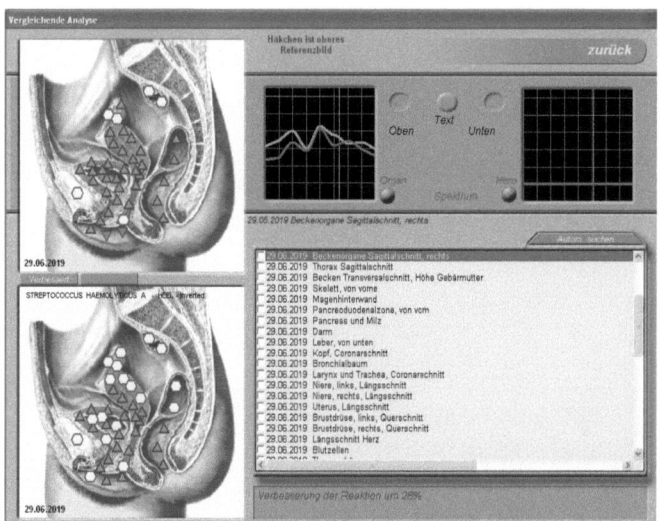

Abb. 81: *Beckenorgane Sagittalschnitt: Energetische Störungen in Form der nach unten gerichteten roten Dreiecke (Schulnote 4), bei Invertierung von „Streptococcus haemolyticus" Verbesserung der Reaktion um 28%, d.h. deutliche Belastung durch die Information von Streptococcus haemolyticus.*

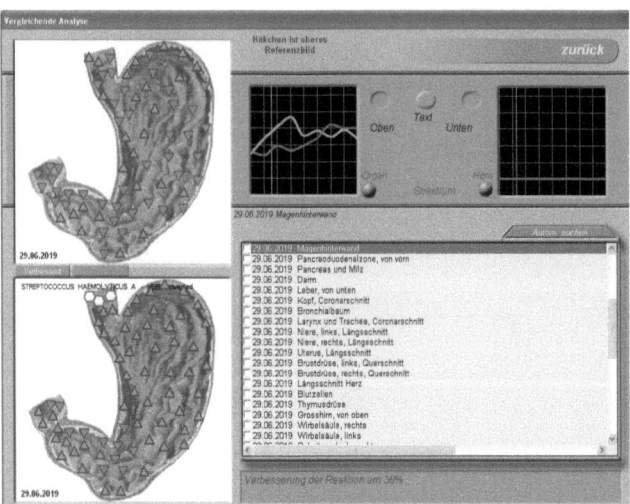

Abb. 82: *Magenhinterwand: Energetische Störungen in Form der nach unten gerichteten roten Dreiecke (Schulnote 4), bei Invertierung von „Streptococcus haemolyticus" Verbesserung der Reaktion um 36%, d.h. deutliche Belastung durch die Information von Streptococcus haemolyticus.*

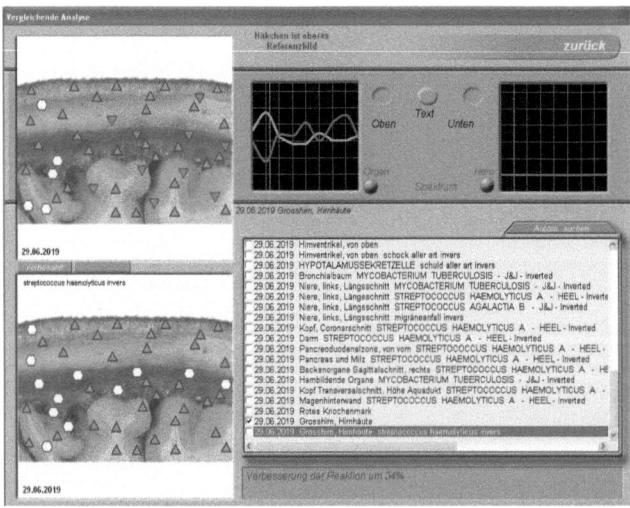

Abb. 83: *Großhirn Hirnhäute: Energetische Störungen in Form der nach unten gerichteten roten Dreiecke (Schulnote 4), bei Invertierung von „Streptococcus haemolyticus" Verbesserung der Reaktion um 34%, d.h. deutliche Belastung durch die Information von Streptococcus haemolyticus. Dies ist die Schmerzstelle der Migräne im Bereich der Hirnhäute.*

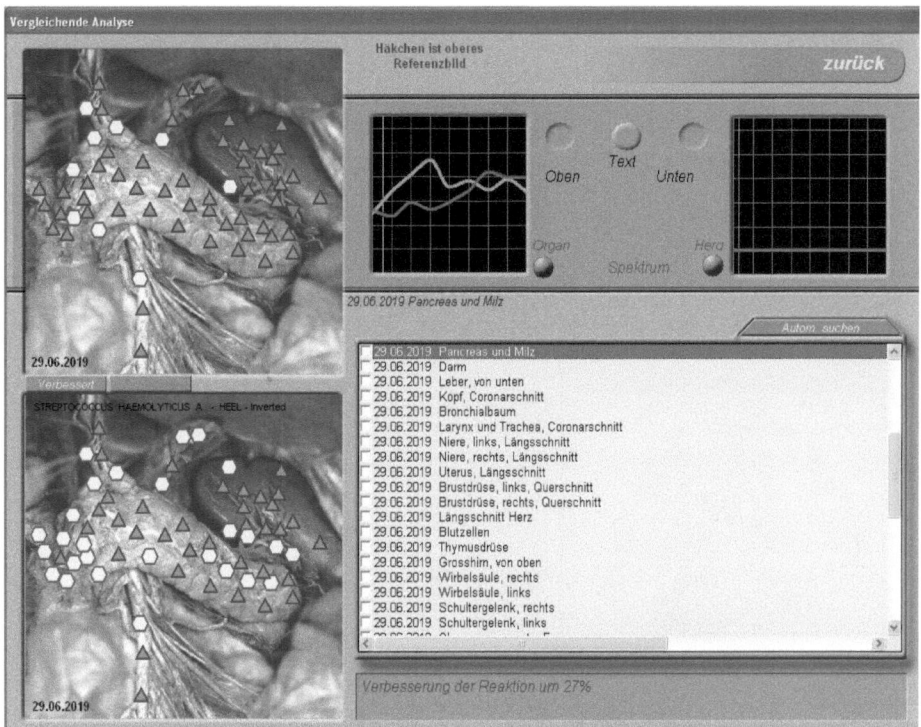

Abb. 84: *Pankreas und Milz: Energetische Störungen in Form der nach unten gerichteten roten Dreiecke (Schulnote 4), bei Invertierung von „Streptococcus haemolyticus" Verbesserung der Reaktion um 27%, d.h. deutliche Belastung durch die Information von Streptococcus haemolyticus. Die Milzschwäche führt nach TCM zu Einlagerungen von Flüssigkeiten und zu Ödembildungen, was für eine intrakranielle Drucksteigerung und den Migränekopfschmerz verantwortlich ist. Dieses Bild unterstreicht die sog. Wolff-Hypothese der Schulmedizin, wonach es bei Migräneanfällen zu Permeabilitätsstörungen der Gefäßwände in den Hirnhäuten kommt, zur Exsudatbildung und dadurch bedingt zu perivaskulären Entzündungen, die dann die Schmerzen verursachen.*

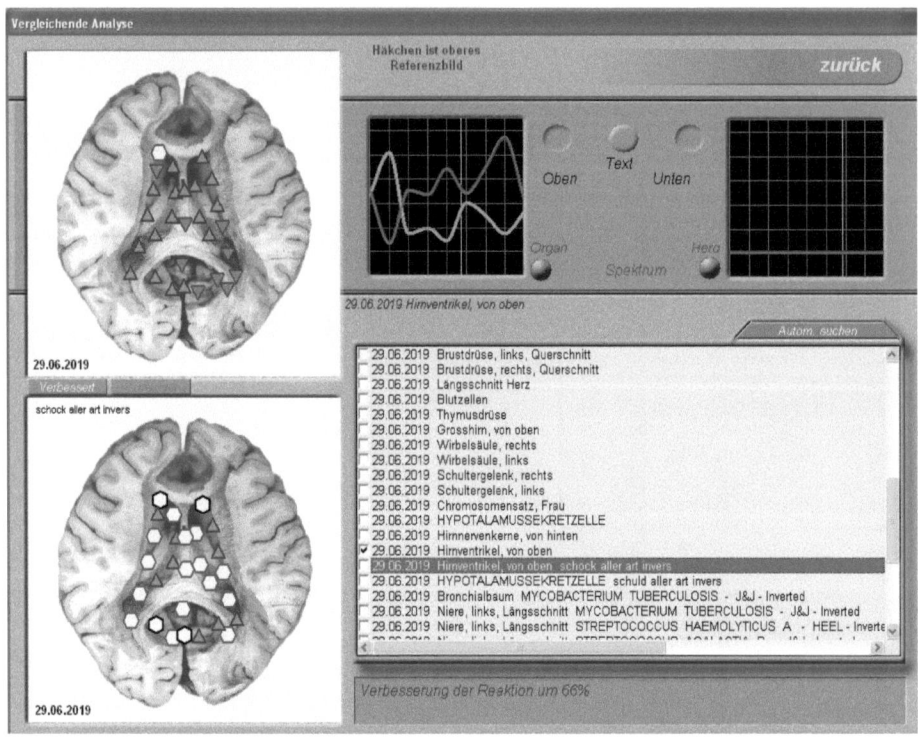

Abb. 85: *Hirnventrikel von oben: Energetische Störungen in Form der nach unten gerichteten roten Dreiecke (Schulnote 4), bei Invertierung von „Schock aller Art" Verbesserung der Reaktion um 66%, d.h. es liegt eine erhebliche Schockbelastung vor, ohne dass man das hier weiter eingrenzen kann. Bei Befragung der Patientin offenbart sich der Grund für die Schockproblematik: Sie habe immer völlig irrationale Ängste vor Gewittern. Auf meinen Hinweis, da sei sie wohl in einem früheren Leben vom Blitz erschlagen worden, frage ich nach Elektrosensibilität: Und tatsächlich, hier bestehen nach Aussage der Patientin erhebliche Probleme. Es wird nun eine weitere NLS-Analyse durchgeführt und im Vegetotest auf „Schock durch Blitzeinschlag" gestestet: Wie bereits zu erwarten: Die Verbesserung der Reaktion ergibt einen Wert von 54%, womit bewiesen ist, dass hier tatsächlich ein Blitzeinschlag stattgefunden haben muss.*

Bewertung: Aus den Befunden zu erkennen und aus eigener Erfahrung immer wieder zu bestätigen ist der Zusammenhang zwischen Streptococcus haemolyticus und Migräne. Auch im vorliegenden Fall finden sich intermittierend erhöhte Temperaturen mit einem erhöhten Antistreptolysintiter in der Anamnese der Patientin. Interessant ist auch die erhöhte Neigung zur Ausbildung von blauen Flecken. Als Grundlage für die energetische Schwäche im Hals-Rachenbereich findet sich das karmische Muster des Erhängens im Vorleben, was typischerweise in solchen Konstellationen vorhanden ist. Ohne eine derartige energetische Störung würden sich Streptokokken nicht ansiedeln, das geschieht nur auf energetisch vorgeschädigten Arealen.

Denkbar ist die Migräne als milde Form einer Immunkomplexvaskulitis, ausgelöst durch Streptotoxine, die von den Streptokokken in den verschiedenen Kompartimenten ausgesondert werden und sich im Systemkreislauf bis in die Hirnhäute verbreiten. Die Immunkomplexvaskulitis ist eine nicht-bakterielle Form einer Gefäßentzündung. Die Gefäßwände werden hierbei durch immunologische Prozesse angegriffen. Bei der systemischen Form der Immunkomplexvaskulitis sind neben der Haut auch das gesamte Zentralnervensystem und die Nieren von den Gefäßentzündungen betroffen. Als typische Symptome finden sich Myalgie, Gewichtsabnahme, Nachtschweiß, Kopfschmerzen, Durchblutungsstörungen, Lähmungen, Bauchschmerzen, Infarkte (v. a. im Gastrointestinaltrakt), Epilepsie, Hirnnervenausfälle, Nekrosen, subkutane Aneurysmen, Glomerulonephritis und Angina pectoris.

Casuistik 17: Epileptische Anfälle

Anamnese: Die Patientin, 47 Jahre alt, kommt in die Praxis wegen ihrer seit einem halben Jahr bestehenden Hüftschmerzen beidseits, aber auch das Gewebe um die Hüften und im Bereich der Oberschenkel sei schmerzhaft, außerdem bemerke sie seit einigen Monaten leichte Ödeme in den Füßen. Wegen der rheumatoiden Problematik habe sie auf Empfehlung eines bekannten Rheumatologen Cortison eingenommen, jedoch sei dies ohne jeden Effekt geblieben, denn nach Ausschleichen der Cortisonmedikation seien die Schmerzen in gleicher Weise wieder zurückgekehrt.

Seit der späten Kindheit leide sie unter epileptischen Anfällen, teilweise mit Bewusstseinsverlust, seit Jahren erhalte sie deshalb eine Medikation mit Lamotrigin, das aber extrem niedrig dosiert sei, weshalb sich die Neurologen wundern, dass unter dieser geringen Dosierung überhaupt ein therapeutischer Effekt zustande käme, zumal der Blutspiegel nicht im therapeutischen Bereich liege. Unter dieser Medikation sei sie aber seit Jahren anfallsfrei und die aktuelle Dosis wollen sie aus Angst vor möglichen Nebenwirkungen wie Müdigkeit nicht steigern.

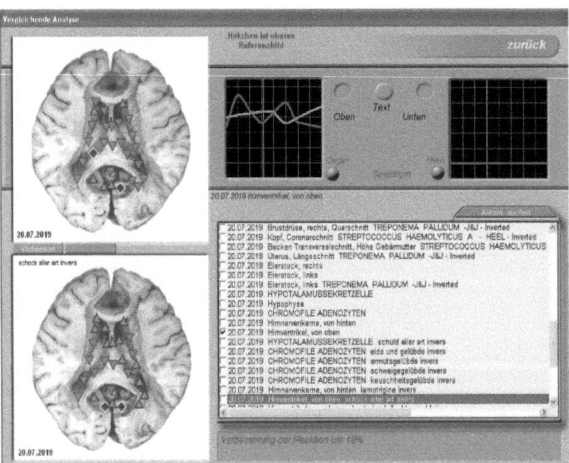

Abb. 86: Hirnventrikel: Energetische Störung, bei Invertierung von „Schock aller Art" als vermutete informatorische Kausalität Verbesserung der Reaktion um 19%. Die Patientin berichtet, dass sie im Alter von acht Jahren zusammen mit ihren Eltern unter dramatischen und gefährlichen Umständen über die raue Ostsee mit einem Boot aus der DDR in die BRD geflüchtet sei. Nur knapp sei die Flucht gelungen und die Familie wohlbehalten in Schweden angekommen.

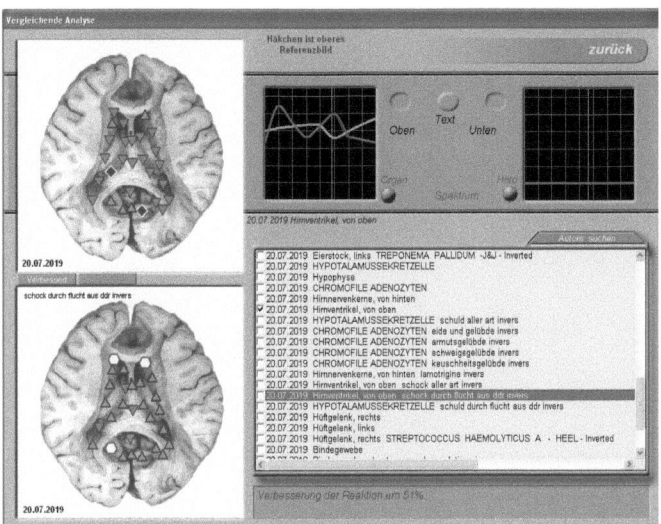

Abb. 87: *Hirnventrikel: Energetische Störung, bei Invertierung von „Schock durch Flucht aus der DDR" Verbesserung der Reaktion um 51%. Damit ist die Kausalität für den Schock eindeutig bewiesen.*

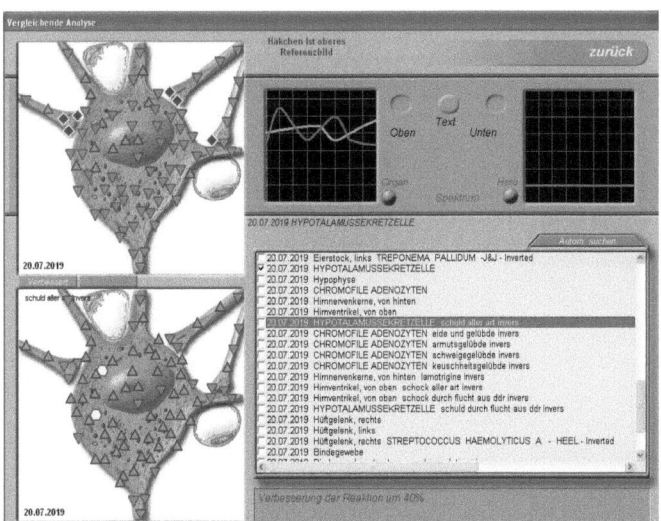

Abb. 88: *Hypothalamussekretzelle: Energetische Störung, bei Invertierung von „Schuld aller Art" Verbesserung der Reaktion um 40%. Die Patientin berichtet, dass ihr Bruder, der damals seinen Dienst bei der NVA tat, zurückgelassen werden musste, und dass er nach der Flucht der Familie in der DDR eingesperrt wurde und jahrelang unter den Schikanen der STASI litt.*

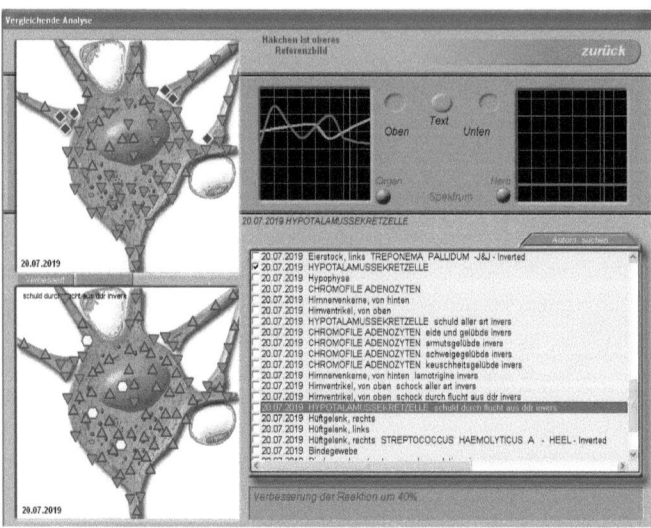

Abb. 89: *Hypothalamussekretzelle: Bei Invertierung von „Schuld durch Flucht aus DDR" Verbesserung der Reaktion um 40%. Es besteht somit eine erhebliche energetische Schuldbelastung, wobei die Patientin berichtet, dass sich die Familie für das Schicksal, das der Bruder nach der Flucht erlitten habe, immer schuldig gefühlt habe.*

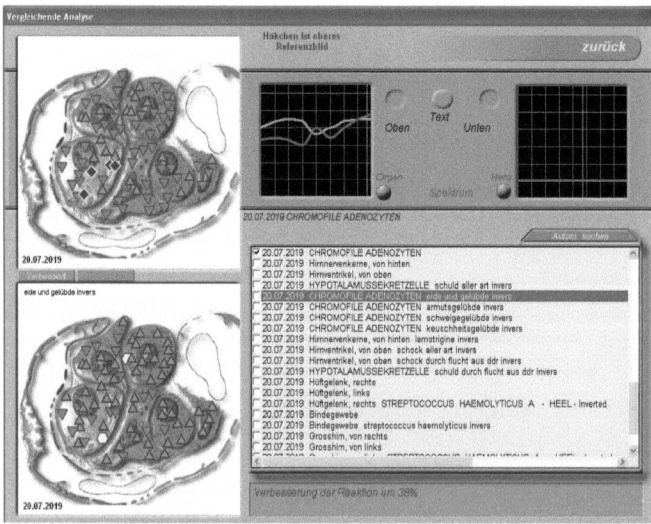

Abb. 90: *Chromophile Adenozyten: Energetische Störung, bei Invertierung von „Eide und Gelübde" als vermutete informatorische Kausalität Verbesserung der Reaktion um 38%.*

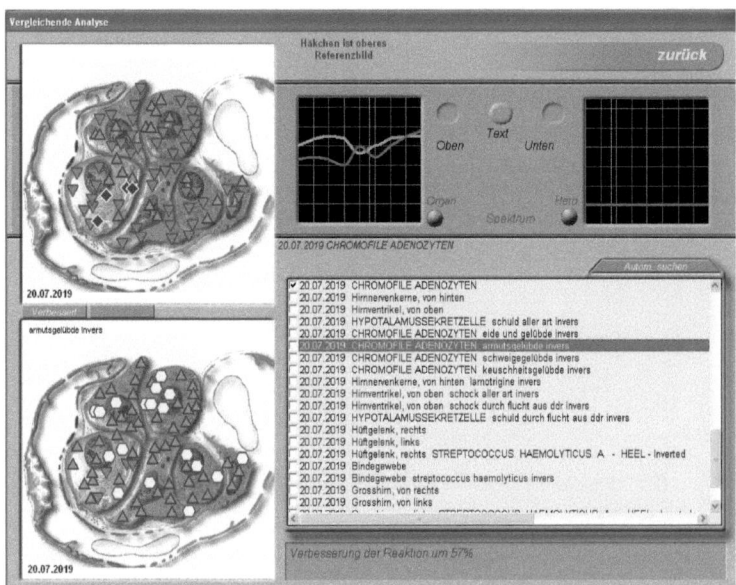

Abb. 91: *Chromophile Adenozyten: Bei Invertierung von „Armutsgelübde" als vermutete informatorische Kausalität Verbesserung der Reaktion um 57%.*

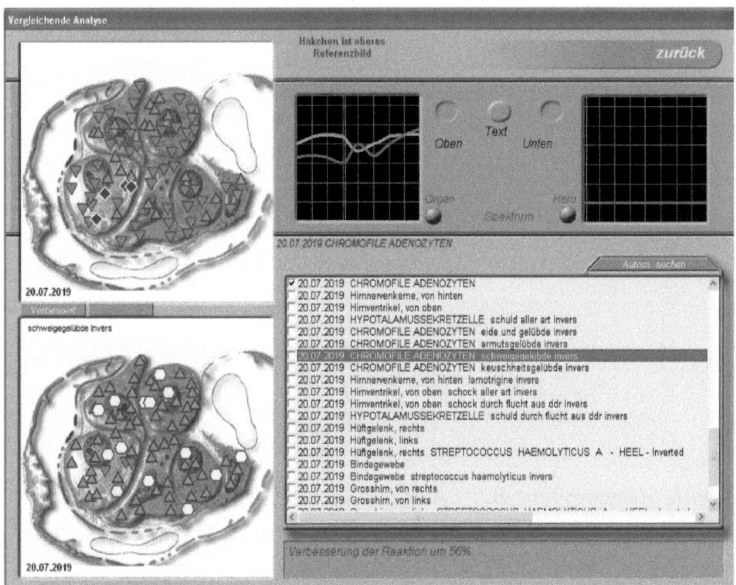

Abb. 92: *Chromophile Adenozyten: Bei Invertierung von „Schweigegelübde" als vermutete informatorische Kausalität Verbesserung der Reaktion um 56%.*

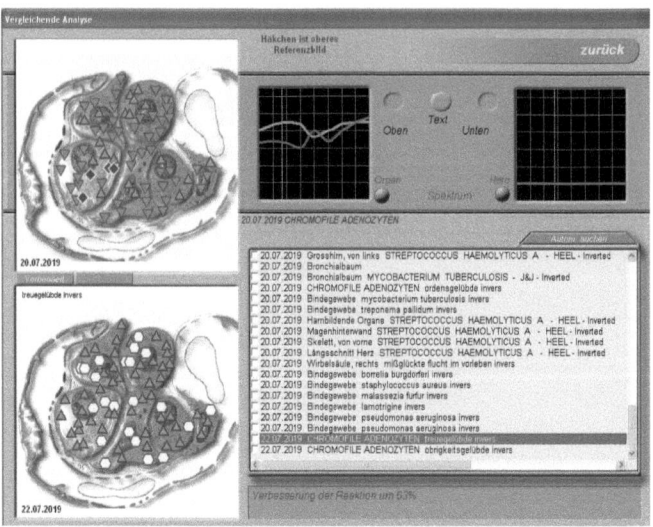

Abb. 93: *Chromophile Adenozyten: Bei Invertierung von „Treuegelübde" Verbesserung der Reaktion um 63%.*

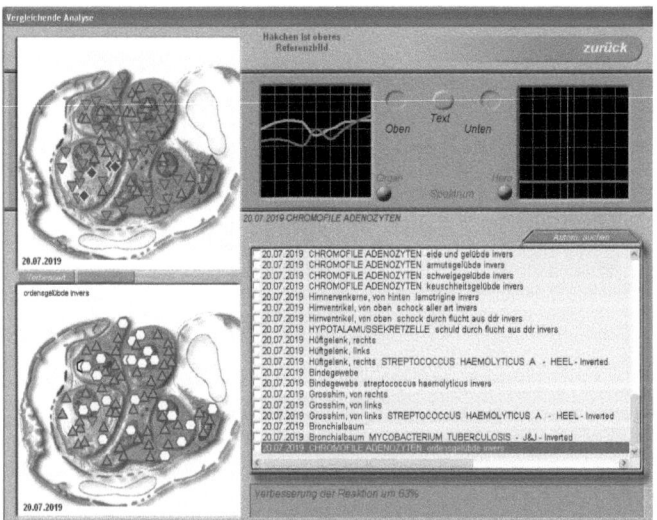

Abb. 94: *Chromophile Adenozyten: Bei Invertierung von „Ordensgelübde" Verbesserung der Reaktion um 63%. Die Patientin trägt somit eine Vielzahl von Gelübden, die zu einer kirchlichen Tätigkeit als Nonne gehören. Darauf angesprochen, reagiert die Patientin etwas irritiert, denn in der DDR aufgewachsen gehöre sie keiner Religion an. Der Bruder ihres Vaters sei jedoch Pfarrer gewesen.*

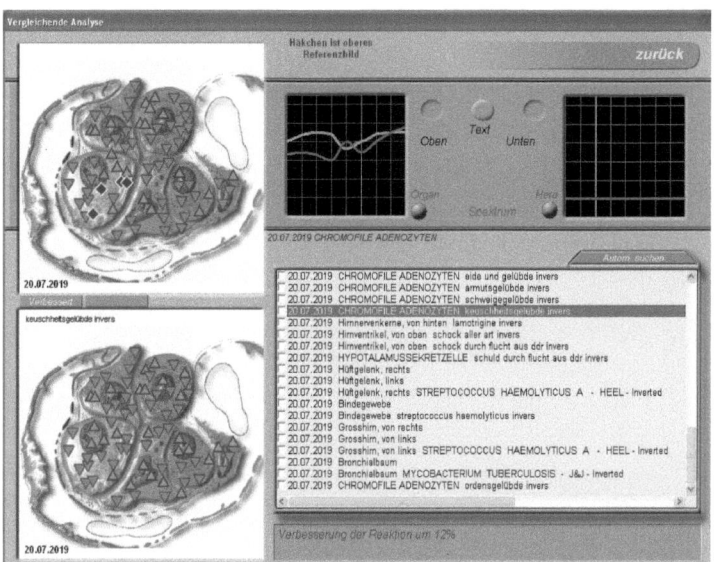

Abb. 95: *Chromophile Adenozyten: Bei Invertierung von „Keuschheitsgelübde"*
Verbesserung der Reaktion um nur 12%, somit besteht kein signifikantes
Keuschheitsgelübde.

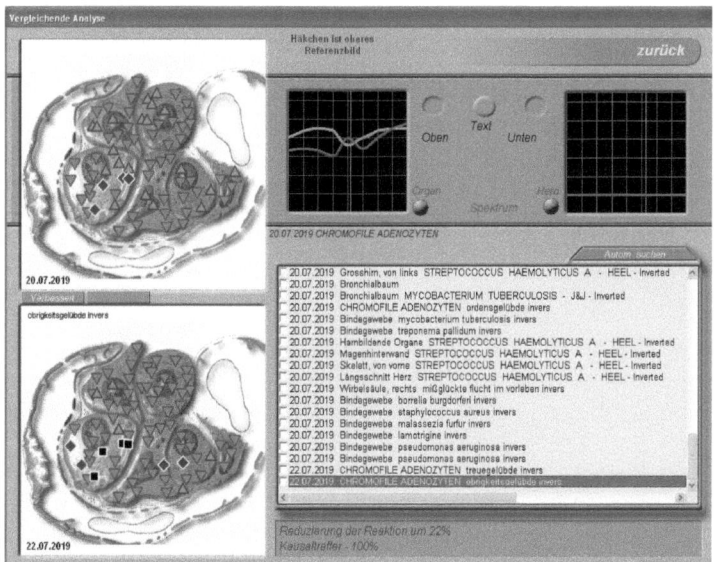

Abb. 96: *Chromophile Adenozyten: Bei Invertierung von „Obrigkeitsgelübde"*
Reduzierung der Reaktion um 22%, damit besteht kein Obrigkeitsgelübde.

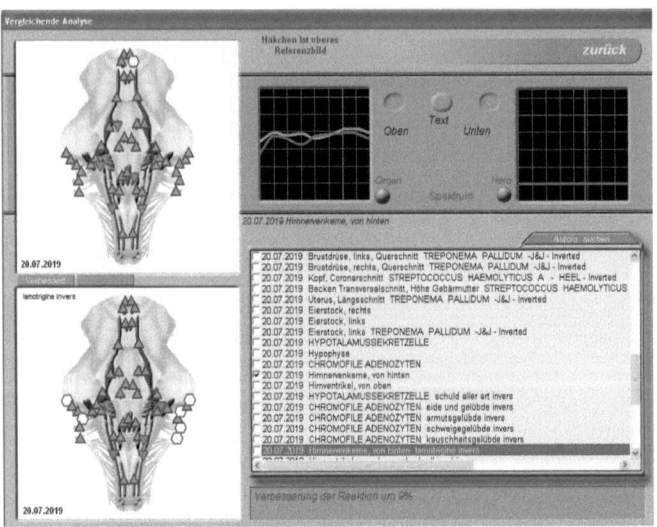

Abb. 97: *Hirnnervenkerne: Energetische Störung, bei Invertierung von „Lamotrigine" Verbesserung der Reaktion um 9%. Dies ist kein hoher Wert, was angesichts der niedrigen Dosierung der Medikation nicht verwundert. Typischerweise finden sich Antiepileptika in der NLS-Analyse als energetische Störungen im ZNS und somit auch auf dem Hirnstamm.*

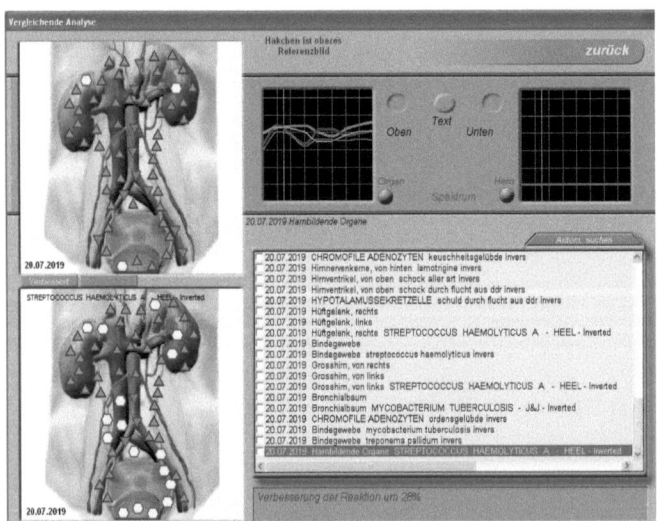

Abb. 98: *Harnbildende Organe: Energetische Störung, bei Invertierung von „Streptococcus haemolyticus" als vermutete informatorische Kausalität Verbesserung der Reaktion um 28%.*

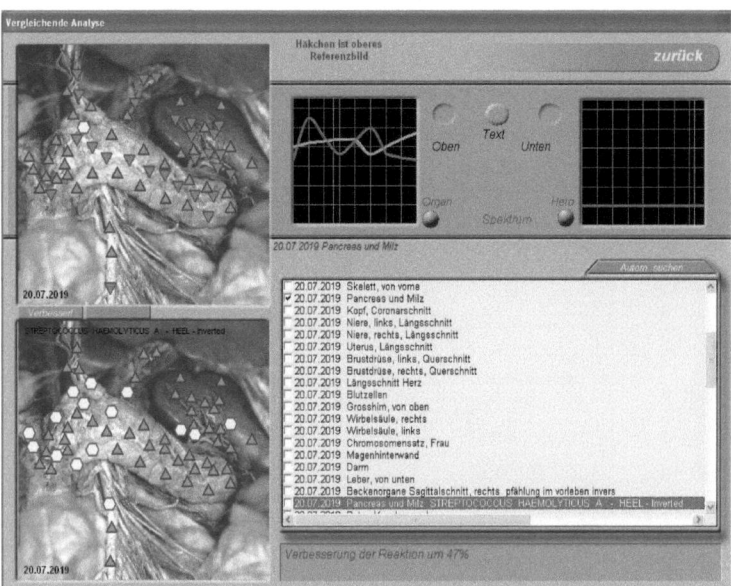

Abb. 99: *Pankreas und Milz: Energetische Störung, bei Invertierung von „Streptococcus haemolyticus" Verbesserung der Reaktion um 47%.*

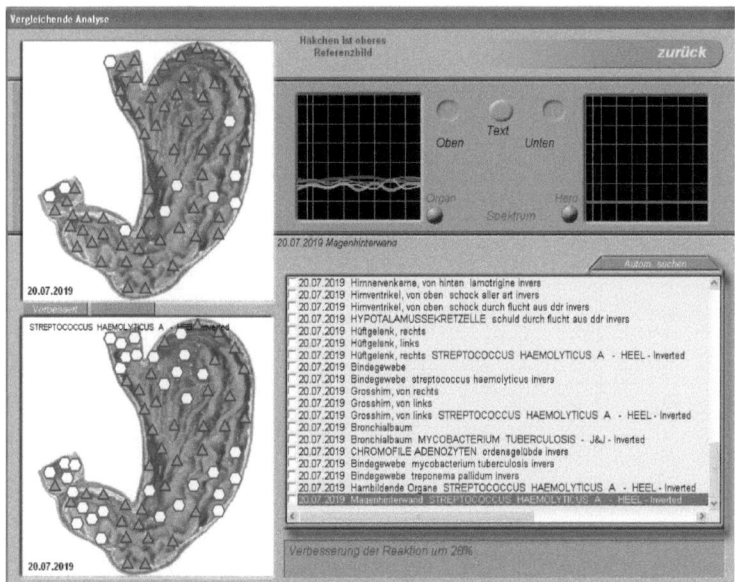

Abb. 100: *Magen: Energetische Störung, bei Invertierung von „Streptococcus haemolyticus" Verbesserung der Reaktion um 28%.*

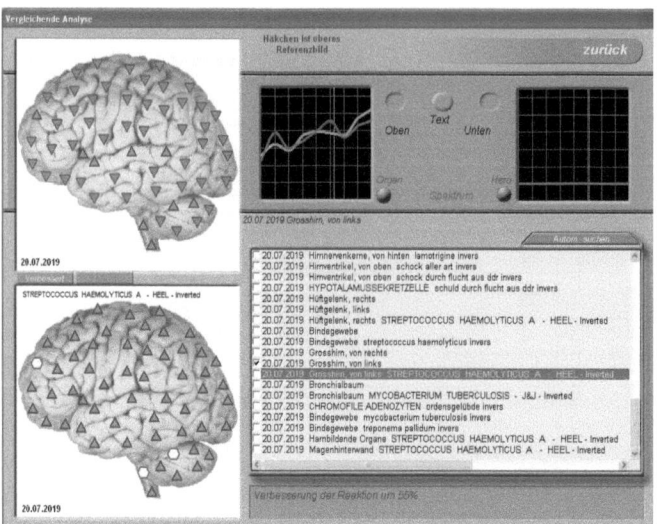

Abb. 101: *Großhirn von links: Energetische Störung, bei Invertierung von „Streptococcus haemolyticus" Verbesserung der Reaktion um 55%. Streptokokken produzieren Streptotoxine, die in der NLS-Analyse typischerweise zu energetischen Störungen im Hirn führen.*

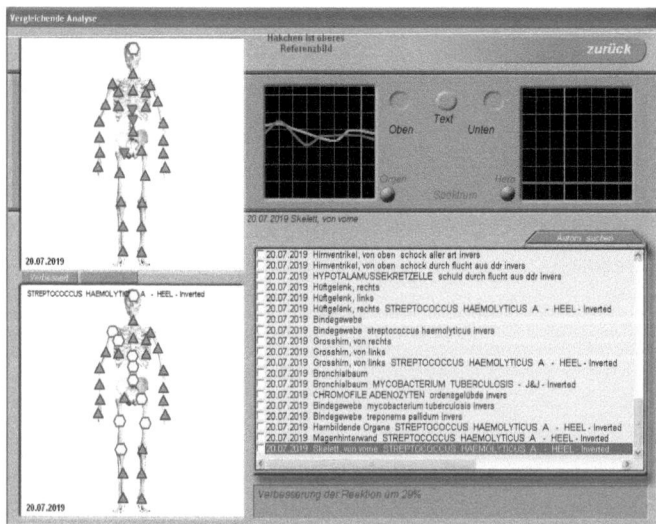

Abb. 102: *Skelett: Energetische Störung, bei Invertierung von „Streptococcus haemolyticus" Verbesserung der Reaktion um 29%. Es zeigt sich somit auch ein ganz erheblicher Befund auf den Knochen, was bei rheumatischen Erkrankungen typisch ist.*

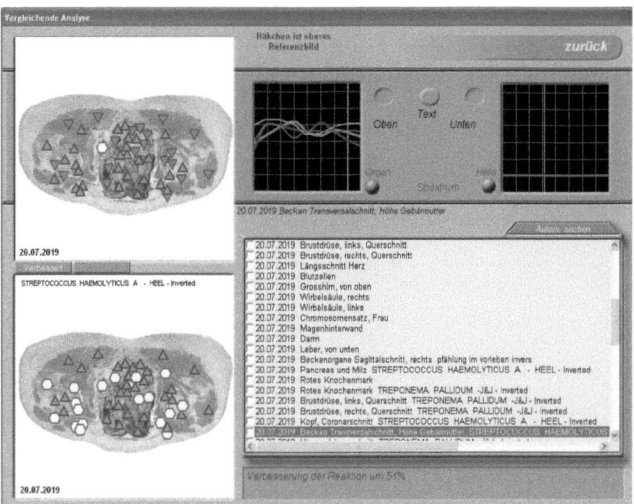

Abb. 103: *Becken Transversalschnitt: Energetische Störung, bei Invertierung von „Streptococcus haemolyticus" Verbesserung der Reaktion um 51%. Hier zeigt sich ein besonders ausgeprägter Befund, passend zur klinischen Symptomatik der rheumatoiden Schmerzen in den Hüften und im umgebenden Gewebe. Die Streptotoxine lagern sich in den Muskeln, Sehnen, Bändern und Gelenken ab und führen dort zu schmerzhaften Mikroentzündungen.*

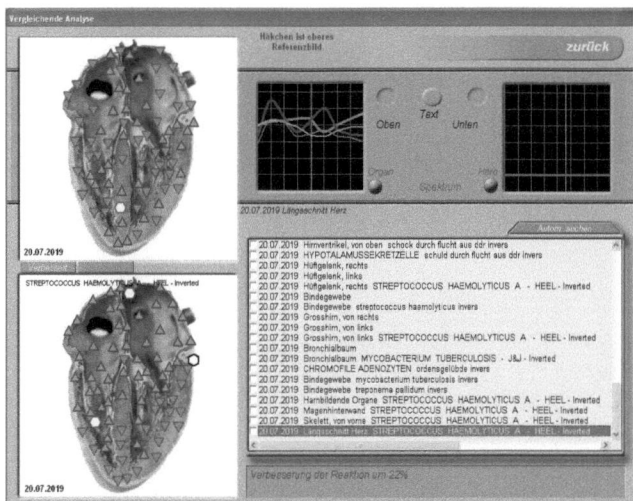

Abb. 104: *Herz: Energetische Störung, bei Invertierung von „Streptococcus haemolyticus" Verbesserung der Reaktion um 22%. Streptokokken konzentrieren sich laut Organotropie auf Herz, Gelenke, Muskeln und Gehirn.*

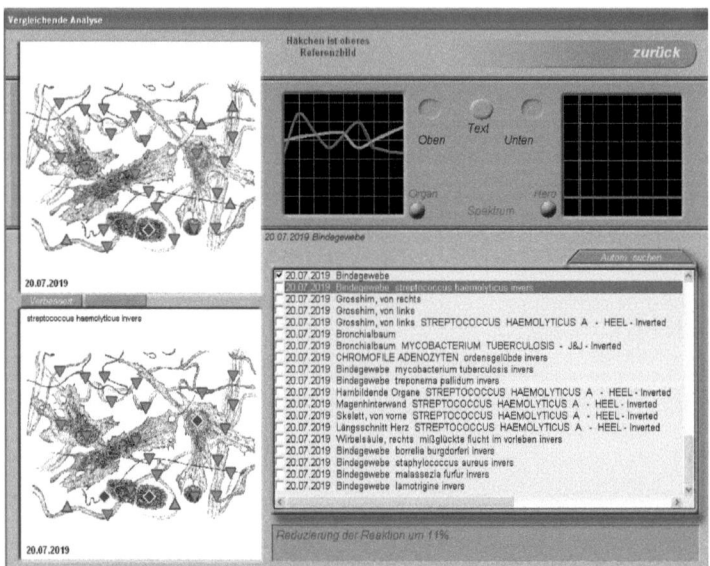

Abb. 105: *Bindegewebe: Energetische Störung, bei Invertierung von „Streptococcus haemolyticus" Verbesserung der Reaktion um nur 11%, was nicht als signifikant bezeichnet werden kann.*

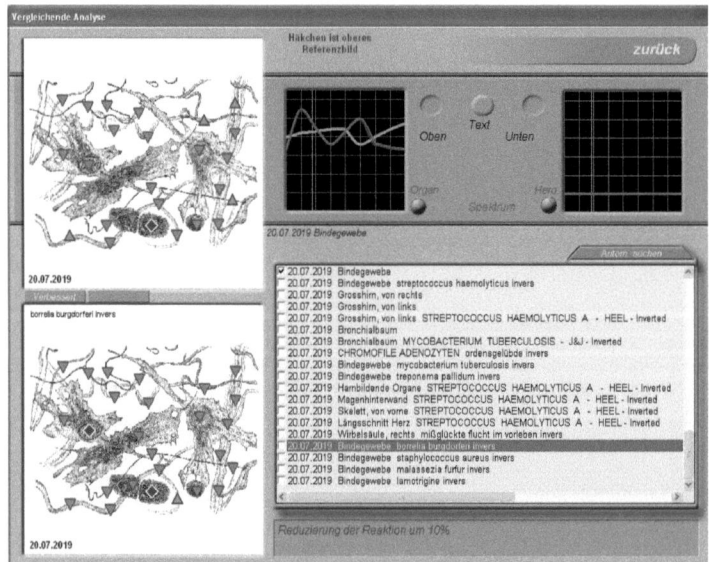

Abb. 106: *Bindegewebe: Bei Invertierung von „Borrelia burgdorferi" Reduzierung der Reaktion um 10%, somit nicht kausal.*

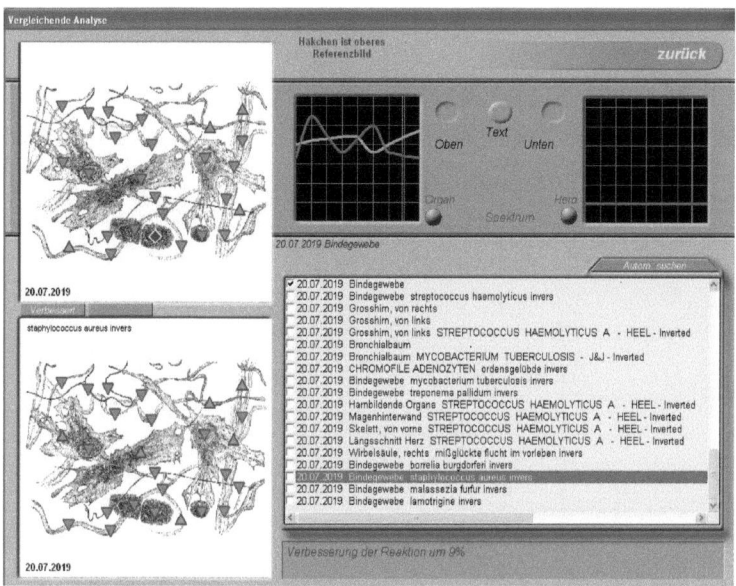

Abb. 107: *Bindegewebe: Bei Invertierung von „Staphylococcus aureus" Verbesserung der Reaktion um nur 9%, somit nicht kausal.*

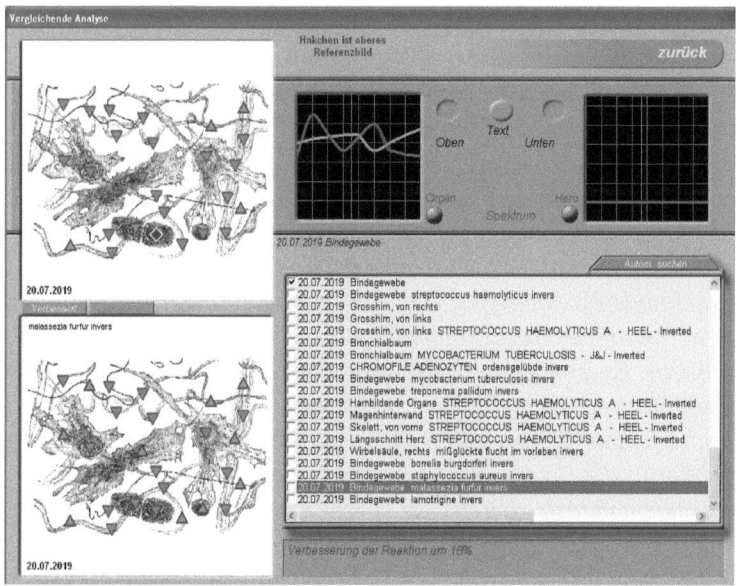

Abb. 108: *Bindegewebe: Bei Invertierung des Bakteriums „Malassezia furfur" Verbesserung der Reaktion um 18%, was auch kein signifikant hoher Wert ist.*

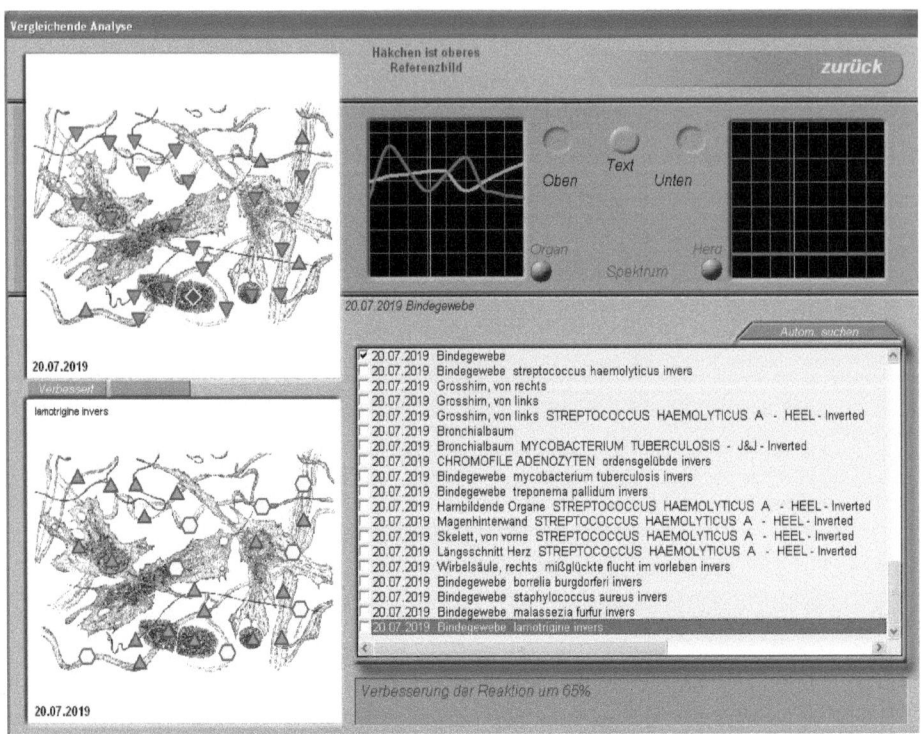

Abb. 109: *Bindegewebe: Bei Invertierung von „Lamotrigine" als vermutete informatorische Kausalität kommt es zu einer Verbesserung der Reaktion um 65%, somit besteht hier eine eindeutige Kausalität. Ein großer Nachteil von Lamotrigine ist, dass es häufig zu schweren Unverträglichkeitsreaktionen kommen kann. Hauptnebenwirkungen sind Exantheme (Hautausschläge) bis hin zum Stevens-Johnson-Syndrom (das Stevens-Johnson-Syndrom gehört zu den schwerwiegenden allergischen Arzneimittelreaktionen der Haut, die Effloreszenzen wie Flecke, Blasen und Hautdefekte betreffen 1/10 des gesamten Integumentes, die Schleimhäute sind mitbetroffen. Hinzu kommen häufig hohes Fieber und körperliche Abgeschlagenheit). Es ist überraschend, dass angesichts der niedrigen Dosis eine so ausgeprägte energetische Störung im Bindegewebe nachgewiesen werden kann. Allerdings sind Stevens-Johnson-Syndrome nicht mengenabhängig, sondern eben allergische Reaktionen, die typischerweise nicht mit der eingenommenen Medikamentendosis korrelieren. Angesichts des ausgeprägten energetischen Befundes ist zu überlegen, ob die Medikation tatsächlich weitergeführt werden sollte, denn aus energetischer Sicht zeichnet sich hier bereits ein mögliches Unverträglichkeitssyndrom ab.*

Beurteilung: Ordens-, Schweige-, Armuts-, Keuschheits-, Obrigkeits- und Treuegelübde führen zu einer kirchlichen Existenz, weshalb entsprechende Personen sich für ein klösterliches Leben oder eine entsprechende Karriere in der Kirche entscheiden. Dabei ist in der Praxis immer wieder zu beobachten, dass von den Gelübden, die zu einem klösterlichen Leben prädisponieren, manchmal das eine oder andere fehlt, weswegen sich die betreffende Person dann nicht für eine Karriere in der Kirche, sondern für ein privates Leben mit Familie entscheidet. Manchmal ist es das Fehlen des für eine kirchliche Existenz notwendigen Keuschheitsgelübdes, das den Ausschlag für eine Familie und die Entscheidung gegen die Kirche gibt, in anderen Fällen das Fehlen eines Treuegelübdes oder eines Obrigkeitsgelübdes. Im vorliegenden Fall sind es das Keuschheitsgelübde, die Patientin hat einen Ehemann und zwei Kinder, und das Obrigkeits- bzw. Treuegelübde, welche fehlen. Interessanterweise liefert das NLS hier stets die passende Erklärung: Es zeigt in den chromophilen Adenozyten und auf der Thymusdrüse nicht nur die vorhandenen, sondern auch die fehlenden Gelübde, sobald der Therapeut die einzelnen Gelübde der Reihe nach durch Invertierung prüft, so dass sich der Therapeut hier schnell ein gutes Bild über die Situation machen kann. Kommt es zu "Brüchen" im Vorhandensein einzelner Gelübde, disponiert diese Konstellation zu entsprechenden seelischen Belastungen und Erkrankungen.

Die Patientin befindet sich aufgrund seiner Seelenbindung geradezu in einer seelischen Zwickmühle, aus der sie aus eigenen Kräften nicht herauskommt und die sie entsprechend krank macht. Die resultierenden Krankheiten sind dabei sehr heterogen, psychischer wie somatischer Natur, von Psychosen über Tumoren bis zu epileptischen Anfällen sind alle Varianten möglich. Interessant ist die Konstellation gerade bei Epilepsien, wie im vorliegenden Fall, da hier der nach aussen drängende Charakter der Störung besonders gut zum Ausdruck kommt. Immer wieder baut sich der Seelenkonflikt auf und führt zu wieder kehrenden Anfällen. Der im Hintergrund schwelende Seelenkonflikt zwischen Ordens-, Schweige-, Armuts- und Treuegelübde auf der einen Seite und der Familiengründung mit Ehemann und Kindern bei fehlendem Keuschheitsgelübde auf der anderen Seite bricht sich in Form von epileptischen Anfällen regelmäßig Bahn. Die Epilepsie repräsentiert das Ventil, mit dem sich die aufgestaute seelische Energie nach außen entlädt. Wird dieses Ventil durch die Gabe eines Antiepileptikums wie Lamotrigin unterdrückt, schwelt der seelische Konflikt dennoch weiter, sucht sich entsprechend einen anderen Entlademechanismus und führt vielfach zu einer noch deutlich schwereren Erkrankung. Letztlich schadet die Gabe eines Antiepileptikums unter gesundheitlichen Aspekten dem Patienten somit mehr als sie nutzt. Neurologen kennen diese Konstellation aus eigener Erfahrung: Viele Anfallspatienten, die mit Antiepileptika therapiert werden, verändern durch die medikamentöse Behandlung ihre Persönlichkeit und leiden in vielen Fällen darunter. Sinnvoll wäre stattdessen die energetisch-informatorische Ausleitung der bestehenden Eide und Gelübde, woraus sich dann der Seelenkonflikt auflöst und die epileptischen Anfälle nicht mehr auftreten.

Beeindruckend sind der Schock in Form der energetischen Störung auf dem Hirnventrikel durch die Flucht aus der DDR und die Schuld in Form der energetischen Störung auf der Hypothalamussekretzelle durch das Zurücklassen des Bruders, der nach der Familienflucht ein jahrelanges Marthyrium in der DDR durchstehen musste.

Seelenkonflikte mit Zwickmühlencharakter finden sich bei vielen Krankheiten. Dies gilt für rezidivierende psychotische Schübe, die letztlich nur durch eine energetisch-informatorische Behandlung gelöst werden können, nicht jedoch durch die Gabe von Neuroleptika, die den Seelenkonflikt nicht lösen, sondern nur künstlich überdecken. Bei Tumoren verhält es sich analog: Der geistige Impuls zum Tumorwachstum sistiert nicht, wenn der Tumor morphologisch durch Operation und Chemotherapie bekämpft wird, sondern das das Tumorwachstum induzierende geistig-seelische Muster muss durch eine energetisch-informatorische Programmierung invertiert und dadurch ausgelöscht werden. Bei Tumoren verhält sich die Situation dabei in der Regel etwas komplexer als bei anderen Erkrankungen, denn neben den geistig-seelischen Mustern finden sich typischerweise noch miasmatische Belastungen, insbesondere durch das Miasma von Treponema pallidum, dem Miasma der Syphilis, welches zusätzlich durch Invertierung herausprogrammiert und damit aus dem Organismus gelöscht werden sollte.

Nach drei Monaten der Ausleitung mittels Medicodes stellt sich die Patientin erneut vor. Die rheumatischen Schmerzen sind inzwischen abgeklungen und das Allgemeinbefinden ist gut. In der NLS-Analyse zeigt sich, dass die vormals vorhandenen energetischen Störungen durch Streptococcus haemolyticus verschwunden sind. Auch die seelischen Konflikte bzw. die korrespondierenden energetischen Störungen auf den chromophilen Adenozyten sind mittels Medicodes erfolgreich ausgeleitet. Lamotrigine abzusetzen traut sich die Patientin nicht, zumal ihr der Neurologe geraten habe, die Medikation fortzusetzen. Insofern ist hier keine Aussage möglich, ob nach Ausleitung der seelischen Belastungen die Krampfanfälle auch ohne antiepileptische Medikation nicht mehr aufgetreten wären.

Casuistik 18: Gesichtszucken

Anamnese: Ein Mann, 49 Jahre alt, kommt wegen seines Zuckens im Gesicht in die Praxis. Das Zucken beschränkt sich auf die linke Gesichtshälfte, mit Schwerpunkt im Auge. Immer wenn er nervös sei, komme es zu diesem Phänomen. Aufgetreten sei es erstmalig vor einem Jahr, wobei da keine besonderes Erlebnis war, das diese Nervosität erklären könnte. Er leide unter diesem Problem sehr, denn er unterrichte Gesang, und manchmal würden die Schüler vor ihm sitzen und ihn nur noch wegen seines Zuckens beobachten und nicht mehr dem Unterricht folgen, so zumindest sei sein Eindruck. Er sei bei einem Heilpraktiker gewesen, habe dort Globuli erhalten, allerdings hätten die nichts gebracht.

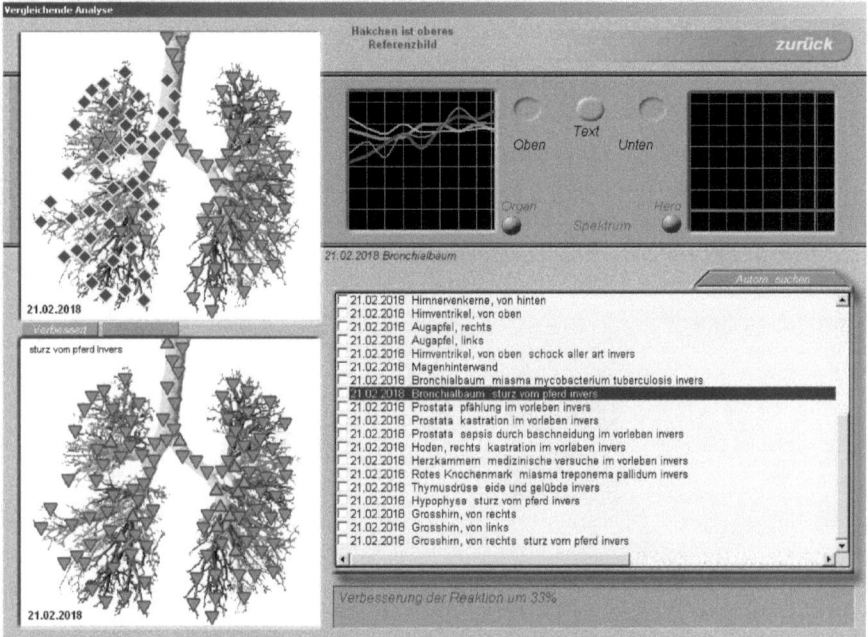

Abb. 110: *In der NLS-Analyse des Bronchialbaums fällt eine deutliche Seitendifferenz auf. Befragt nach einem möglichen Trauma, berichtet der Patient, dass er vor drei Jahren vom Pferd gefallen sei, mit einer Fraktur des rechten Armes. Das sei ein ziemlich schwerer Unfall gewesen, allerdings nicht der erste seiner Art. Bei Invertierung von „Sturz vom Pferd" kommt es zu einer Verbesserung des energetischen Befundes um 33%. Interessant ist, dass erst durch die Sichtbarmachung der energetischen Seitendifferenz das Gespräch auf den Unfall vor drei Jahren kommt, das in der anamnestischen Exploration zuvor nicht erwähnt wurde, das aber feinstofflich noch deutlich nachwirkt.*

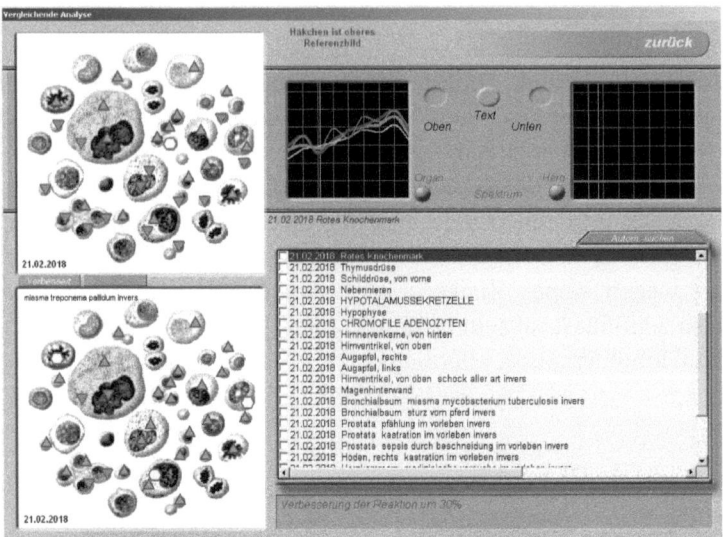

Abb. 111: *Nachdem schon mehrfach Unfälle im Leben des Patienten aufgetreten sind, wird das rote Knochenmark auf eine mögliche Belastung durch das Miasma von „Treponema pallidum" untersucht: Es zeigt sich eine diskrete Belastung, die sich jedoch bei Invertierung um immerhin 30% verbessert.*

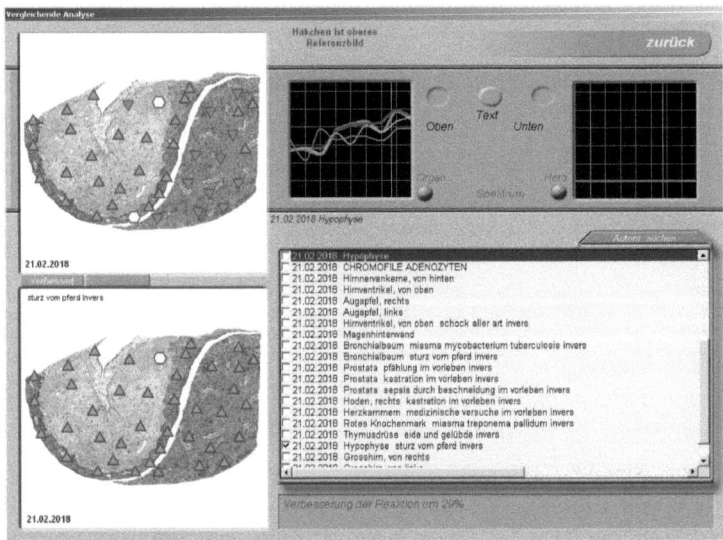

Abb. 112: *Energetische Belastung auf der Hypophyse, bei Invertierung von „Sturz vom Pferd" kommt es zu einer Verbesserung des energetischen Befundes um 32%.*

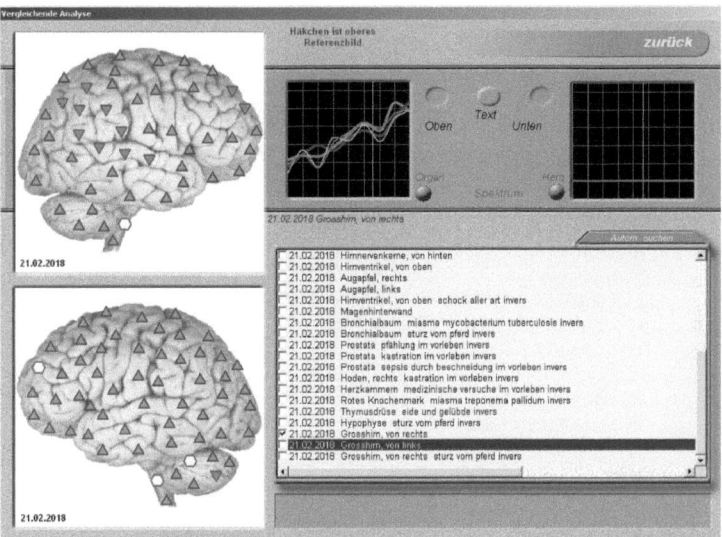

Abb. 113: *Auffallend ist die Seitendifferenz zwischen rechter und linker Groß-hirn-Hemisphäre, passend zum Sturz vom Pferd auf die rechte Körperhälfte. Auf Nachfrage gibt der Patient an, dass er seinerzeit auch auf den Kopf gefallen sei.*

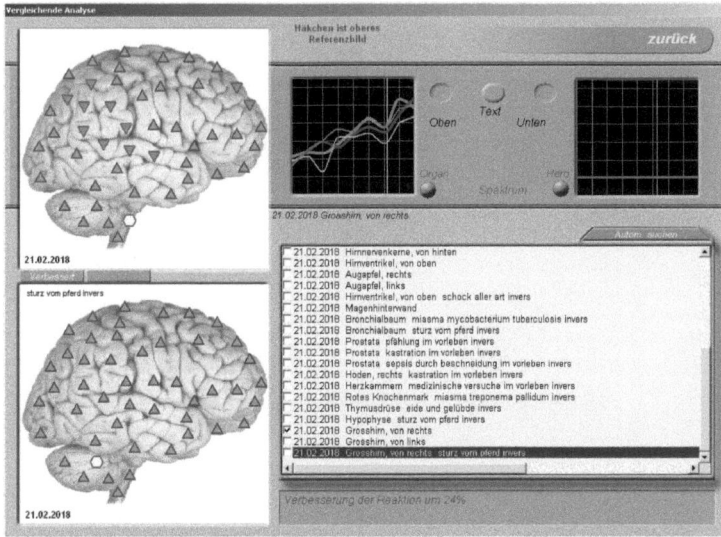

Abb. 114: *Energetische Belastung auf der Großhirnhemisphäre rechts, bei In-vertierung von „Sturz vom Pferd" kommt es zu einer Verbesserung des energe-tischen Befundes um 24%.*

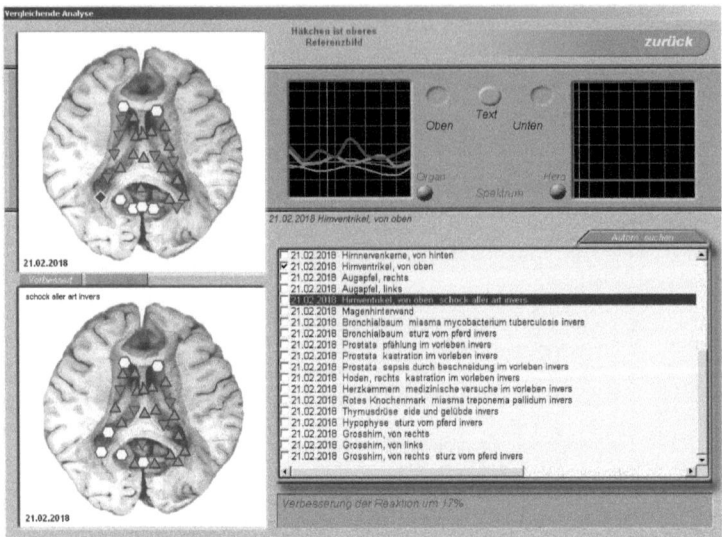

Abb. 115: *Energetische Belastung auf den Hirnventrikeln, bei Invertierung von „Sturz vom Pferd" kommt es zu einer Verbesserung des energetischen Befundes um 17%.*

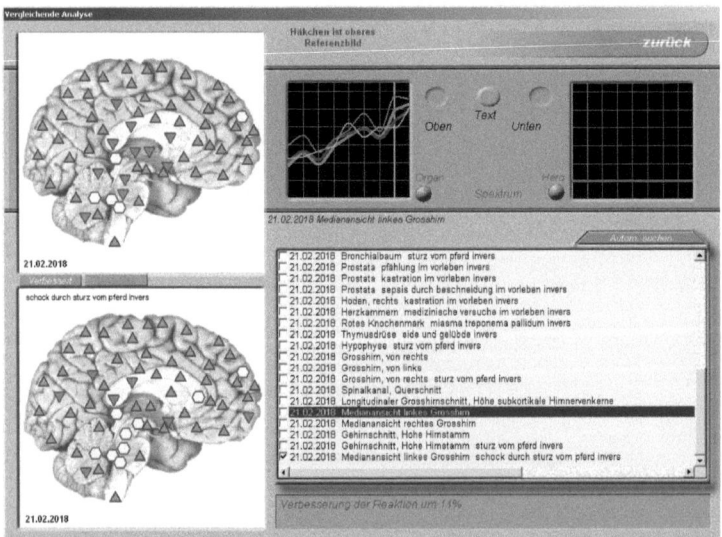

Abb. 116: *Energetische Belastung auf der Medianansicht Großhirn links, bei Invertierung von „Sturz vom Pferd" kommt es zu einer Verbesserung des energetischen Befundes um 11%.*

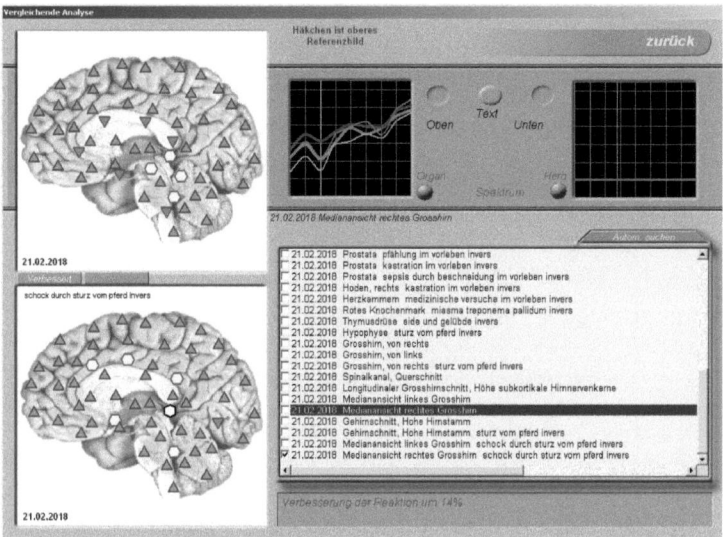

Abb. 117: *Energetische Belastung auf der Medianansicht Großhirn links, bei Invertierung von „Sturz vom Pferd" kommt es zu einer Verbesserung des energetischen Befundes um 14%.*

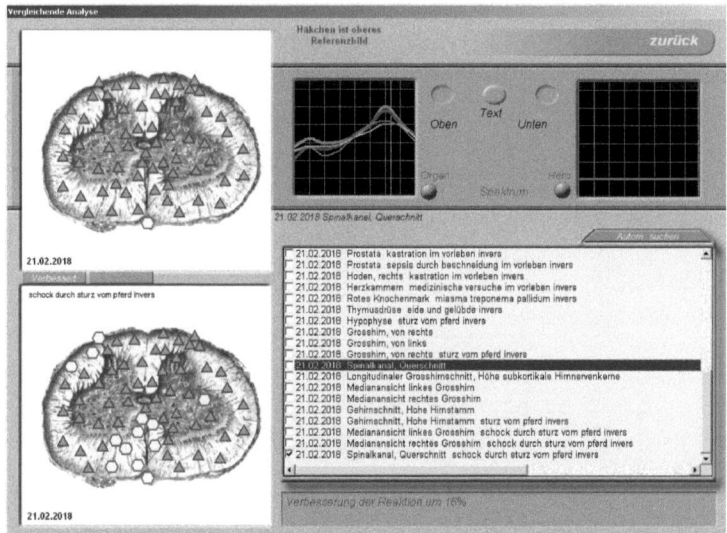

Abb. 118: *Energetische Belastung auf dem Spinalkanal, bei Invertierung von „Sturz vom Pferd" kommt es zu einer Verbesserung des energetischen Befundes um 16%.*

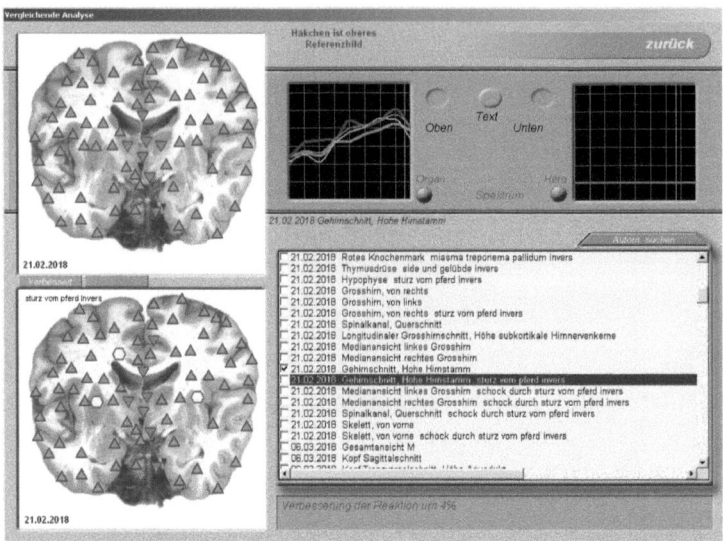

Abb. 119: *Energetische Belastung auf dem Hohen Hirnstamm, bei Invertierung von „Sturz vom Pferd" kommt es zu einer Verbesserung des energetischen Befundes um nur 4%.*

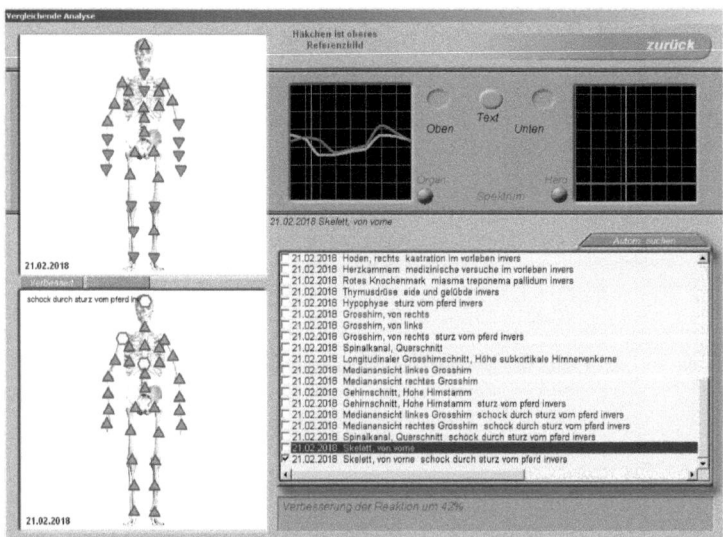

Abb. 120: *Energetische Belastung auf dem Skelett, bei Invertierung von „Sturz vom Pferd" kommt es zu einer Verbesserung des energetischen Befundes um 42%.*

Die Behandlung besteht zunächst in der energetischen Ausleitung des energetischen Schocks durch den Sturz vom Pferd mit Medicodes über die Invertierung des energetischen Impulses. Zusätzlich erhält der Patient eine Ausleitung für das Miasma von Treponema pallidum zur Vermeidung künftiger Unfälle. Solche energetischen Belastungen durch Treponema pallidum wirken bekanntlich wie ein Selbstzerstörungsmechanismus, die beim Patienten zu wiederkehrenden Unfällen führen. Was vermeintlich wie Zufall aussieht, ist kein Zufall, sondern das Resultat einer inneren Programmierung.

15 Tage später meldet sich der Patient und berichtet, dass das Augenzucken deutlich nachgelassen habe, allerdings nicht vollständig verschwunden sei. Und auch das Gesicht zucke hin und wieder. Entsprechend wird eine NLS-Kontrollanalyse durchgeführt:

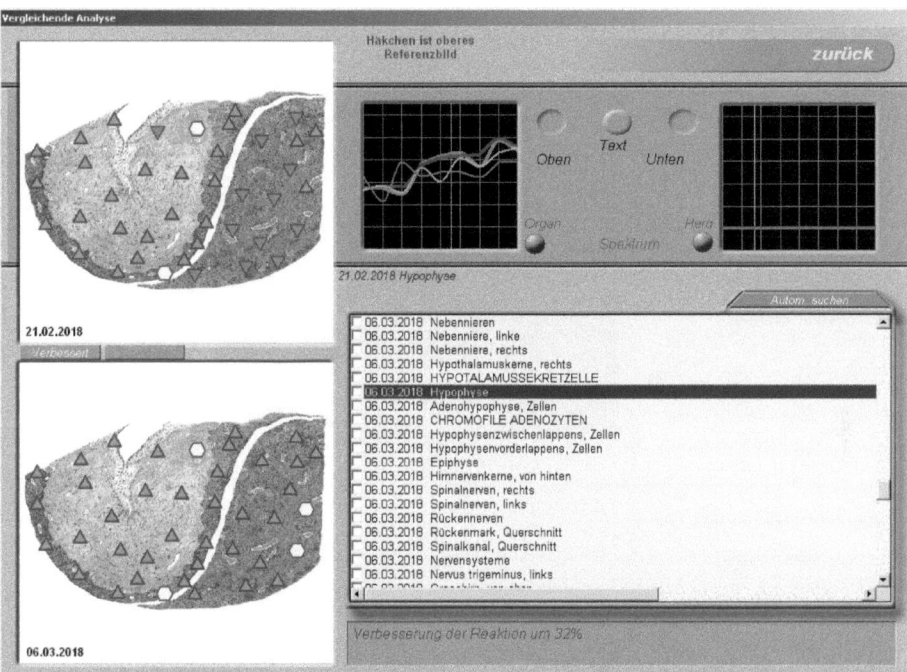

Abb. 121: *Nachmessung 15 Tage nach Therapiebeginn: Durch die Ausleitungstherapie hat sich die energetische Situation auf der Hypophyse deutlich um 32% verbessert.*

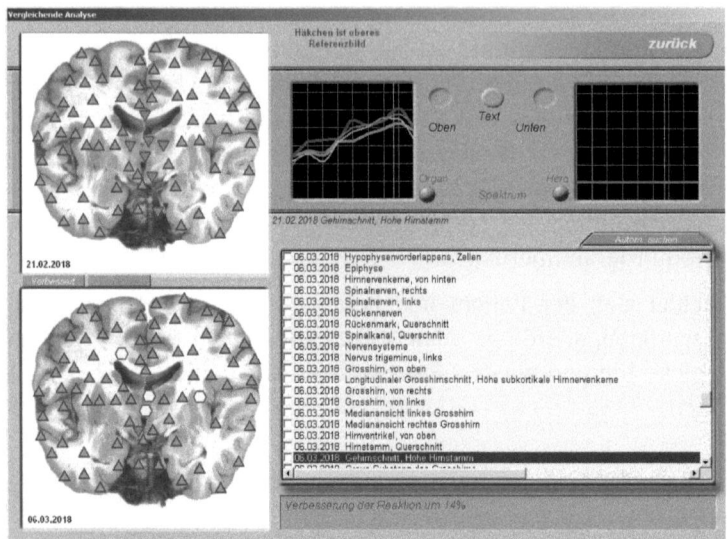

Abb. 122: *Nachmessung 15 Tage nach Therapiebeginn: Durch die Ausleitungstherapie hat sich die energetische Situation auf dem Hohen Hirnstamm um 14% verbessert.*

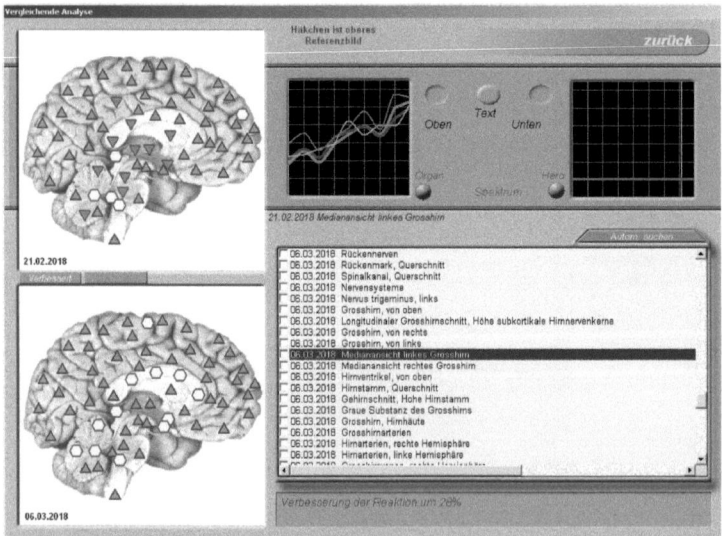

Abb. 123: *Nachmessung 15 Tage nach Therapiebeginn: Durch die Ausleitungstherapie hat sich die energetische Situation auf der Medianansicht Großhirn links um 28% verbessert.*

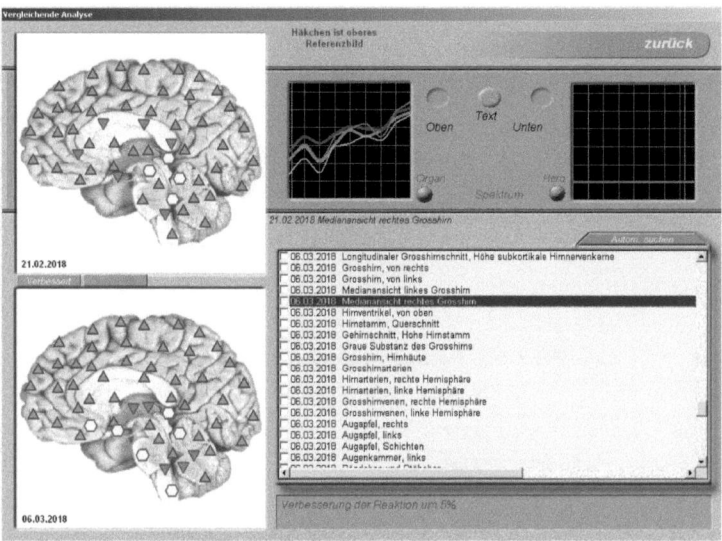

Abb. 124: *Nachmessung 15 Tage nach Therapiebeginn: Durch die Ausleitungstherapie hat sich die energetische Situation auf der Medianansicht Großhirn rechts um 5% verbessert.*

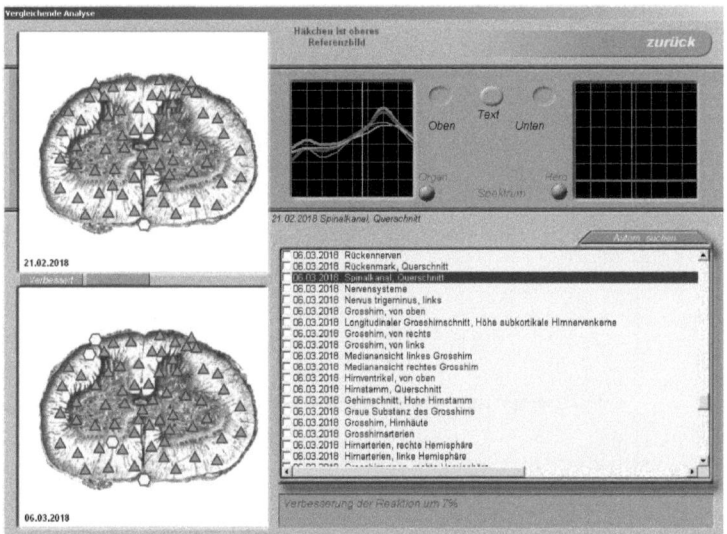

Abb. 125: *Nachmessung 15 Tage nach Therapiebeginn: Durch die Ausleitungstherapie hat sich die energetische Situation im Spinalkanal um 7% verbessert.*

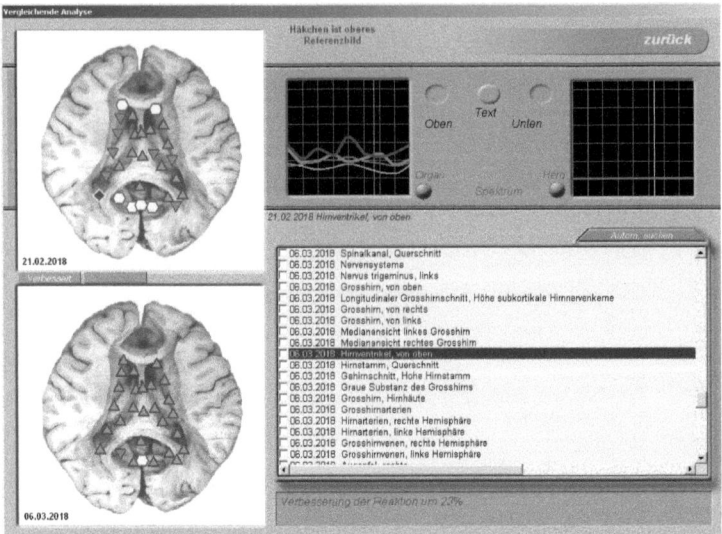

Abb. 126: *Nachmessung 15 Tage nach Therapiebeginn: Durch die Ausleitungstherapie hat sich die energetische Situation auf den Hirnventrikeln um 23% verbessert.*

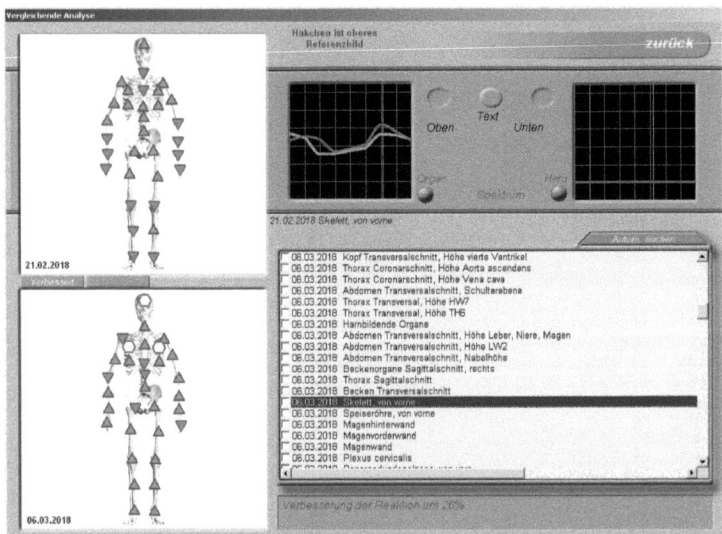

Abb. 127: *Nachmessung 15 Tage nach Therapiebeginn: Durch die Ausleitungstherapie hat sich die energetische Situation am Skelett um 26% verbessert.*

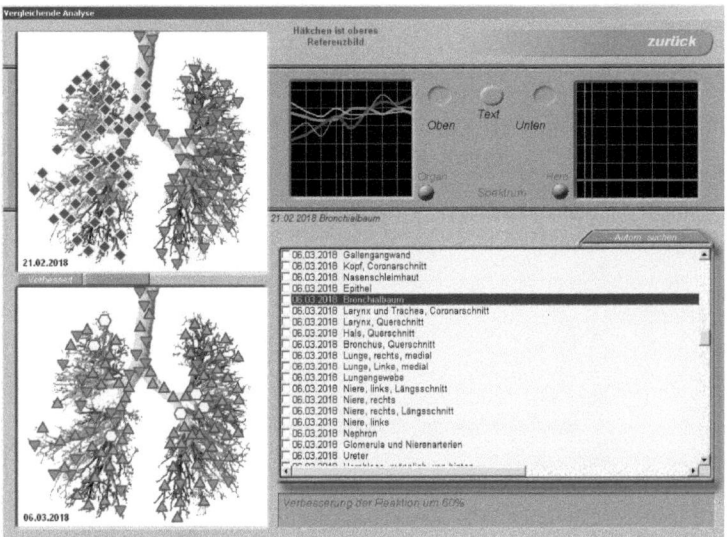

Abb. 128: *Nachmessung 15 Tage nach Therapiebeginn: Durch die Ausleitungstherapie hat sich die energetische Situation auf dem Bronchialbaum um 60% verbessert.*

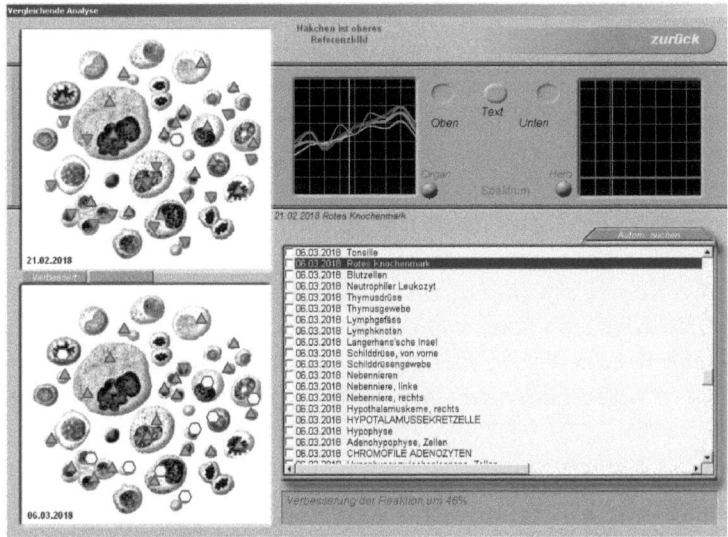

Abb. 129: *Nachmessung 15 Tage nach Therapiebeginn: Durch die Ausleitungstherapie hat sich die energetische Situation auf dem Roten Knochenmark um 46% verbessert.*

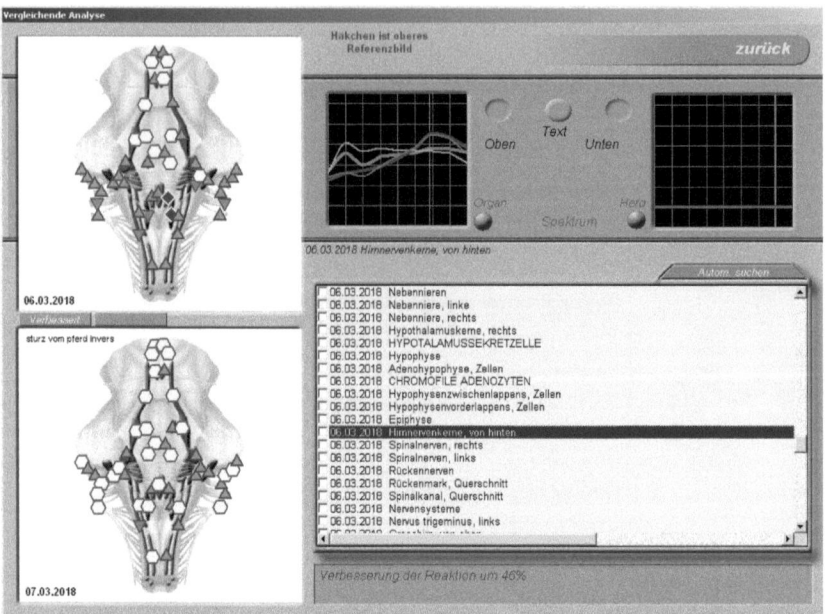

Abb. 130: *Nach wie vor findet sich eine deutliche energetische Schwäche im Bereich von Hirnstamm und Hirnnervenabgängen. Bei Invertierung von „Sturz vom Pferd" verbessert sich der energetische Befund um 46%, was den Verdacht nährt, dass die bisher durchgeführten rein energetischen Maßnahmen nicht ausreichen und unter Umständen eine operative Therapie notwendig ist. Ursächlich liegt meist eine Kompression des Nervus facialis[5] durch eine pulsierende Gefäßschlinge am Hirnstamm vor. Das ist insofern bemerkenswert, als die Kontusion durch den Sturz auf der rechten Seite stattfand, während sich der Hemispasmus facialis linksseitig manifestierte. Das entspricht der anatomischen Konstellation, in der die Fasern des Tractus corticonuclearis (Fasern vom Gyrus praecentralis des Großhirns zu den Kernen des Hirnstamms) teilweise zur Gegenseite kreuzen. Eine rechtsseitige Hirnkontusion führt somit im Sinne einer partiellen Denervierung des Hirnnervenkerns des Nervus facialis mit den daraus resultierenden autonomen Zuckungen in vielen Fällen zu einem linksseitigen Hemispasmus facialis und umgekehrt.*

Wiederum zwei Monate nach Ausleitungsbeginn meldet sich der Patient und berichtet, dass die Symptome des Hemispasmus vollständig verschwunden seien.

---

[5] Der Nervus facialis ist der siebte der von kranial nach kaudal aus dem Gehirn austretenden Hirnnerven. Er enthält die zu den Strukturen des zweiten Kiemenbogens ziehenden motorischen Fasern, sowie über den Nervus intermedius parasympathische, sensorische und sensible Fasern.

Bewertung: Es handelt sich um einen Hemispasmus facialis der linken Gesichtshälfte nach einem Schädelhirntraume rechts. Diese für die Patienten sehr störende Erkrankung ist durch unabsichtliche, ständig wiederkehrende einseitige Kontraktionen (Spasmen) der Gesichtsmuskulatur gekennzeichnet. Die Betroffenen leiden sehr stark unter den entstellenden Zuckungen und „Gesichtsverziehungen" und meiden den Kontakt zu anderen Menschen. Sie geraten oft in eine soziale Isolation und Depression.

Der vorliegende Fall illustriert eindrucksvoll, dass der Hemispasmus facialis nicht zwingend durch eine mikrovaskuläre Kompression (Kompression des N. facialis meist durch die Arteria cerebelli inferior posterior oder durch die Arteria cerebelli inferior anterior) verursacht sein muss, wie dies üblicherweise in der medizinischen Fachliteratur beschrieben wird, sondern durch eine Hirnkontusion mit energetischer Schädigung des Tractus corticonuclearis verursacht ist. Die mikrovaskuläre Dekompressionsoperation führt deshalb in vielen, aber keinesfalls in allen Fällen zu einem Erfolg, zumal die Problematik hier nicht in der morphologischen Einengung des N. facialis durch eine Gefäßschlinge bedingt ist, sondern ein energetisches und/oder morphologisches Problem des Tractus corticonuclearis darstellt.

Drei Jahre nach dem Sturz vom Pferd sind noch erhebliche feinstoffliche Belastungen auf der rechten Großhirnhemisphäre, der Hypophyse, den Hirnventrikeln sowie auf dem Skelett erkennbar. Ausgehend von dieser feinstofflichen Belastung kann davon ausgegangen werden, dass der Hemispasmus facialis mit erheblicher Verzögerung, nämlich erstmalig zwei Jahre nach dem Sturz vom Pferd auftritt.

Der Erfolg der informatorischen Behandlung durch Medicodes zeigt, dass es sich im vorliegenden Fall um ein Problem im Bereich des Tractus corticonuclearis handelt, und nicht, wie in der schulmedizinischen Literatur beschreiben, durch einen Gefäßschlinge im Bereich des Hirnstamms verursacht ist.

Casuistik 19: Bewusstseinsstörung

Anamnese: Ein sportlicher 70-jähriger Mann, bei bester Gesundheit, klagt nach einem gepflegten Abendessen nachts plötzlich über horrende Schmerzen im Oberbauch, die innerhalb kurzer Zeit so massiv werden, dass der Notarzt geholt werden muss. Dieser ordnet die Aufnahme ins Krankenhaus an. Dort erfolgt die Diagnose einer akuten Pankreatitis. Auf der regulären Station erleidet der Patient einen Herstillstand, wobei nicht klar ist, wie lange dieser bereits besteht, bis er schließlich zufällig durch das Personal entdeckt wird. Es kommt zu einer erfolgreichen Reanimation und zu einer Verlegung auf die Intensivstation. Der Patient ist ab diesem Zeitpunkt nicht mehr ansprechbar. Nach Ansicht der Ärzte besteht ein hypoxischer Hirnschaden auf Grund des Herzstillstands, der Patient wird als komatös eingeschätzt. In dem seit Wochen liegenden Trachealstoma kommt es zu Eiterbildungen in den Bronchien, was zu einer schweren Atmung führt. Die Angehörigen berichten, dass der Patient auch schon früher immer wieder unter chronischen Bronchitiden gelitten habe, mit viel Schleimbildung und Auswurf.

Der Patient entwickelt Fieber mit einem deutlichen CRP-Anstieg als Ausdruck der massiven Entzündung. Es erfolgt die antibiotische Therapie auf Verdacht, mit zahlreichen Antibiotika, incl. Reserveantibiotika, ohne jemals einen eindeutigen Keimnachweis führen zu können und ohne einen Anhalt auf die Infektionsursache zu haben. Als Nächstes entwickelt sich ein erhöhter Hirndruck, der Patient wird über Wochen hinweg durch Lumbalpunktionen entlastet, teilweise werden 150 ml pro Tag an Liquor abgezogen, was der Tagesproduktion an Liquor entspricht. Das MRT zeigt eine Hirnatrophie, die nicht erklärlich ist. Die virologische Untersuchung des Liquors bleibt ebenfalls ohne Befund, es lassen sich keine Antikörper oder Virennachweise führen für Cytomegalieviren, Herpesviren oder Epstein Barr Viren. Der Versuche einer bakteriologischen Untersuchung des Liquors bleibt ohne Erfolg, zumal der Patient bereits zuvor antibiotisch breit abgedeckt wurde, was entsprechend der klinischen Erfahrung immer dazu führt, dass nach Beginn der Antibiose generell keine Keimnachweise mehr durchgeführt werden können. Während die Ärzte weiterhin von einem irreversiblen Hirnschaden ausgehen, meinen die Angehörigen zu erkennen, dass der Patient sehr wohl seine Umgebung und die geführten Gespräche mitbekommt, was insofern bedrückend ist, als sich das medizinische Personal vor dem Patienten sehr negativ zur dessen gesundheitlicher Prognose äußert. Laut Angehörigen ist die Augenmotilität noch erhalten, der Patient reagiert wohl auf Ansprache mit diskreten Augenbewegungen.

Der konsiliarische Neurologe formuliert den Verdacht auf ein Locked In Syndrom[6], somit bestehen zwischen den Ärzten Unterschiede in der Einschätzung. Für eine irreversible Hirnschädigung spricht die deutliche Hirnschrumpfung laut MRT-Befund.

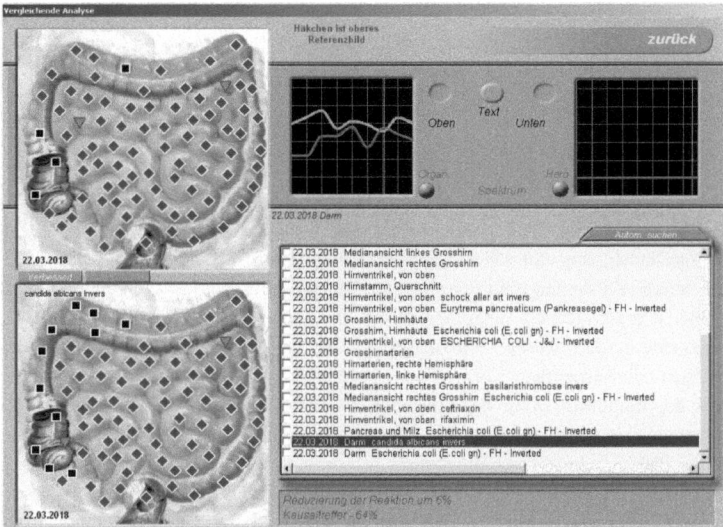

Abb. 131: *Schwere energetische Störung des Darms, bei Invertierung von „Candida albicans" kommt es zu einer Verbesserung des energetischen Befundes um lediglich 6%, was bedeutet, dass keine Belastung durch Candida albicans vorliegt, sondern die energetische Störung von einem anderen Keim herrührt.*

---

[6] Das Locked-in-Syndrom (LiS) ist ein seltenes neurologisches Krankheitsbild, welches bei einer beidseitigen Teilläsion des Hirnstammquerschnitts auftritt. Dies hat eine Tetraplegie mit Einbezug der kaudalen Hirnnerven zur Folge. Für das Krankheitsbild typisch ist eine völlige Bewegungsunfähigkeit bei erhaltenem Bewusstsein. Der Betroffene ist nur zu vertikalen Augen - sowie Lidbewegungen fähig. (Daher der Name locked-in: eingeschlossen). Das Syndrom entsteht meist als Folge einer Thrombose der Arteria basilaris, die zu einem ausgedehnten Infarkt im Brückenfuß führt. Es kommt zu einer kompletten Unterbrechung der ventral gelegenen kortikobulbären- und kortikospinalen Bahn, eventuell auch eines Teils der pontinen Formatio reticularis. Entscheidend für die klinischen Symptome und die Wahrscheinlichkeit für die Entstehung eines LiS ist die Lokalisation des Gefäßverschlusses. Die selektive und komplette Schädigung der motorischen Nervenbahnen bei Erhalt des übrigen Gewebes bedingt das ungewöhnliche Erscheinungsbild des LiS: Typischerweise sind die Vigilanz und das Sprachverständnis nicht beeinträchtigt. Die vier Extremitäten und die horizontale Blickmotorik auf pontinem Niveau sind gelähmt, während die vom rostralen Mesencephalon gesteuerte vertikale Blickwendung noch funktioniert. Die Funktion der kaudalen Hirnnerven (Schlucken, Sprechen und meist auch mimische Funktionen) fallen ebenfalls aus. Daher ist das LiS auch vom Wachkoma abzugrenzen.

Nach drei Monaten intensivmedizinischer Betreuung bleibt der Fall ungeklärt: Nach wie vor besteht keine Klarheit über den Auslöser dieses schweren Krankheitsbildes. Schließlich wird die Diagnose einer „Critical Illness[7]" gestellt.

---

[7] Unter Critical-Illness-Polyneuropathie (CIP) versteht man eine Erkrankung des peripheren Nervensystems, die häufig im Zusammenhang mit schweren, intensivmedizinisch behandlungspflichtigen Erkrankungen auftritt. Wesentliche Entstehungsfaktoren sind eine Sepsis, Multiorganversagen und Langzeitbeatmungen. Diese Krankheit präsentiert ein neurologisches Bild, welches seit Jahrzehnten bekannt ist, jedoch lange Zeit falsch eingeschätzt wurde. Sepsispatienten, die längere Zeit auf Intensivstationen betreut wurden, entwickelten teils ausgeprägte Formen von Muskelverkümmerung (Muskelatrophie). Der Verdacht lag nahe, dass die Immobilisierung der Patienten auf den Intensivstationen zu einer Inaktivitätsatrophie des Muskelgewebes führt und somit das klinische Bild erklärt wäre. Dies greift jedoch zu kurz. Die Beschwerden der Patienten lassen sich damit nicht befriedigend erklären. Vielmehr scheint eine neu dazuerworbene Erkrankung an diesem Prozess zu partizipieren. Diese kennt man heute unter der Bezeichnung „Critical-Illness-Polyneuropathie". Die Häufigkeit dieser Erkrankung wird unterschätzt. Etwa 70 Prozent der Patienten, die über ein bis zwei Wochen auf Intensivstationen gegen Sepsis behandelt werden und überleben, entwickeln eine CIP. Die genaue Entstehung (Pathogenese) der CIP ist nach wie vor nicht bekannt. Man vermutet, dass Entzündungsmediatoren (Cytokine, Interleukine u. s. w.), wie sie bei Sepsis und dem Systemischen inflammatorischen Response-Syndrom (SIRS) vom Immunsystem in den Körper geschleust werden, eine entscheidende Rolle bei der Genese spielen. Diese bis heute nur sehr unvollständig klassifizierten Mediatoren scheinen im Zuge der CIP eine toxische Wirkung auf die Axone speziell der motorischen Neurone des peripheren Nervensystems auszuüben. Es handelt sich somit um eine endogen-toxische Polyneuropathie. Die Schädigung der motorischen Neurone führt zu einer Parese (Lähmung) der dazugehörigen Muskeln. Die Konsequenz daraus ist deren Verkümmerung. Sensorische Neurone scheinen bei diesem Krankheitsprozess weitgehend, jedoch nicht vollständig, ausgespart zu bleiben. Die Verlaufsform der CIP ist monophasisch und selbstlimitierend. Die Patienten entwickeln schwere, schlaffe, atrophische Lähmungen. Sämtliche Extremitäten sind davon betroffen. Problematisch ist die Beteiligung des Zwerchfellsnervens (Nervus phrenicus). Dies zeigt sich im Frühstadium der Erkrankung nur selten, da die meisten betroffenen Patienten ohnehin künstlich beatmet werden. Beim Versuch, die Patienten von der maschinellen Beatmung zu entwöhnen, ergeben sich manchmal jedoch erhebliche Schwierigkeiten. Anzumerken ist, dass die CIP in den meisten Fällen nicht den Schweregrad erreicht, um besagte Entwöhnungsstörungen zu verursachen. Klinisch nachweisbar ist diese Art der Erkrankung ansonsten nur schwer. Bei der neurologischen Statuierung finden sich die erwähnten Muskelatrophien mit eigenartig teigiger Gewebskonsistenz. Die Muskeleigenreflexe sind stark reduziert bis fehlend. Schmerzreize an den Beinen werden nicht mit einem Flexorreflex (shortening reaction) beantwortet, wie dies physiologisch zu erwarten wäre, sondern äußern sich lediglich über ein Grimassieren im Gesicht. Dies ist ein relativ typisches Zeichen der CIP, hat jedoch keinen pathognomonischen Charakter.

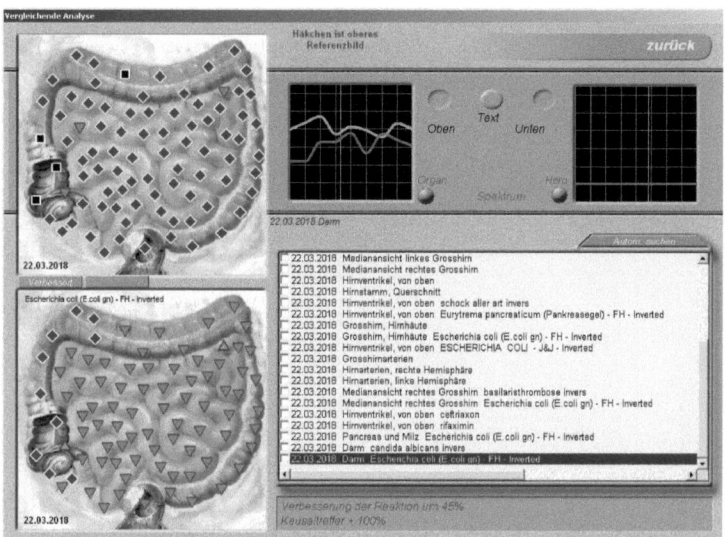

Abb. 132: *Bei Invertierung von „Escherichia coli" kommt es zu einer Verbesserung des energetischen Befundes um 45%, was ein hoch signifikanter Wert ist.*

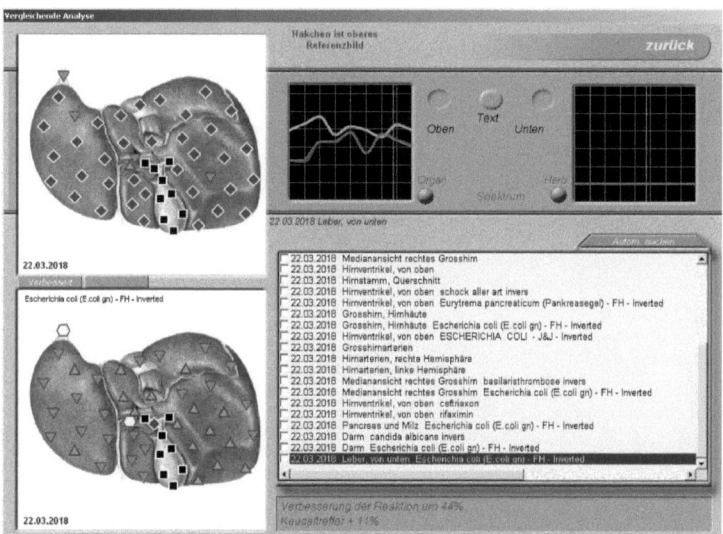

Abb. 133: *Schwere energetische Störung der Leber, bei Invertierung von „Escherichia coli" kommt es zu einer Verbesserung des energetischen Befundes um 44%, ein hoch signifikantes Ergebnis.*

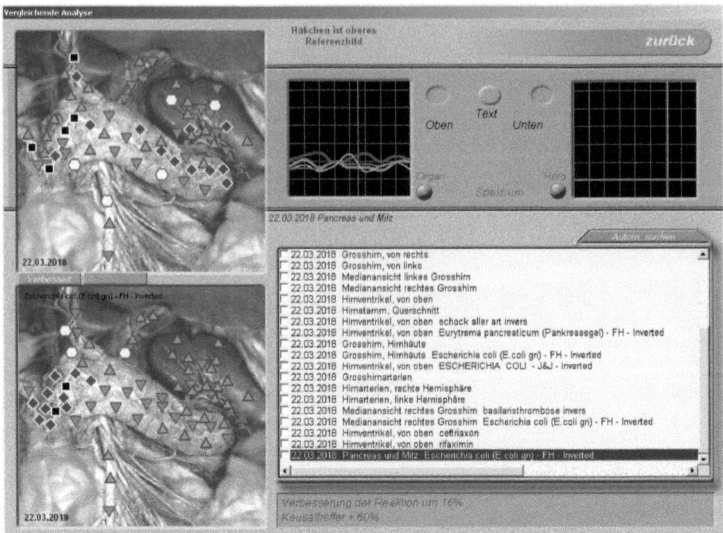

Abb. 134: *Schwere energetische Störung des Pankreas, bei Invertierung von „Escherichia coli" kommt es zu einer Verbesserung des energetischen Befundes um 16%.*

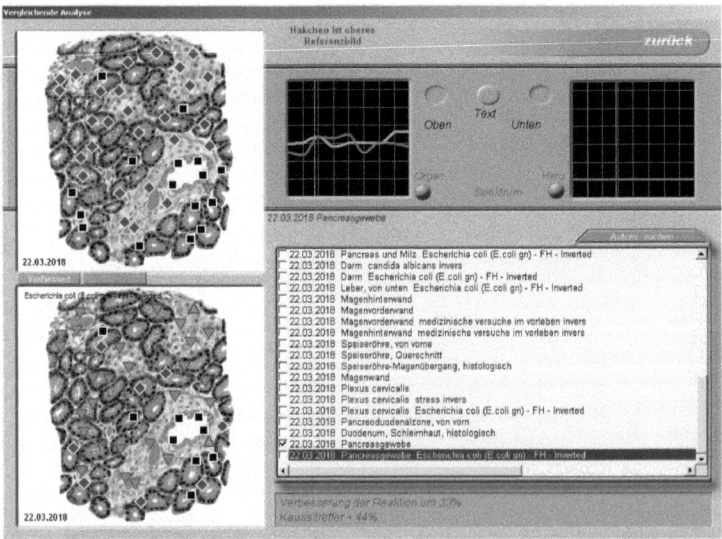

Abb. 135: *Schwere energetische Störung des Pankreasgewebes, bei Invertierung von „Escherichia coli" kommt es zu einer Verbesserung des energetischen Befundes um 37%.*

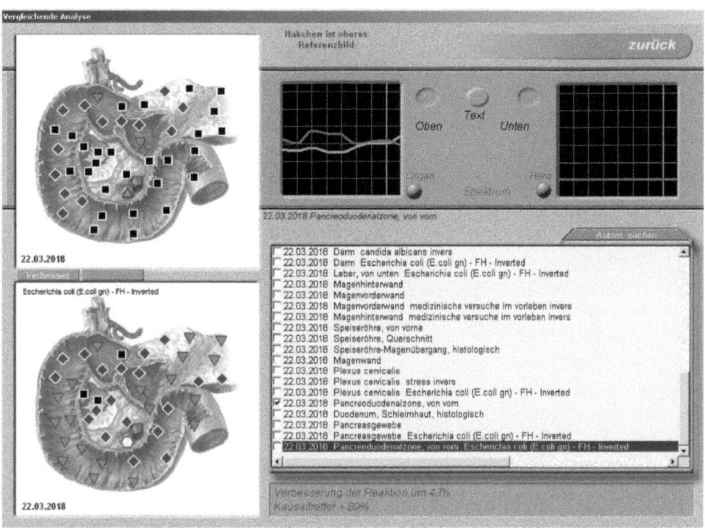

Abb. 136: *Schwere energetische Störung im Bereich von Zwölffingerdarm, Ductus choledochus und Ductus pancreaticus. Bei Invertierung von „Escherichia coli" kommt es zu einer Verbesserung des energetischen Befundes um 43%.*

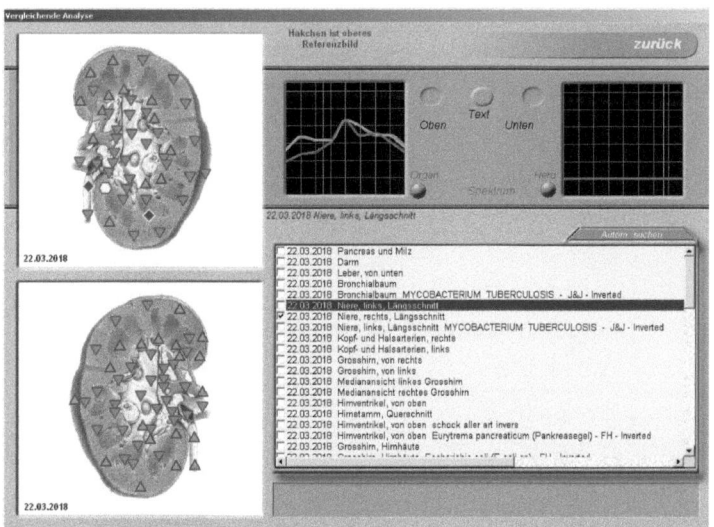

Abb. 137: *Die Nieren beidseits sind in einem noch ausreichend guten energetischen Zustand. Kein Hinweis auf eine gravierende Nierenschädigung, was im Rahmen einer Bakteriämie durchaus möglich wäre. Der Befund korreliert mit den laborchemischen Werte, die nur leicht erhöhte Werte für Kreatinin und Harnstoff zeigen.*

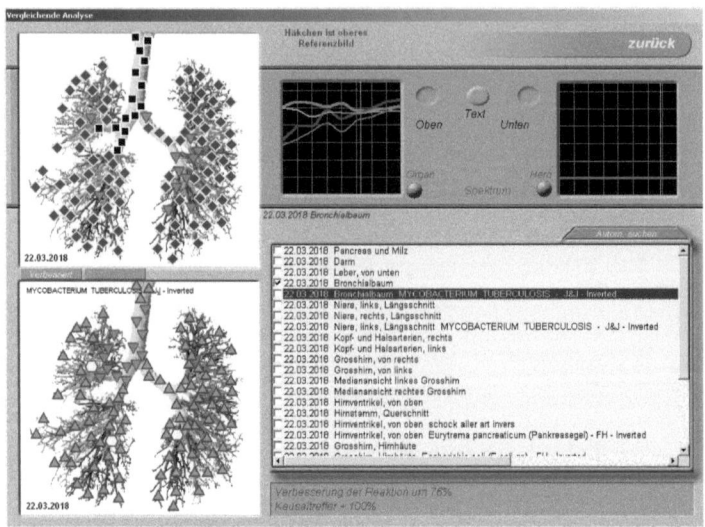

Abb. 138: *Schwere energetische Belastung auf dem Bronchialbaum, bei Invertierung von „Mycobacterium tuberculosis" kommt es zu einer Verbesserung des energetischen Befundes um 76%.*

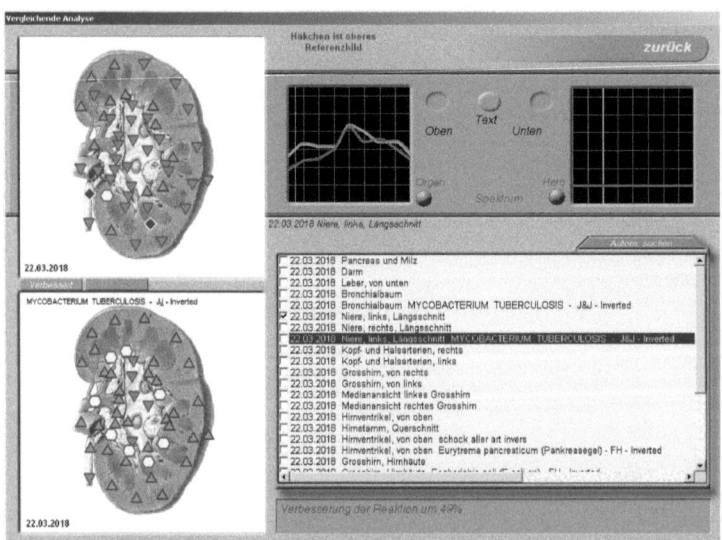

Abb. 139: *Niere links, bei Invertierung von „Mycobacterium tuberculosis" kommt es zu einer Verbesserung des energetischen Befundes um 49%. Dieser Befund ist typisch, da das Mycobacterium tuberculosis entsprechend der Organotropie neben dem Bronchialbaum auch Nieren und Nebennieren befällt.*

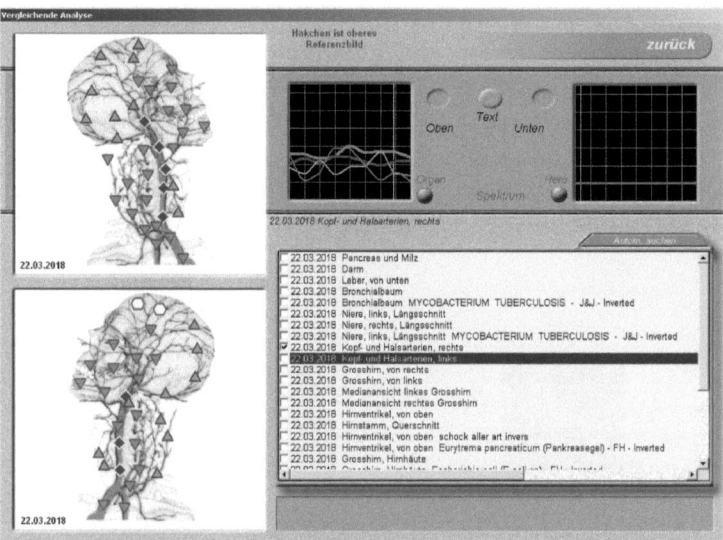

Abb. 140: *Kopf- und Halsarterien sind zwar energetisch reduziert, aber soweit in Ordnung, zumindest besteht kein Hinweis auf einen akuten Verschluss.*

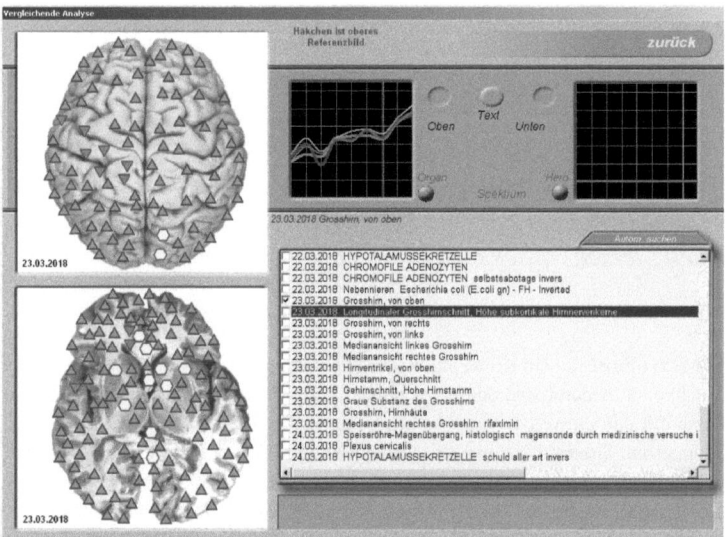

Abb. 141: *Gute energetische Situation des Cortex und der Hirnstrukturen, weshalb ein Hirnschaden, ein cerebrales Koma oder ein Wachkoma ausgeschlossen*

werden können. Sowohl Koma als auch Wachkoma[8] beruhen auf einer schweren Schädigung des Großhirns, was sich in der NLS-Analyse durch massive energetische Defizite äußert. Beim Wachkoma kommt es zu einem funktionellen Ausfall des gesamten Großhirns oder wesentlicher Teile, während Funktionen von Zwischenhirn, Hirnstamm und Rückenmark erhalten bleiben. Dadurch resultiert - im Gegensatz zum Koma - ein Zustand der Wachheit ohne Bewusstsein und mit extrem reduzierten Kommunikationsmöglichkeiten.

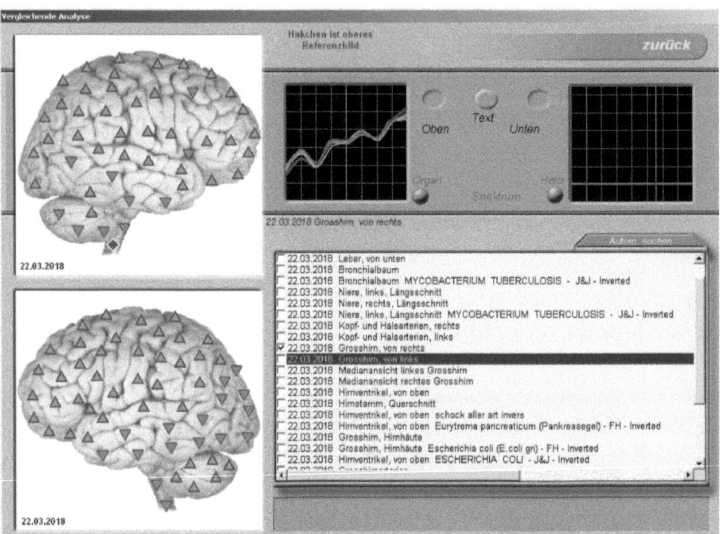

Abb. 142: *Kein Hinweis auf Hirnschädigung, was auch der Schilderung der Angehörigen entspricht. Der Patient reagiert bei Ansprache mit einem Augenblinzeln und hat nicht den „leeren" Blick eines Wachkomapatienten.*

---

[8] Das Wachkoma schließt sich oftmals an ein Koma an. Während die Patienten im Koma beatmet werden müssen, sind sie im Wachkoma in der Lage, selber zu atmen. Aus eigener Kraft sind sie jedoch zu keinerlei Kontaktaufnahme mit der Umwelt fähig, obwohl manchmal bereits vegetative und emotionale Reaktionen erfolgen (Schmatzen, Grunzen, Grimassen schneiden). Die Beweglichkeit ist infolge einer allgemeinen Spastik weitgehend eingeschränkt. Zusätzlich besteht eine Harn- und Stuhlinkontinenz. Die Betroffenen sind nicht in der Lage zu essen oder zu trinken und müssen künstlich ernährt werden. Das Wachkoma wurde erstmals von dem deutschen Psychiater Ernst Kretschmer beschrieben. Mögliche Ursachen sind ein schweres Schädel-Hirn-Trauma, ein Schlaganfall, eine Enzephalitis, eine Meningitis oder es ist Folge eines Hirntumors. Weiterhin kann es nach einer schweren Hirnischämie, zum Beispiel durch einen Narkosezwischenfall oder nach einer Wiederbelebung, nach einem langen oder einer massiven anhaltenden Hypoglykämie (zum Beispiel nach einem Suizidversuch mit Insulin) zu einem Wachkoma kommen. Bei dem Wachkoma ist die Funktion des Großhirns erloschen, die des Hirnstamms, des Zwischenhirns und des Rückenmarks bleiben jedoch erhalten.

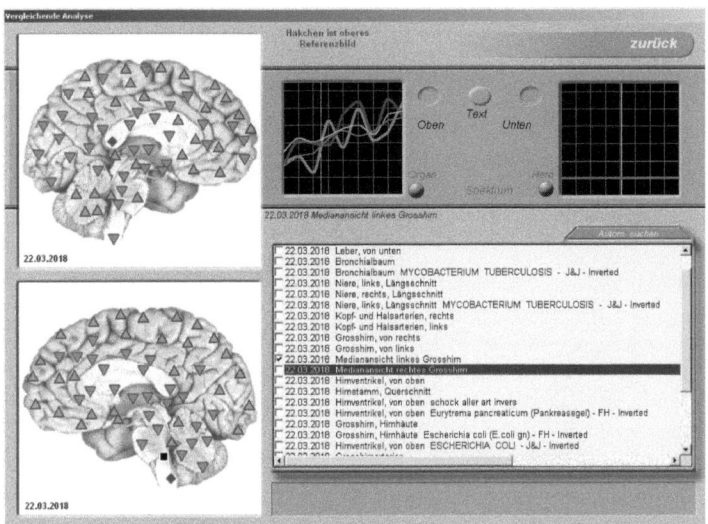

Abb. 143: *Am Hirnstamm zeigt sich die energetische Störung im Sinne des Locked In Syndroms mit den ausschließlich am Hirnstamm zu erkennenden dunklen Markierungen. Dieser Befund ist höchst beeindruckend, da er zeigt, wie selektiv und präzise NLS-Analysen sind.*

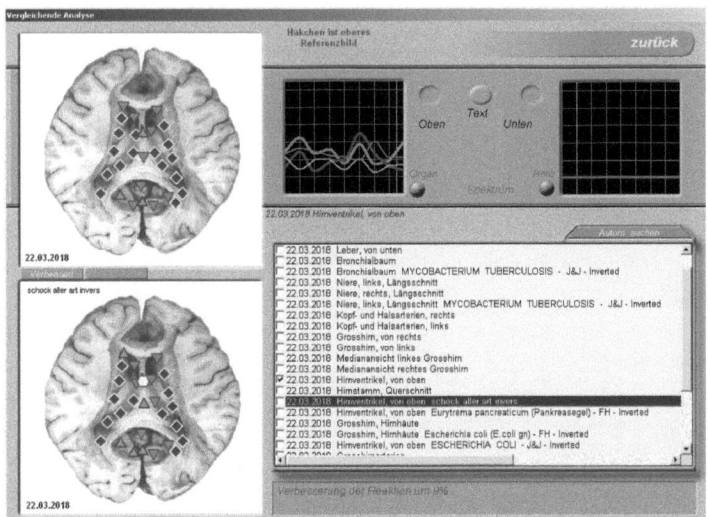

Abb. 144: *Schwere energetische Störung der Hirnventrikel, allerdings nicht durch Schock verursacht, wie dies sonst im allgemeinen der Fall ist, bei Invertierung von „Schock" kommt es zu einer Verbesserung des energetischen Befundes um nur 9%, so dass Schock nicht als relevante Kausalität gelten kann.*

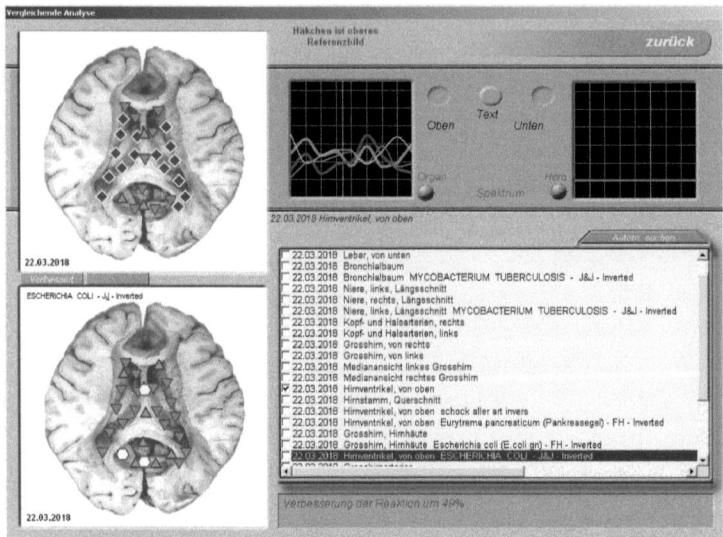

Abb. 145: *Bei Invertierung von „Escherichia coli" kommt es zu einer Verbesserung des energetischen Befundes um 49%, d.h. die Escherichia coli-Bakterien oder zumindest deren energetischen Informationen finden sich ausgeprägt im Gehirn.*

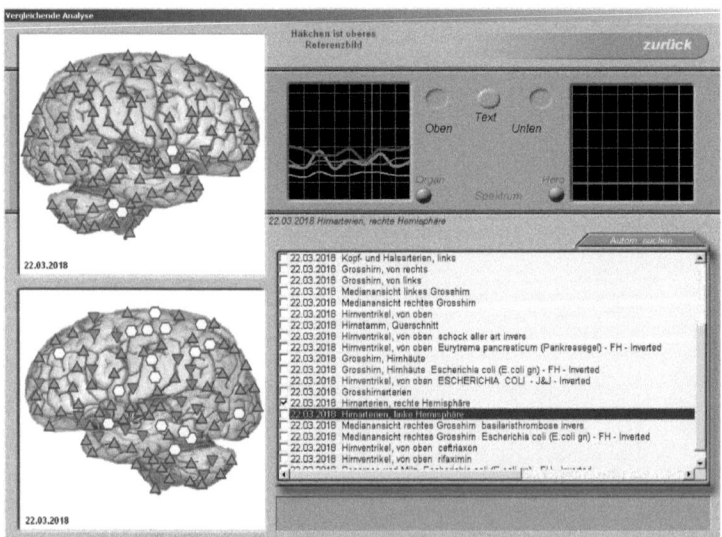

Abb. 146: *Guter energetischer Zustand der Hirnarterien an der Hirnkonvexität, kein Hinweis auf cerebrale Durchblutungsstörung.*

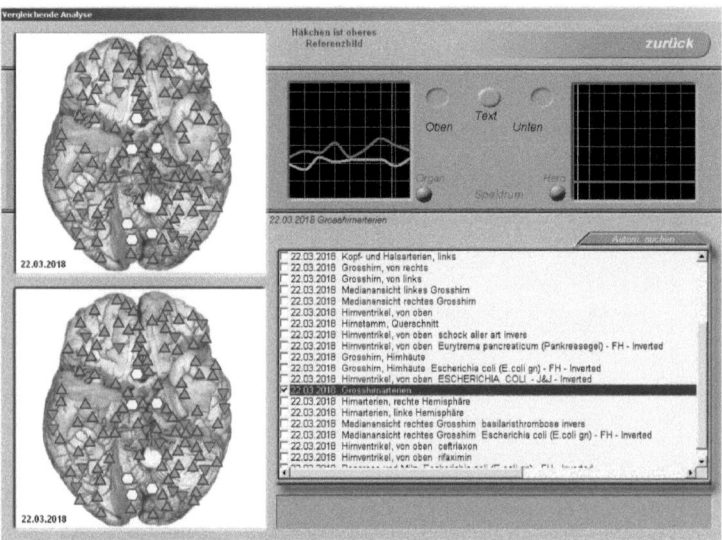

Abb. 147: *Guter energetischer Zustand der Hirnarterien an der Hirnbasis, kein Hinweis auf cerebrale Durchblutungsstörung.*

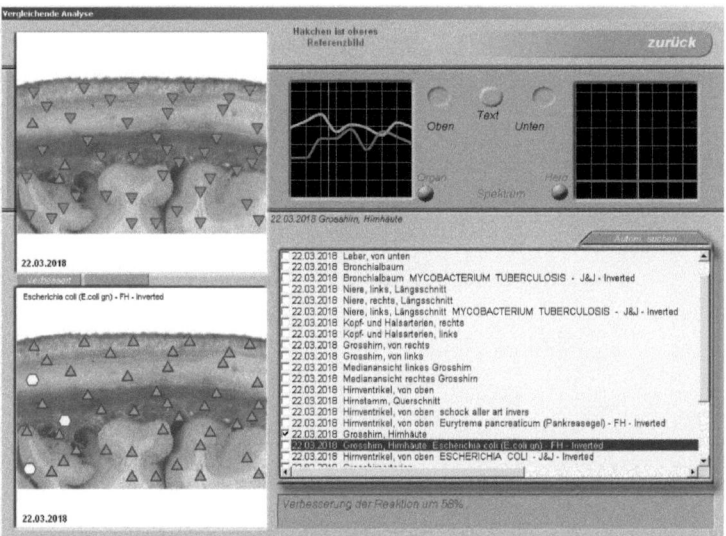

Abb. 148: *Energieschwäche der Hirnhäute, bei Invertierung von „Escherichia coli" kommt es zu einer Verbesserung des energetischen Befundes um 58%. Somit besteht eine schwere Meningitis durch Escherichia coli.*

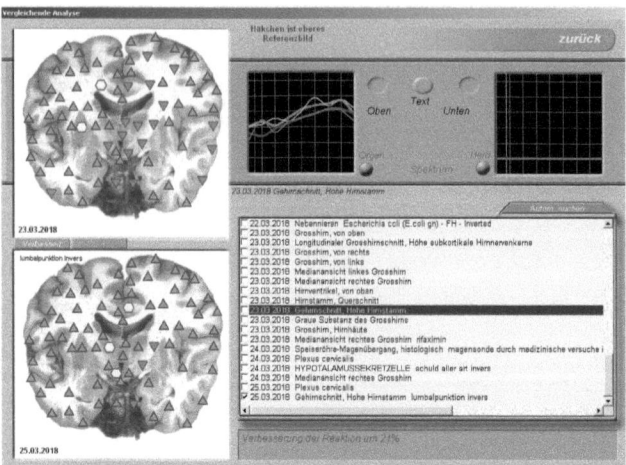

Abb. 149: *Energieschwäche des Zwischenhirns, bei Invertierung von „Lumbalpunktion" kommt es zu einer Verbesserung des energetischen Befundes um 21%. Somit ist nicht auszuschließen, dass die Locked-in-Problematik durch das Ablassen von Liquor im Lumbalbereich verursacht wurde, indem das Gehirn durch den dort herrschenden erhöhten Druck nach unten drückte und eine partielle Einklemmung erlitt.*

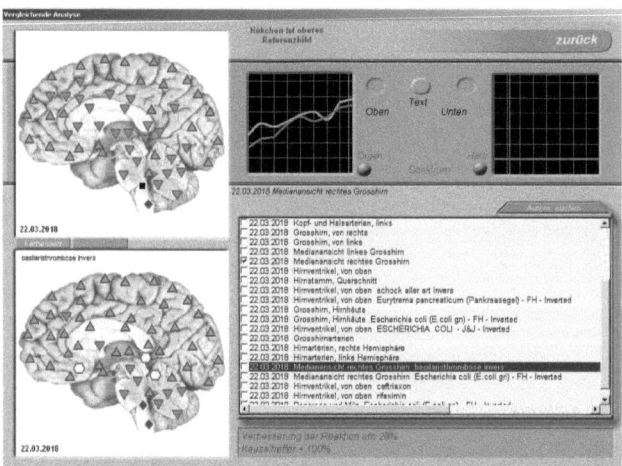

Abb. 150: *Bei Invertierung von „Basilaristhrombose" kommt es zu einer Verbesserung des energetischen Befundes um 28%, wobei die energetische Steigerung nicht nur im Hirnstamm, sondern auch im Zwischenhirn deutlich erkennbar ist. Der klinische Verdacht auf eine Basilaristhrombose kann auf diese Weise erhärtet werden.*

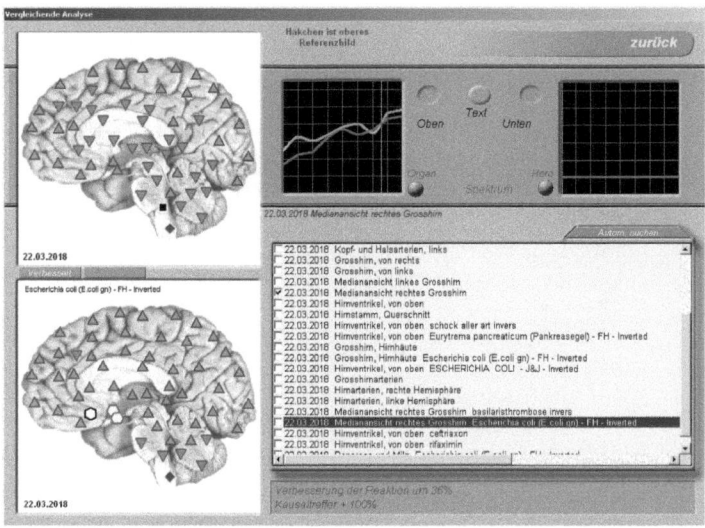

Abb. 151: *Bei Invertierung von „Escherichia coli" kommt es zu einer Verbesserung des energetischen Befundes um 36%, wobei die energetische Steigerung nicht nur im Hirnstamm, sondern auch im Zwischenhirn deutlich erkennbar ist.*

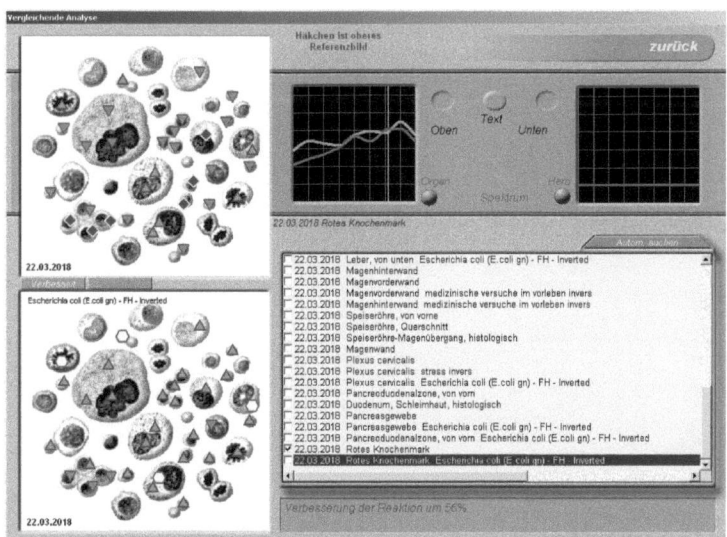

Abb. 152: *Schwere energetische Schwäche des Roten Knochenmarks, bei Invertierung von „Escherichia coli" kommt es zu einer Verbesserung des energetischen Befundes um 56%.*

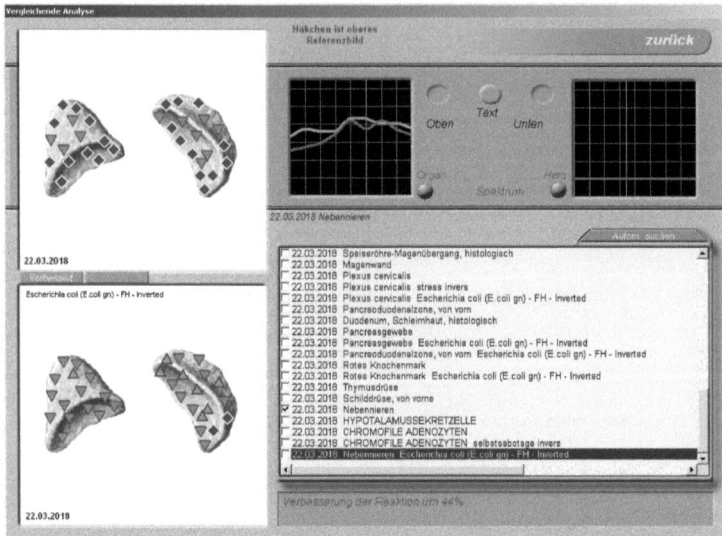

Abb. 153: *Auch auf den Nebennieren zeigt sich eine schwere energetische Störung, bedingt durch den direkten Einfluss von Escherichia coli. Bei Invertierung kommt es zu einer Verbesserung des energetischen Befundes um 44%.*

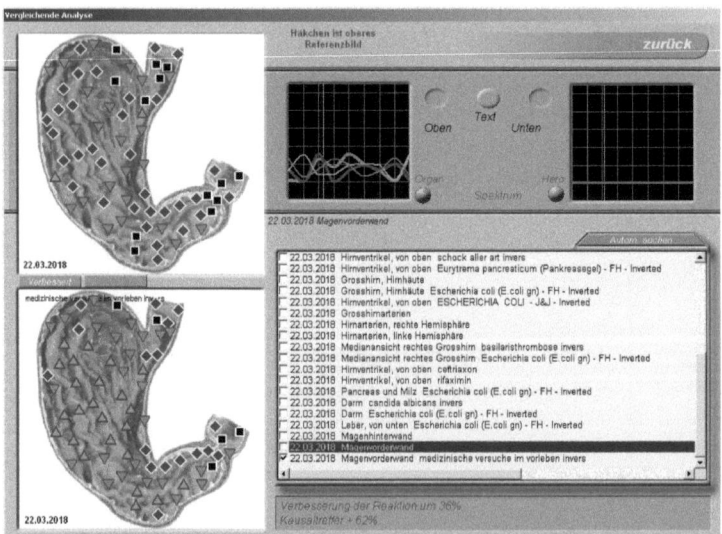

Abb. 154: *Schwere energetische Belastung der Magenhinterwand: Bei der in der Sitzung persönlich anwesenden Tochter findet sich in der Untersuchung das karmische Muster der Medizinischen Versuche in Form einer Magensonde. Die Patientin berichtet, dass sie seit Jahren unter Sodbrennen und einer Refluxer-*

krankung leide, ebenso wie ihr Vater, der dieses Problem seit Jahrzehnten in ausgeprägter Form habe. Bei der Tochter wird das Muster energetisch erfolgreich aufgelöst, die zuvor vorhandene Resonanz auf der Magenabbildung im Anatomieatlas verschwindet. Somit ist davon auszugehen, dass auch beim Vater dieses karmische Muster gefunden würde, wäre er persönlich anwesend. Jedoch bestätigt die NLS-Analyse diese Hypothese: Bei Invertierung des karmischen Musters der Medizinischen Versuche kommt es zu einer Verbesserung des energetischen Befundes um 36%. Dieser Befund ist insofern von großer Bedeutung, als er die Pathophysiologie der vorliegenden Erkrankung erklärt: Durch den ausgeprägten Reflux werden Escherichia coli aus dem Darm in die oberen Darmbereiche des Duodenums gespült und gelangen schließlich retrograd über den Ductus choledochus und Ductus pancreaticus in das Pankreasparenchym. Dort lösen sie eine sehr schmerzhafte Entzündung aus, um dann in den Blutkreislauf einzubrechen und sich von dort aus im ganzen Körper zu verbreiten. Schließlich gelangen die Erreger in die Hirnhäute, setzen sich dort fest und führen zu einer massiven Meningitis mit Hirndruckentwicklung und Hirnkompression. Auch am Hirnstamm entzünden sich die Hirnhäute, führen zu einer Thrombose in der Arteria basilaris und in weiterer Konsequenz zu einer Schädigung am Hirnstamm mit einem Locked In Syndrom.

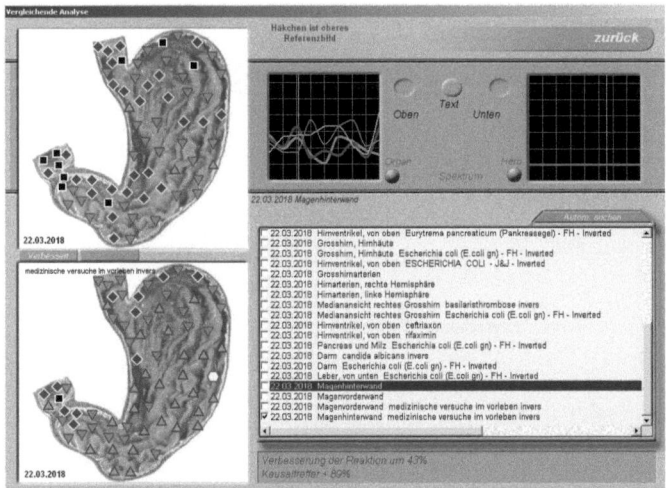

Abb. 155: Auch an der Magenvorderwand zeigt sich die schwere energetische Störung, ebenfalls bedingt durch das karmische Musters der Medizinischen Versuche mit einer Magensonde. Bei Invertierung des „karmischen Musters der Medizinischen Versuche" kommt es zu einer Verbesserung des energetischen Befundes um 42%.

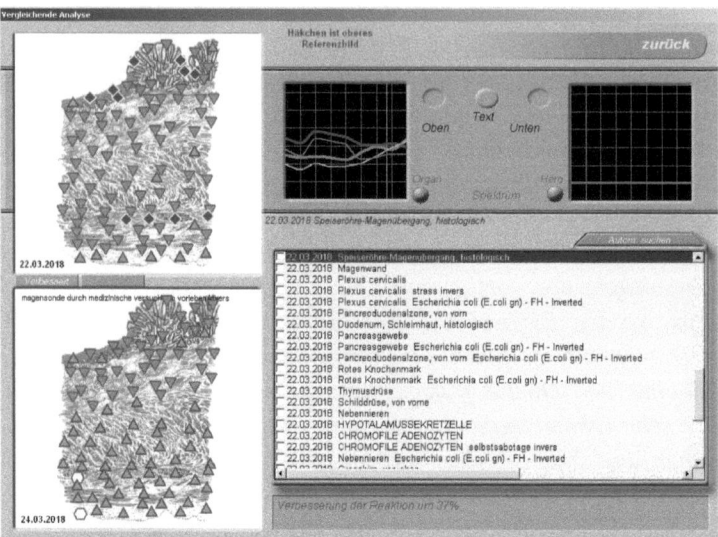

Abb. 156: *Schwere energetische Störung der Schleimhaut am Magen-Speiseröh-renübergang, 37% Verbesserung bei Invertierung von „Medizinische Versuche".*

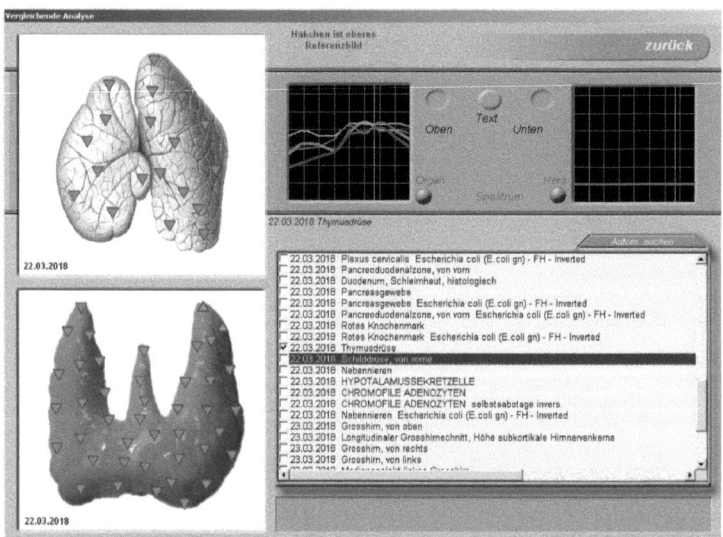

Abb. 157: *Thymusdrüse und Schilddrüse befinden sich in einem überraschend guten energetischen Zustand.*

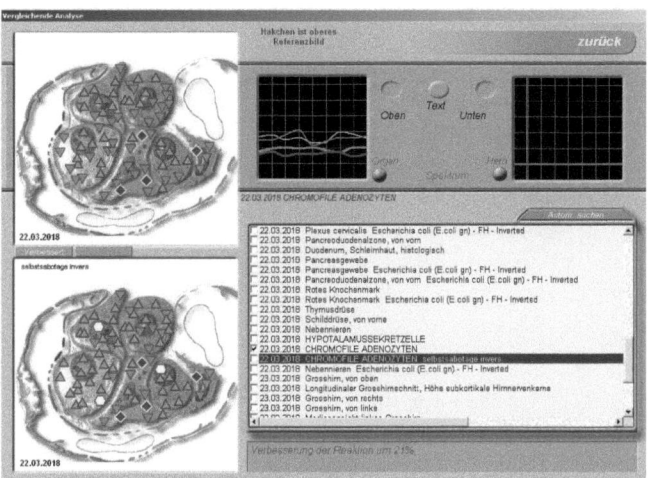

Abb. 158: *Energetische Belastung der chromophilen Adenozyten, bei Invertierung von „Selbstsabotage" kommt es zu einer Verbesserung des energetischen Befundes um 21%. Dieser Wert ist signifikant und zeigt, dass der Patient zusätzlich auch noch an einem Selbstsabotageprogramm leidet.*

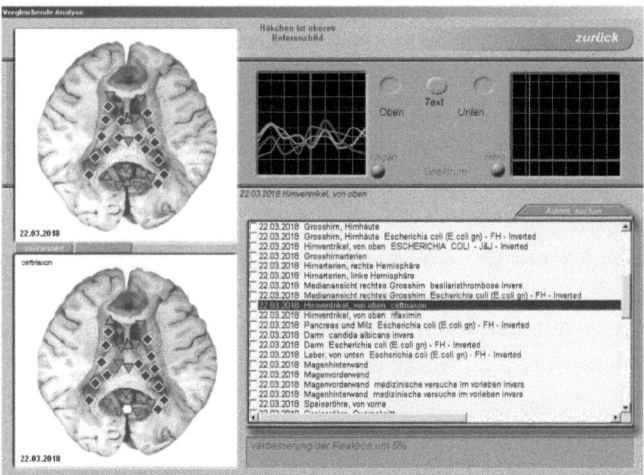

Abb. 159: *Suche nach dem geeigneten Antibiotikum: Laut Lehrmeinung wird bei Escherichia coli Meningitis ein Cephalosporin-Antibiotikum der sog. dritten Generation empfohlen, z.B. Ceftriaxon. Bei Testung in der NLS-Analyse ergibt sich jedoch eine Verbesserung des energetischen Befundes um nur 5%, womit klar ist, dass hier Resistenzen existieren und dieses Antibiotikum entsprechend nicht zur Behandlung geeignet ist.*

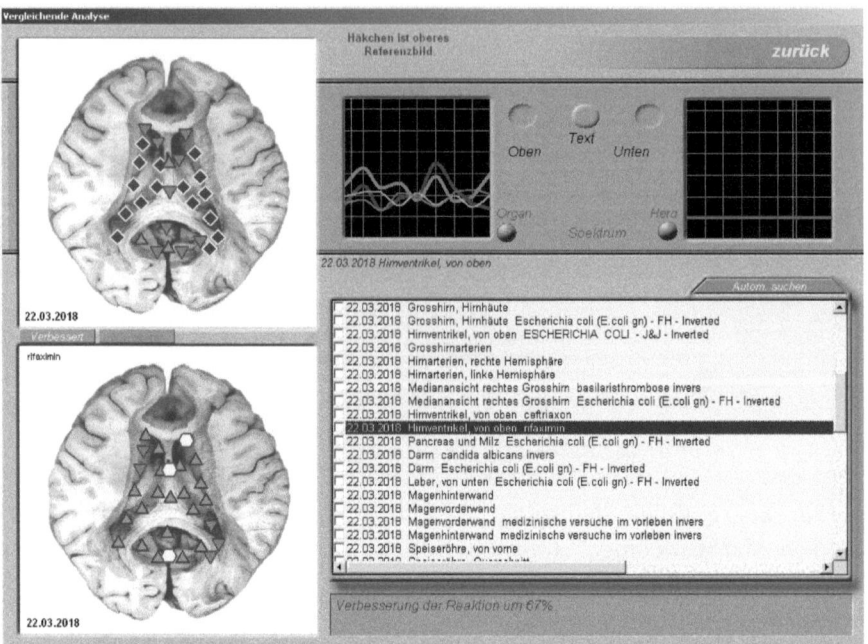

Abb. 160: *Ein weiteres Antibiotikum in der Empfehlungsliste ist Rifaximin: Und tatsächlich kommt es hier zu einer Verbesserung des energetischen Befundes um 67% bei probatorischer Eingabe von Rifaximin im Vegetotest. Dieses Antibiotikum ist somit geeignet, das NLS-System hat innerhalb weniger Sekunden ein schlüssiges Antibiogramm berechnet, was sonst im klinischen Alltag Tage dauert, bis entsprechende Bakterienkulturen angesetzt, gezüchtet und gegen verschiedene Antibiotika ausgetestet sind.*

Die Tochter erhält Medicodes mit der invertierten Information gegen Miasma Mycobacterium tuberculosis sowie Escherichia coli, die sie nach Rücksprache mit dem behandelnden Arzt auf der Intensivstation ihrem Vater auf die Haut aufkleben soll, nachdem dieser nicht zu trinken in der Lage ist.

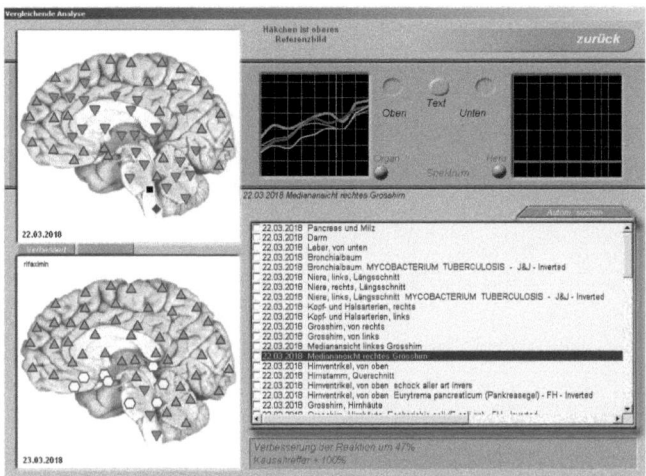

Abb. 161: *Verbesserung des energetischen Befundes im Bereich von Hirnstamm und Zwischenhirn um 47% bei Eingabe von „Rifaximin". Das bedeutet, dass das Antibiotikum eine positive Wirkung haben wird, die nach aktueller Erkenntnis in der NLS-Analyse zu einem Verschwinden der Hirnstammsymptomatik und des Locked In Syndroms führen wird.*

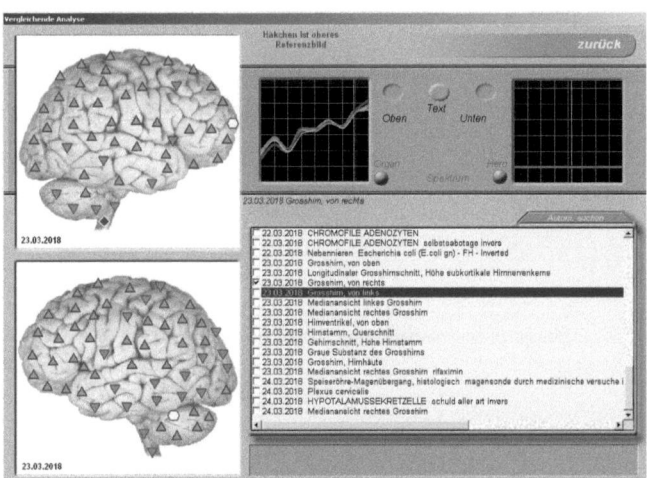

Abb. 162: *Einen Tag nach Behandlungsbeginn: Verbesserung des energetischen Befundes auf dem Cortex beidseits. Und tatsächlich geht es dem Patienten auch klinisch deutlich besser: Er wird einen weiteren Tag danach von der Intensivstation auf die Allgemeinstation verlegt. Nach drei Monaten der Behandlung kann er wieder eigenständig atmen.*

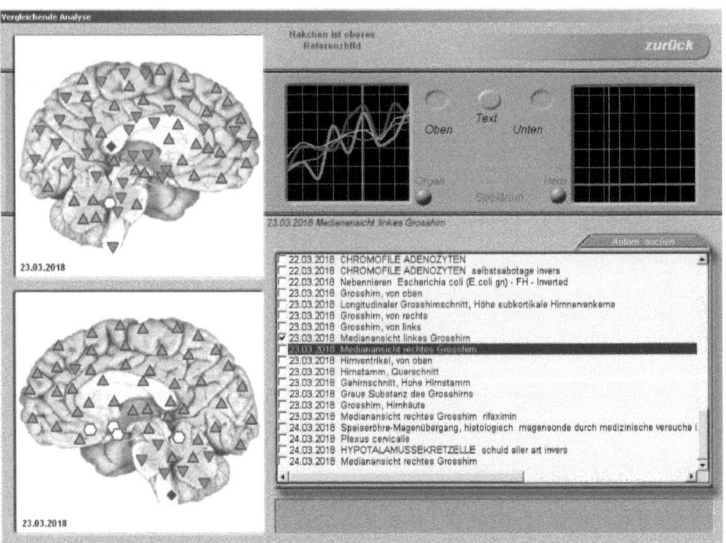

Abb. 163: *Einen Tag nach Behandlungsbeginn: Verbesserung des energetischen Befundes auf der Medianseite des Großhirns beidseits.*

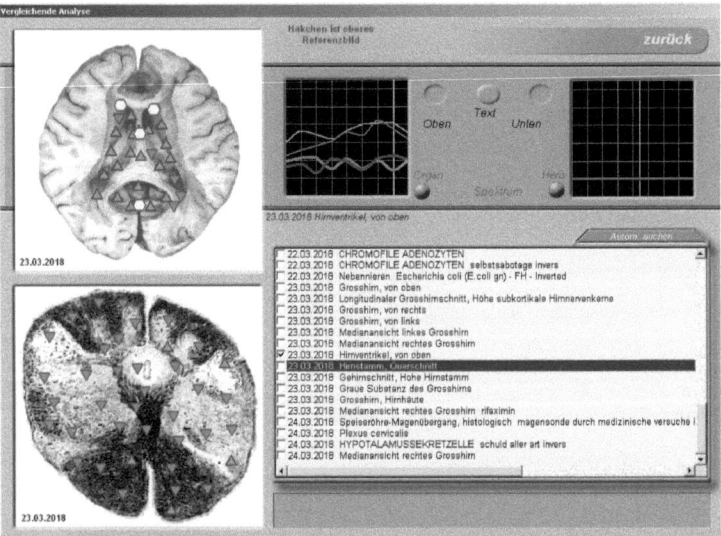

Abb. 164: *Einen Tag nach Behandlungsbeginn: Nach wie vor besteht eine energetische Schwäche im Bereich des Hirnventrikels und des Hirnstammquerschnitts, es finden sich aber keine braunen oder schwarzen Markierungen mehr.*

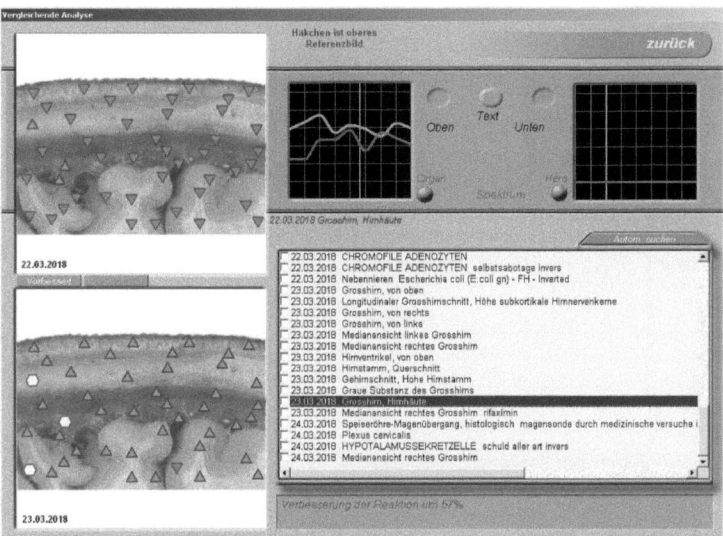

Abb. 165: *Hirnhäute: Einen Tag nach Behandlungsbeginn: Der energetische Befund ist im Vergleich zum Ausgangsbefund um 57% verbessert.*

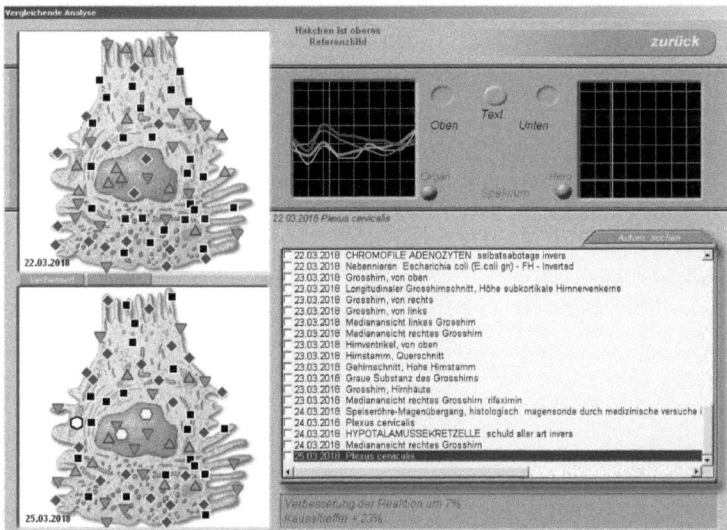

Abb. 166: *Plexus cervicalis: Drei Tage nach Behandlungsbeginn: Verbesserung des energetischen Befunds um 7% gegenüber dem Ausgangsbefund.*

143

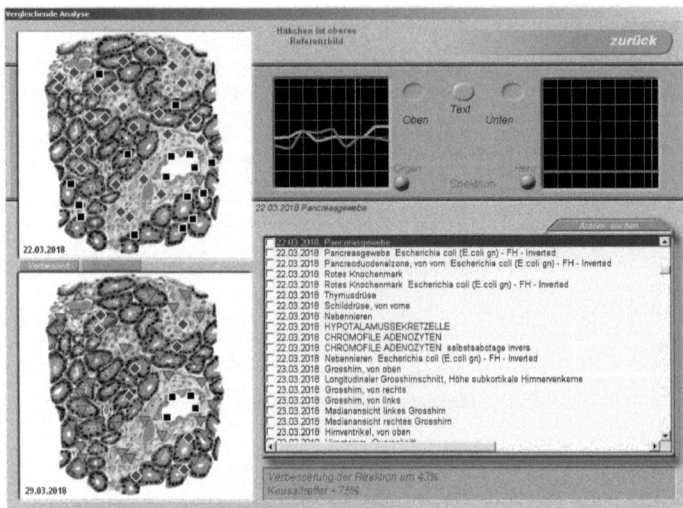

Abb. 167: *Pankreasgewebe: Sieben Tage nach Behandlungsbeginn: Verbesserung des energetischen Befunds um 43% gegenüber Ausgangsbefund. Das Rifaximin hat der Patient in der Klinik nicht erhalten, die Ärzte glauben nicht an die vorliegende Theorie.*

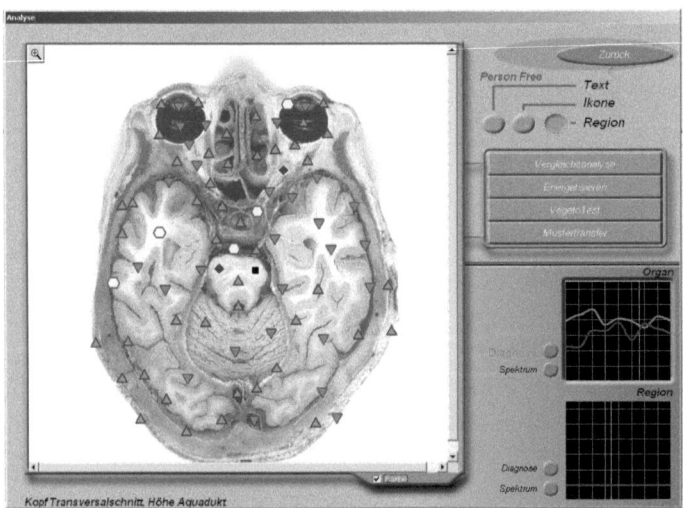

Abb. 168: *Hirnstamm Querschnitt auf Höhe Aquäduct: Sieben Tage nach Behandlungsbeginn sieht man nach wie vor die dunklen Markierungen im Bereich des Hirnstamms.*

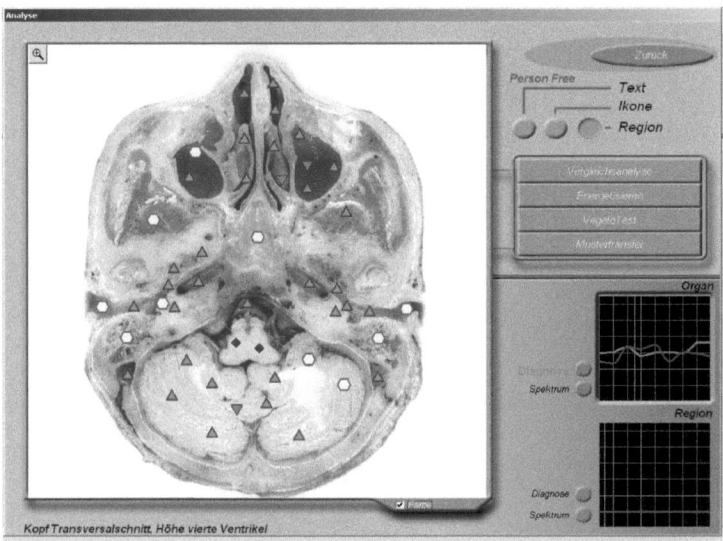

Abb. 169: *Hirnstamm Querschnitt auf Höhe des vierten Ventrikels: Sieben Tage nach Behandlungsbeginn sieht man nach wie vor die dunklen Markierungen im Bereich des Hirnstamms.*

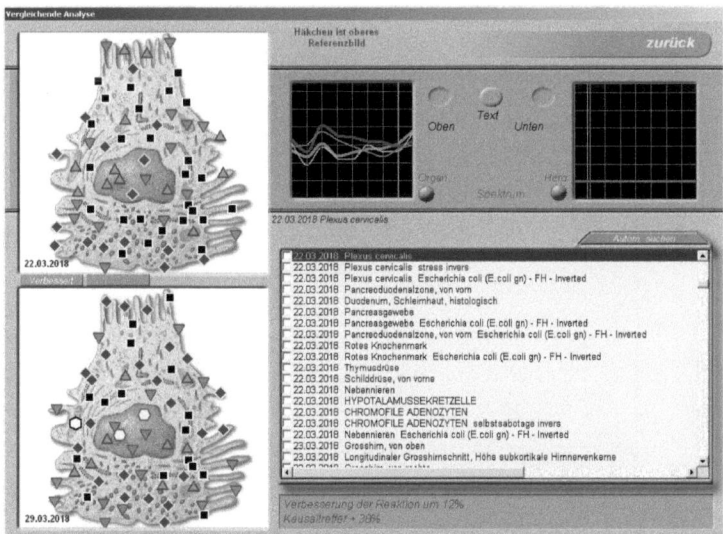

Abb. 170: *Plexus cervicalis: Sieben Tage nach Behandlungsbeginn: Verbesserung des energetischen Befunds um 12% gegenüber dem Ausgangsbefund.*

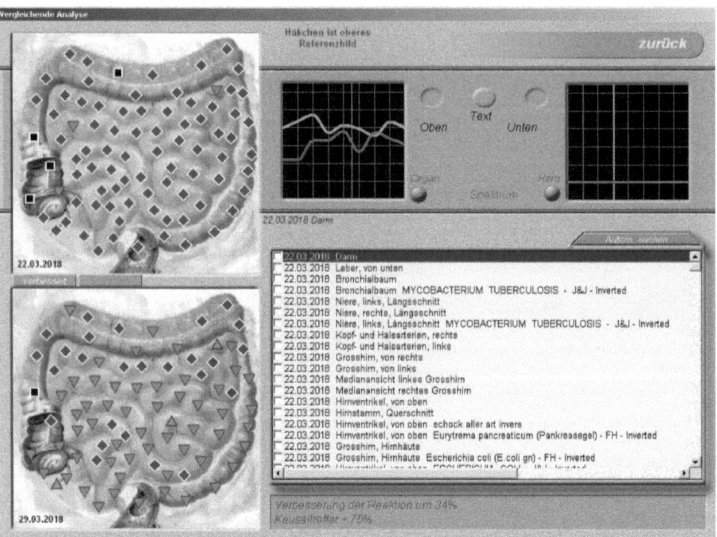

Abb. 171: *Darm: Sieben Tage nach Behandlungsbeginn: Verbesserung des energetischen Befunds um 34% gegenüber dem Ausgangsbefund.*

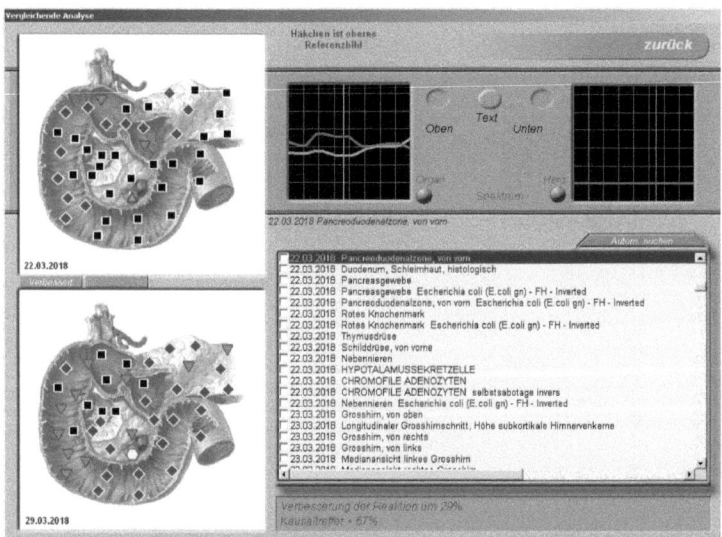

Abb. 172: *Zwölffingerdarm: Sieben Tage nach Behandlungsbeginn: Verbesserung des energetischen Befunds um 29% gegenüber dem Ausgangsbefund.*

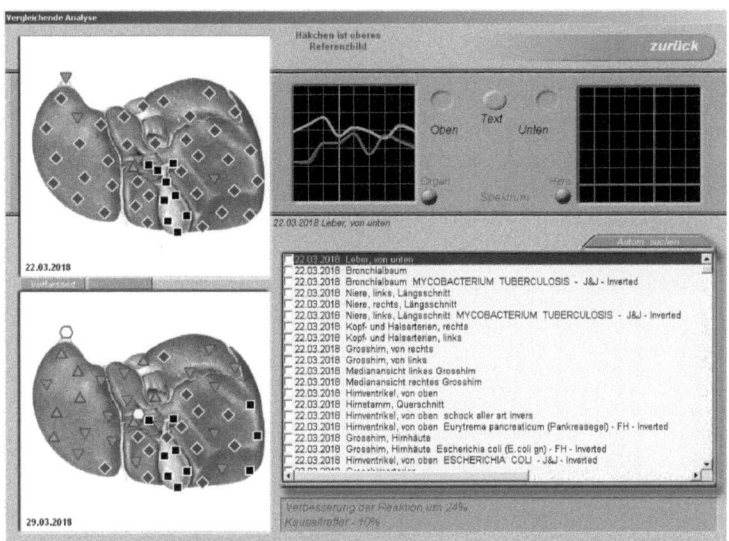

Abb. 173: *Leber: Sieben Tage nach Behandlungsbeginn: Verbesserung des energetischen Befunds um 24% gegenüber dem Ausgangsbefund.*

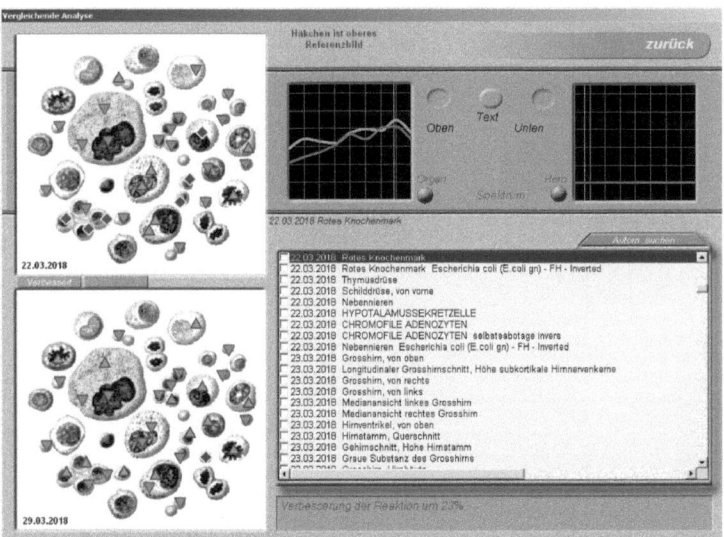

Abb. 174: *Rotes Knochenmark: Sieben Tage nach Behandlungsbeginn: Verbesserung des energetischen Befunds um 23% gegenüber dem Ausgangsbefund.*

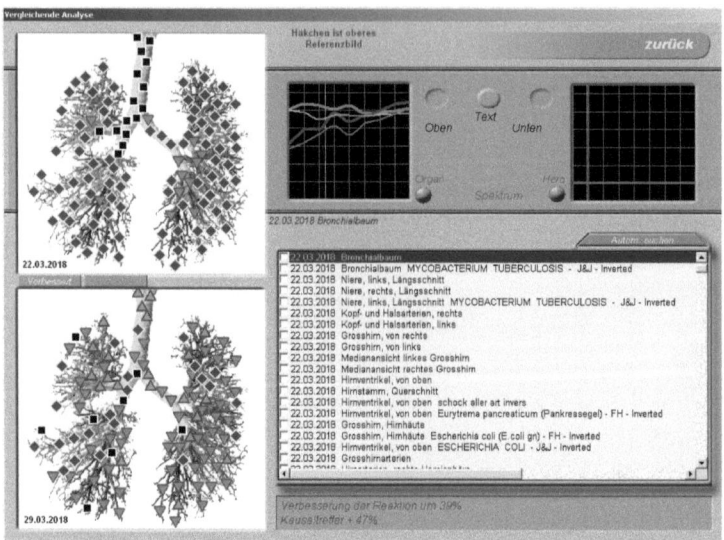

Abb. 175: *Bronchialbaum: Sieben Tage nach Behandlungsbeginn: Verbesserung des energetischen Befunds um 39% gegenüber dem Ausgangsbefund.*

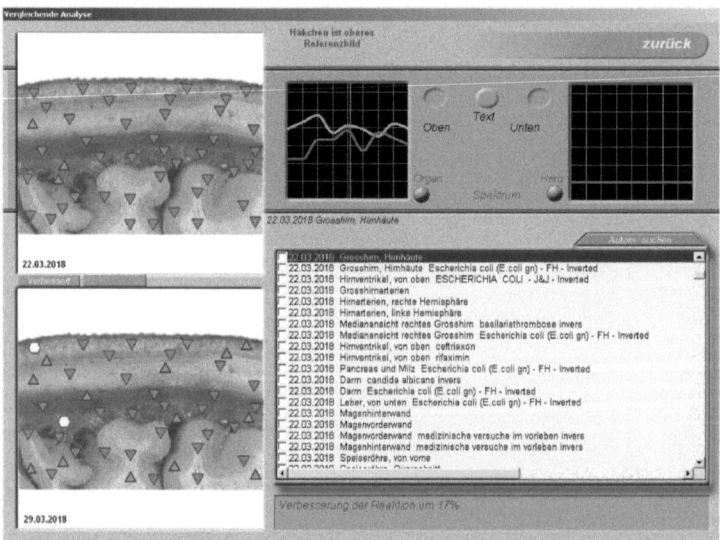

Abb. 176: *Hirnhäute: Sieben Tage nach Behandlungsbeginn: Verbesserung des energetischen Befunds um 17% gegenüber dem Ausgangsbefund.*

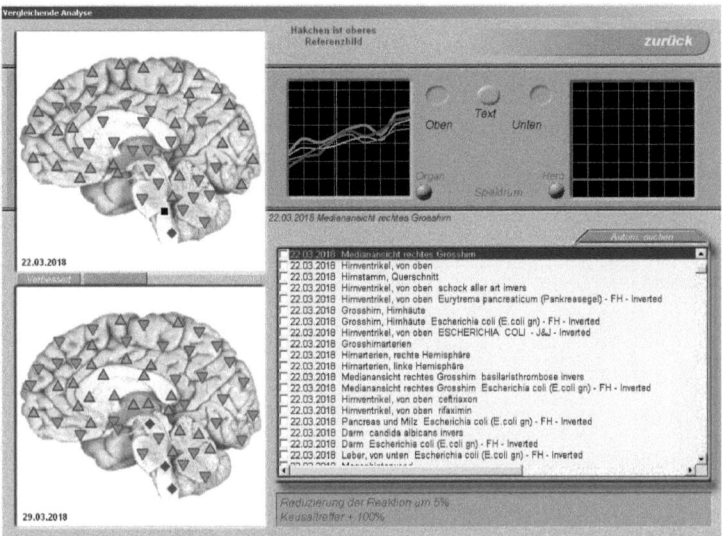

Abb. 177: *Medianschnitt rechtes Großhirn: Sieben Tage nach Behandlungsbeginn: Verbesserung des energetischen Befunds um 5% gegenüber dem Ausgangsbefund.*

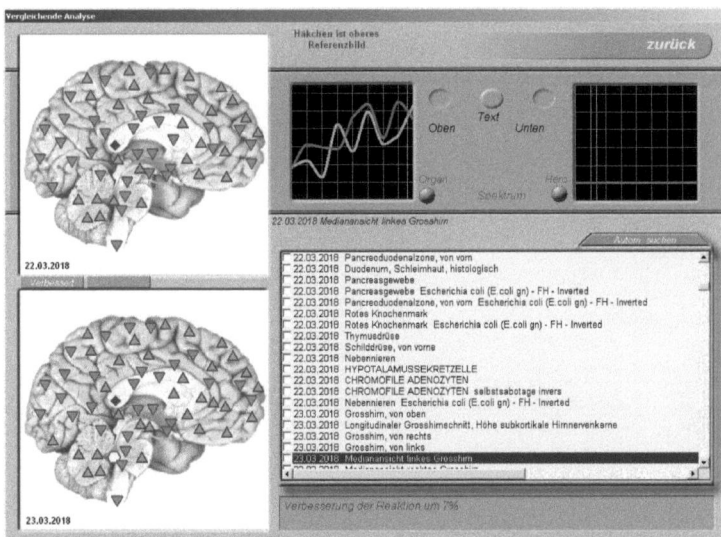

Abb. 178: *Medianschnitt linkes Großhirn: Sieben Tage nach Behandlungsbeginn: Verbesserung des energetischen Befunds um 7% gegenüber dem Ausgangsbefund.*

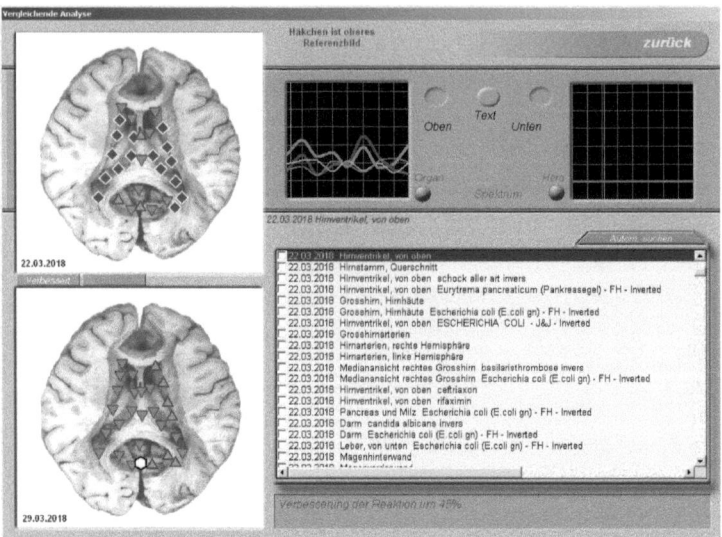

Abb. 179: *Hirnventrikel: Sieben Tage nach Behandlungsbeginn: Verbesserung des energetischen Befunds um 45% gegenüber dem Ausgangsbefund.*

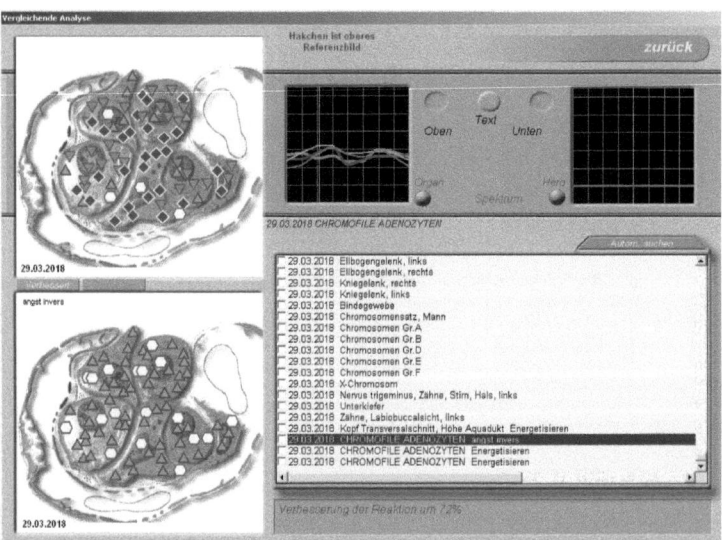

Abb. 180: *Chromophile Adenozyten: Sieben Tage nach Behandlungsbeginn: Verbesserung des energetischen Befunds um 72% gegenüber dem Ausgangsbefund.*

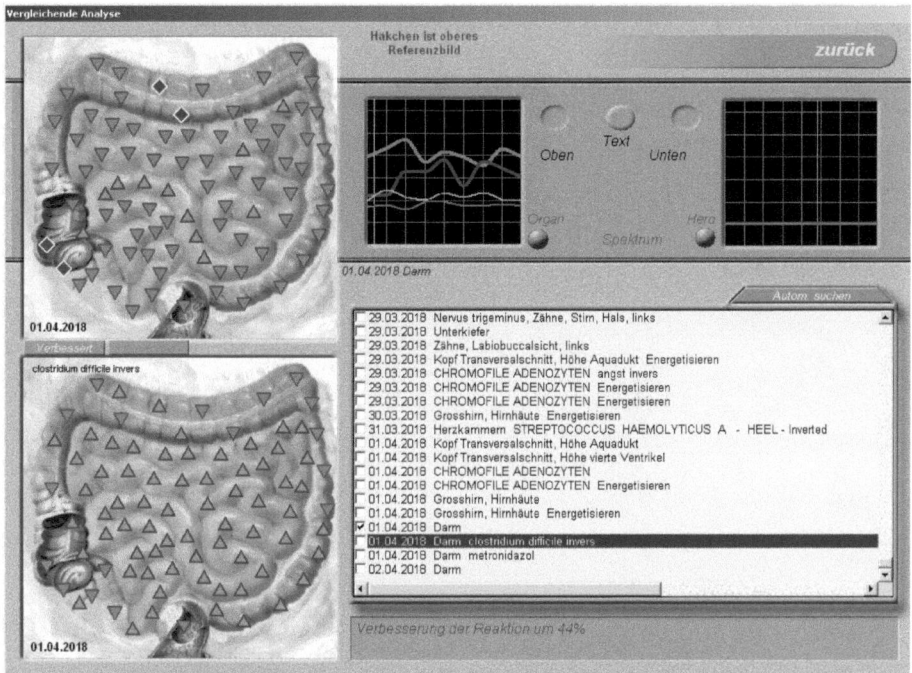

Abb. 181: *Darm: Zehn Tage nach Behandlungsbeginn leidet der Patient auf Normalstation unter einer Diarrhoe mit einer energetischen Belastung, die sich bei Invertierung von „Clostridium difficile" um 44% verbessert. Die Clostridium-difficile-assoziierte Diarrhoe, kurz CDAD, ist eine Durchfallerkrankung, die durch den Erreger Clostridium difficile hervorgerufen wird. Sie tritt meist als eine Nosokomialinfektion mit virulenten Keimen auf, die durch eine vorherige Antibiotikatherapie ausgelöst werden. Risikofaktoren sind unter anderem: Höheres Lebensalter, längerer Klinikaufenthalt und Sondenernährung. Die CDAD manifestiert sich als wässrige Diarrhoe mit krampfartigen Schmerzen im Unterbauch und erhöhter Körpertemperatur (Fieber). In 10-20% der CDAD-Fälle ist eine pseudomembranöse Colitis nachweisbar. Ohne Therapie kann es zu einem toxischen Megakolon mit Organperforation und Multiorganversagen kommen. Die Letalität wird mit 5-10% angegeben.*

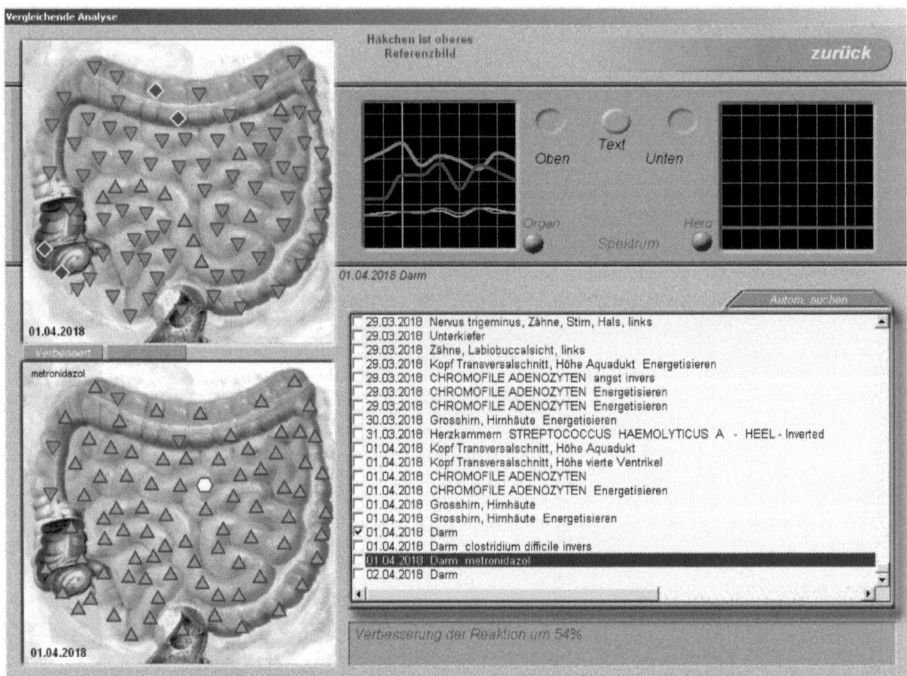

Abb. 182: *Darm zehn Tage nach Behandlungsbeginn: Auch hier kann innerhalb kurzer Zeit das Antibiogramm erfolgreich erstellt werden: Bei Eingabe von „Metronidazol" als dem empfohlenen Präparat der ersten Wahl verbessert sich der energetische Befund des Darms um 54%. Das bedeutet, dass diese Therapie Erfolg verspricht und keine Resistenzen bestehen.*

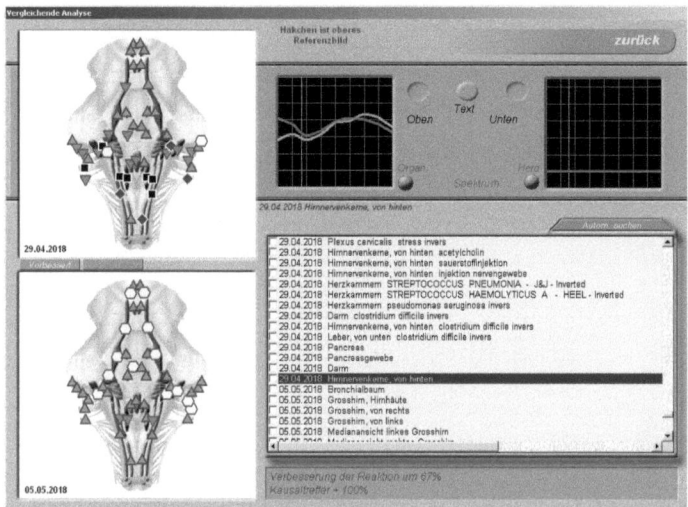

Abb. 183: *Hirnstamm sechs Wochen nach Erstkontakt: Die Behandlung über Medicodes ergibt eine Verbesserung um 67% gegenüber dem Vorbefund, alle dunklen Markierungen sind im Bild verschwunden.*

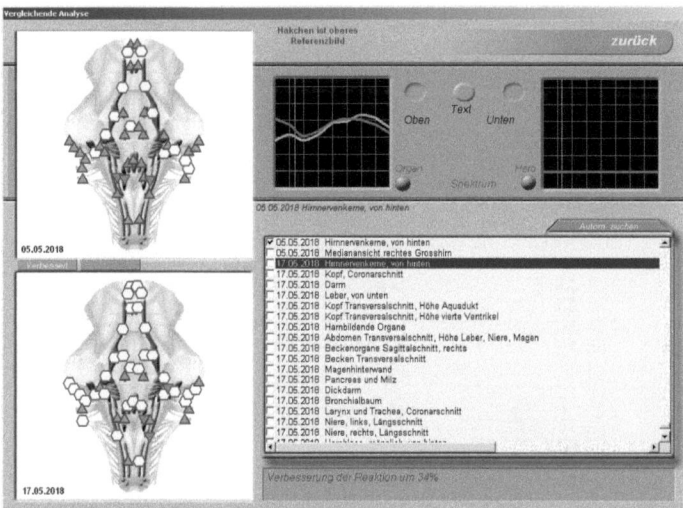

Abb. 184: *Hirnstamm: Acht Wochen nach Erstkontakt mit täglicher Anwendung der Medicodes zeigt sich eine weitere Verbesserung gegenüber dem Vorbefund um 34% gegenüber dem Vorbefund, die vormals dunklen Markierungen sind inzwischen energetisch wieder aktiviert.*

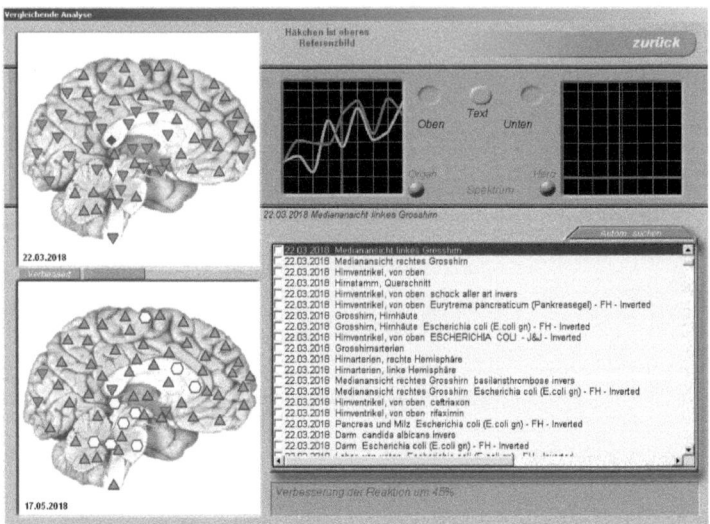

Abb. 185: *Medianansicht linkes Großhirn acht Wochen nach Erstkontakt: Auch hier sind alle vormals dunklen Markierungen verschwunden, die Verbesserung des energetischen Befundes gegenüber dem Ausgangsbefund beträgt 45%.*

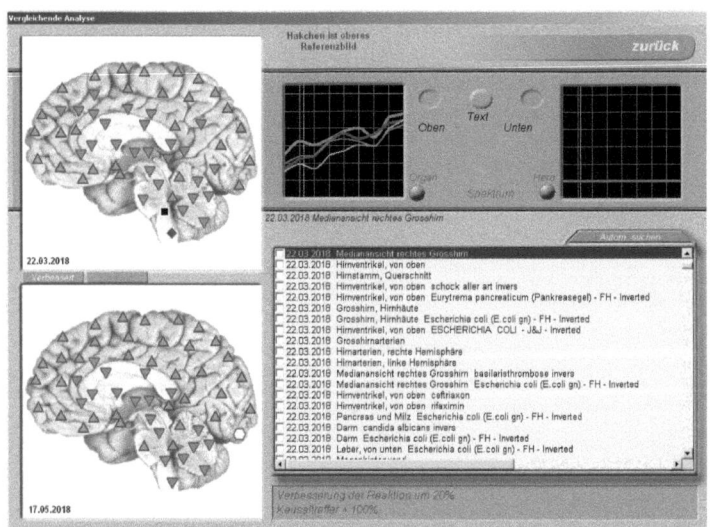

Abb. 186: *Medianansicht rechtes Großhirn acht Wochen nach Erstkontakt: Auch hier sind alle vormals dunklen Markierungen verschwunden, die Verbesserung des energetischen Befundes gegenüber dem Ausgangsbefund beträgt 20%.*

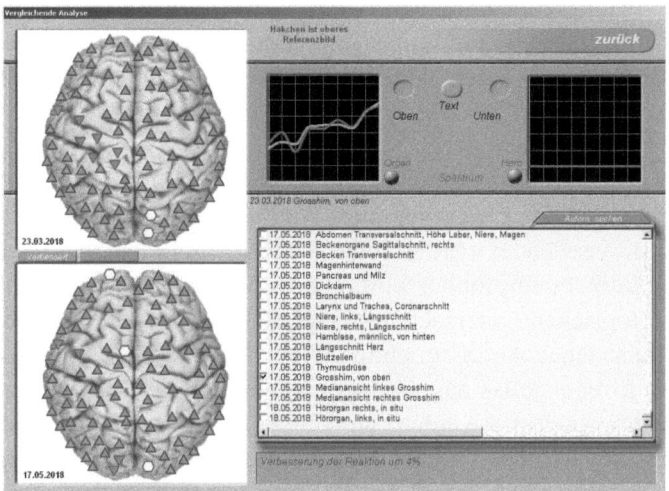

Abb. 187: *Großhirn von oben acht Wochen nach Erstkontakt: Nach wie vor zeigt sich ein guter energetischer Befund des Großhirns, keine Veränderung gegenüber dem Ausgangsbefund.*

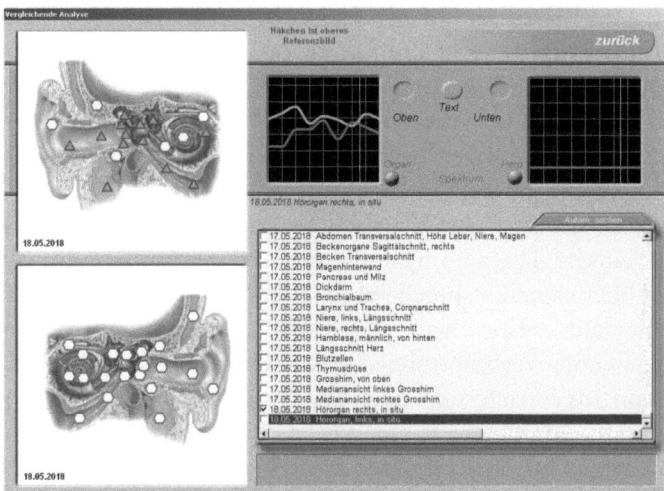

Abb. 188: *Hörorgan beidseits acht Wochen nach Erstkontakt: Zwar reagiert der Patient auf Ansprache, indem er mit den Augen fixiert und sich auch etwas bewegt, allerdings haben die Angehörigen den Eindruck, er höre nichts alles, was man ihm sage. Entsprechend bitten sie, das Gehör in der NLS-Analyse zu prüfen. Hier zeigt sich, dass sich beide Hörorgane energetisch in einem guten Zustand befinden.*

Beurteilung: Ein interessanter Fall, zumal sowohl die NLS-Analysen über mehrere hundert Kilometer Entfernung im Sinne einer Fernanalyse durchgeführt werden. Während der Patient im Ausland in einer Klinik auf der Intensivstation liegt, ergeben sich sowohl diagnostisch wie auch therapeutisch stichhaltige Aussagen. Es gelingt zunächst der energetische Nachweis des Erregers *Escherichia coli*. Die Durchführung des Antibiogramms mithilfe der NLS-Analyse zeigt, dass das von der Klinik gegebene Cephtriaxon als Antibiotikum ungeeignet ist und stattdessen Rifaximin verwendet werden sollte, wie es in der medizinischen Literatur als Ersatzantibiotikum empfohlen wird. Die NLS-Analyse erweist sich gegenüber der mikrobiologischen Untersuchung in der Klinik als deutlich überlegen, denn die Erstellung eines Antibiogramms nimmt in der Klinik mehrere Tage in Anspruch: Der Erreger muss angezüchtet, isoliert, typisiert und gegen verschiedene Antibiotika ausgetestet werden, um schließlich eine Aussage darüber treffen zu können, um welchen Erreger es sich handelt und gegen welche Antibiotika er sensibel oder resistent ist. Diese Prüfung erfordert in der NLS-Analyse gerade einmal ein paar Minuten. Zwei Tage nach der erstmaligen Untersuchung mittels NLS-Fernanalyse und Gabe von Medicodes verbessert sich der klinische Zustand des Patienten, so dass er von der Intensivstation auf die Normalstation verlegt werden kann. Eine künstliche Beatmung ist nicht mehr notwendig. Nach fünf Tagen nimmt der Patient Kontakt mit seinen Angehörigen auf, lächelt etwas und bewegt diskret die Beine. Das bestätigt wiederum die Vermutung und auch den Befund in der NLS-Analyse, wonach die höheren Hirnfunktionen weitgehend intakt sind und der Patient somit keinen Hirnschaden im Rahmen seines Herzstillstandes erlitten hat. Betont werden sollte an dieser Stelle, dass es sich bei der Bekämpfung der energetisch-informatorischen Belastungen durch die Bakterien noch keineswegs um eine kausale Therapie handelt: Eine kausale Therapie wäre die energetische Entfernung der Magensonde, wiederum über einen entsprechend programmierten Medicode, um dadurch die Refluxproblematik entsprechend in den Griff zu bekommen. Bemerkenswert ist auch die prompte Verbesserung der Atemfunktion bei Antagonisierung des Miasmas von Mycobacterium tuberculosis über Medicodes. Auch als auf der Normalstation im Krankenhaus eine Diarrhoe auftritt, kann mithilfe der NLS-Analyse der entsprechende Keim identifiziert und auch das entsprechende Antibiogramm schnell und unkompliziert erstellt werden. Interessant ist die positive Wirkung der invertierten Programmierung von „Antidot Endotoxin" über Medicodes. Die vormals dunklen Markierungen, die für das Locked In Syndrom verantwortlich sind, verschwinden zusehends, und dazu auch die klinische Symptomatik zu großen Teilen.

Casuistik 20: Besetzung

Anamnese: Patientin, 52 Jahre alt, kommt in die Behandlung wegen ihrer psychischen Nöte. Sie könne nicht mehr schlafen, wache nachts immer wieder mit Horrorträumen auf, auch tagsüber fühle sie sich seit 2 Jahren nicht mehr gut. Irgendetwas stimme nicht, das könne sie spüren, allerdings wisse sie nicht, woher die Probleme stammen. Begonnen habe die Situation mit dem Suizid ihrer besten Freundin, mit der sie zusammen ein Seminar bei einem Heiler in Niederösterreich besucht habe.

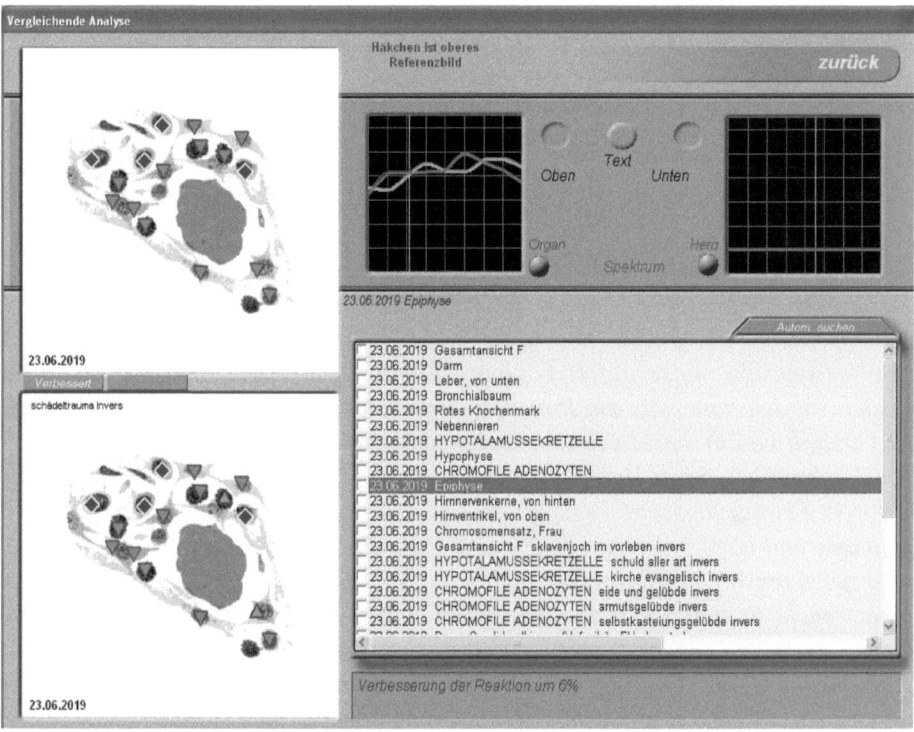

Abb. 189: *Epiphyse (Zirbeldrüse): Energetische Störungen in Form der nach unten gerichteten roten Dreiecke (Schulnote 4), bei Invertierung von „Schädeltrauma" kommt es zu einer Verbesserung der Reaktion um nur 6%, weshalb davon auszugehen ist, dass es sich hier nicht um eine relevante Kausalität handelt. Das verwundert zunächst, denn üblicherweise sind Schädeltrauma für energetische Störungen der Epiphyse verantwortlich zu machen. Entsprechend gilt es nach weiteren Möglichkeiten zu suchen.*

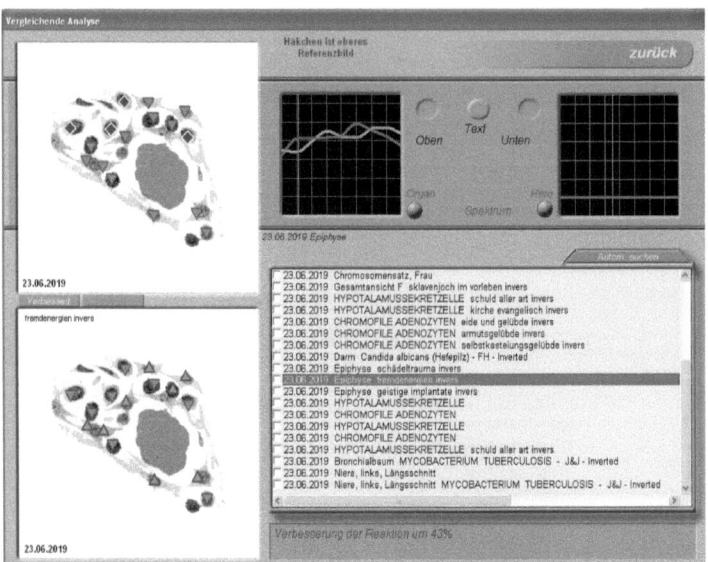

Abb. 190: *Epiphyse: Bei Invertierung von „Fremdenergien" kommt es zu einer Verbesserung der Reaktion um 43%, was ein hoch signifikanter Wert ist. Ganz offensichtlich besteht eine Besetzung durch Fremdenergien, was in der NLS-Analyse typischerweise auf Hypophyse, Epiphyse und auch auf der Leber gefunden werden kann. Als die Patientin den Befund sieht, wirkt sie sehr bestürzt und erzählt von ihrem Martyrium, das sie zusammen mit ihrer Freundin damals vor 2 Jahren bei einem Heiler durchgemacht habe. Sie hätten da zusammen eine Art von Erweckungskurs besucht, seien immer wieder nach Niederösterreich gefahren und hätten sich zunehmen über die Verhältnisse dort gewundert. Tagsüber seien am Veranstaltungsort sämtliche Rolläden herunter gelassen gewesen, immer mehr hätten sie sich nach außen hin verschanzen müssen, ohne den Grund dafür zu kennen. Der Heiler sei auch immer autoritärer geworden, habe sie gezwungen, ihr Geld abzugeben und habe sie psychisch gehörig unter Druck gesetzt. Ihrer Freundin sei es dann sehr schlecht gegangen, sie sei depressiv und lethargisch geworden, allerdings hätten sie beide nicht die Kraft gehabt, sich von dieser Person loszusagen. Immer wieder seien sie in das Seminarzentrum gefahren und regelrecht wehrlos dieser Person ausgeliefert gewesen. Nach einigen Monaten sei die Situation dann eskaliert und die Freundin habe sich das Leben genommen. Erst zu diesem Zeitpunkt sei der Patientin dann ein Licht aufgegangen und sie habe den Kontakt zu diesem Heiler abgebrochen. Seitdem gebe es ihr aber psychisch schlecht. Und nun müsse sie erkennen, dass hier ganz offensichtlich eine fremdenergetische Besetzung in ihr sei, was sie sehr erschüttere.*

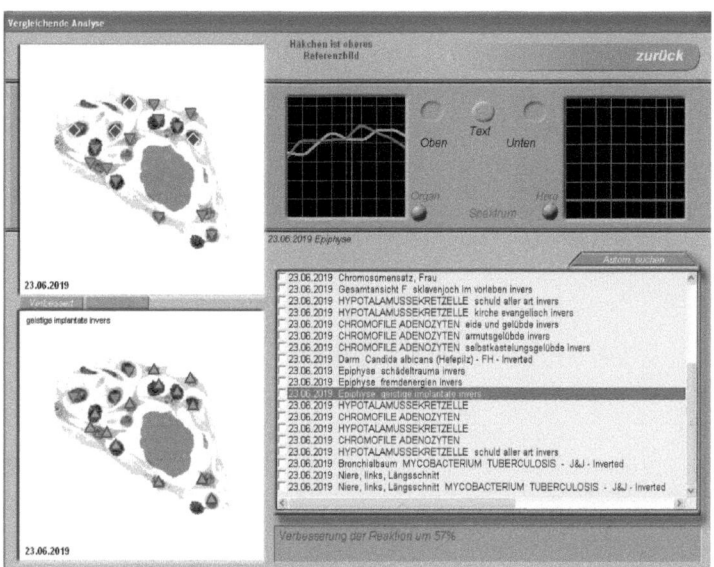

Abb. 191: *Epiphyse: Bei Invertierung von „Geistige Implantate" kommt es zu einer Verbesserung der Reaktion um 57%, was ein noch signifikanterer Wert ist.*

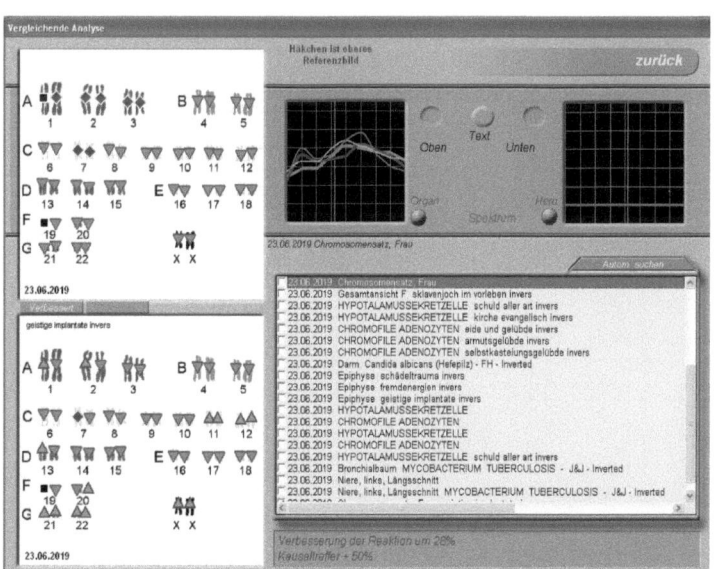

Abb. 192: *Chromosomen Frau: Energetische Störungen, bei Invertierung von „Geistige Implantate" kommt es zu einer Verbesserung der Reaktion um 28%.*

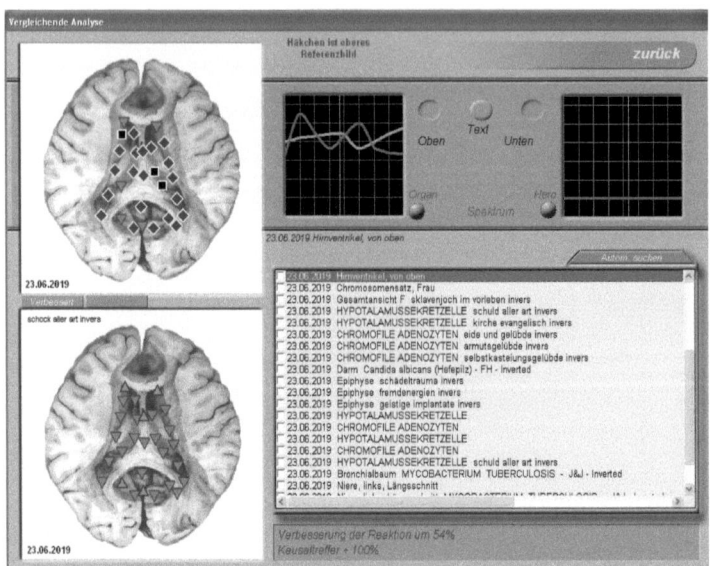

Abb. 193: *Hirnventrikel von oben: Energetische Störungen, bei Invertierung von „Schock aller Art" kommt es zu einer Verbesserung der Reaktion um 54%.*

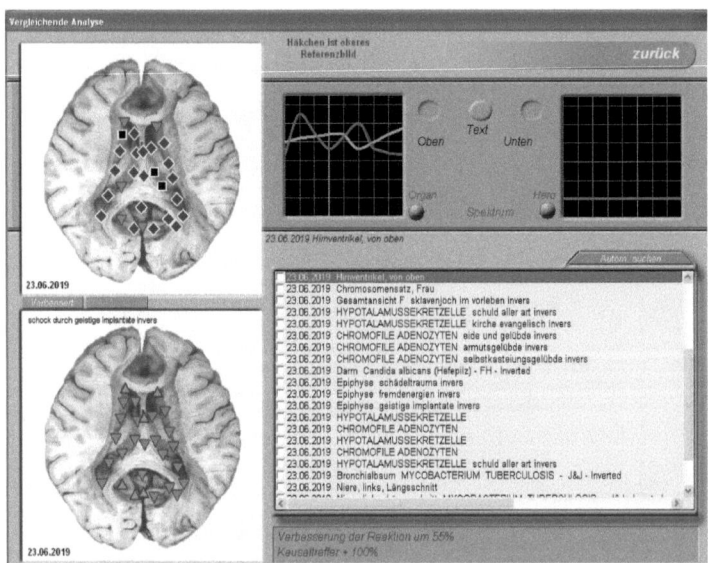

Abb. 194: *Hirnventrikel von oben: Bei Invertierung von „Schock durch Geistige Implantate" kommt es zu einer Verbesserung der Reaktion um 55%.*

Bewertung: Dieser Befund ist bemerkenswert, und er widerspricht allen Meinungen der Schulmedizin und auch der Wissenschaft, wonach es keine Besetzungen gebe. Die eigene Erfahrung aus der Praxis ist eine andere: Immer wieder finden sich Patienten, die regelrecht fremdgesteuert ihr Leben führen und darunter meistens auch sehr leiden. Untersucht man diese Personen mit der NLS-Analyse, so finden sich auch manchmal energetische Störungen insbesondere auf der Leber, der Epiphyse und der Hypophyse. Untersucht man auf fremdenergetische Besetzung oder geistige Implantate im Vegetotest, so kommt es zu den beschriebenen Reaktionsverbesserungen im Zweitbefund. Solche Besetzungen sind eine Rarität, und üblicherweise haben energetische Störungen auf der Hypophyse und Epiphyse einen ganz banalen Hintergrund, nämlich ein in der Vergangenheit real durchgemachtes Schädelhirntrauma. Verbessert sich allerdings die energetische Reaktion bei Prüfung auf Schädelhirntrauma im Vegetotest nicht, so sollte man stets an eine fremdenergetische Besetzung denken. Aufgelöst wird eine solche energetische Störung durch Medicodes, in denen die fremdenergetische Besetzung und die geistigen Implantate entsprechend invertiert programmiert sind. Man stellt fest, dass es diesen Patienten dann innerhalb weniger Wochen deutlich besser geht, sie wirken förmlich erleichtert und die Stimmung hellt sich zunehmend wieder auf.

Wie solche Besetzungen durch die jeweiligen Personen durchgeführt werden, ist mir nicht bekannt, allerdings sind es ähnliche Muster, wie man sie aus Verfluchung oder Verwünschung im Rahmen der Schwarzen Magie kennt. Ich selbst verbrachte vor einem Jahr einen Urlaub in Guatemala, besuchte den Touristenort Chichicastenango und wurde auf dem Friedhof Augenzeuge einer schwarzmagischen Zeremonie. Ein Schamane arbeitete dort mit einer Frau, ein großes Feuer brannte, es stank und rauchte, und er verfluchte den Ehemann der Frau, der seine Frau und das gemeinsame Kind verlassen hatte, mit geisterhaften Sprüchen. Auch wenn solche Schwarzen Magien in der Wissenschaft nicht akzeptiert sind, so kann ich aus eigener Erfahrung berichten, dass es viele Patienten in der Praxis gibt, die entsprechende energetisch-informatorische Belastungen in sich tragen. Als Therapeut kann man derartige Störungen sogar in der Aura des Patienten durch geeignete Handtechniken für den Patienten spürbar machen. Und auch die damit verbundenen Symptome sind immer die Gleichen: Sprechblockaden, Einschränkungen im Selbstbewusstsein und im Selbstwertgefühl, Störungen im emotionalen Erleben mit dem Gefühl, dass einem schöne Dinge nicht zustünden oder nicht lange anhalten. Schließlich bei Frauen gynäkologische Probleme mit Menstruationsbeschwerden, Amenorrhoe (fehlende Menstruationsblutung), Dysmenorrhoe (schmerzhafte Monatsblutungen), Menorrhagie (verlängerte Monatsblutungen), Metrorrhagie (Zwischenmonatsblutungen), Zysten, Myome, Depression, Schmerzen beim Geschlechtsverkehr (Dispareunie), prämenstruelles Syndrom, Endometriose, Eileiterschwangerschaften, Entzündung der Eileiter, unerfüllter Kinderwunsch, Fehlgeburten (Aborte).

Ich erinnere mich an ein 16-jähriges Mädchen aus Berlin, das in die Praxis kam, nachdem sie wegen fehlender Teilnahme am Unterricht aus der Schule geworfen worden war. Sie war die Tochter einer weißen deutschen Mutter und eines schwarzen Vaters aus Ghana. Die Eltern waren geschieden, die Mutter lebte mit der Tochter in Berlin, der Vater in Ghana. Früher sei das Mädchen im Gymnasium immer eine gute und sich lebhaft am Unterricht beteiligende Schülerin gewesen. Nach einem mehrwöchigen Sommerurlaub beim Vater in Afrika sei sie dann völlig verändert nach Hause zurückgekehrt. In der Schule sei sie nicht wirklich desinteressiert gewesen, aber sie habe nichts sagen können, wenn sie von der Lehrerin aufgerufen wurde. Es sei wie verhext gewesen, sie habe nichts herausbekommen, obwohl sie etwas zu sagen gehabt hätte, eine Art von Sprechblockade. Nachdem die Situation über die kommenden Monate nicht besser wurde, habe die Schulleitung Mutter und Kind vor vollendete Tatsachen gestellt und das Mädchen der Schule verwiesen. Sie solle sich einer Therapie unterziehen und könne sich dann wieder melden. In ihrer Verzweiflung fanden das Mädchen und die Mutter schließlich den Weg zu mir in die Praxis. Und bereits auf einen Meter Entfernung mit Griff in die Aura des Kindes mit der für die Prüfung vorgesehenen Handhaltung beschrieb das Mädchen, dass sie den für die Schwarze Magie so typischen Druck am Hals verspüren könne. Nach energetischer Auflösung dieses Befundes verbesserte sich die klinische Symptomatik der Sprechblockade zusehends, so dass das Kind zum folgenden Schuljahr wieder regulär ins Gymnasium aufgenommen werden konnte.

Im Vergleich zu solchen schwarzmagischen Ritualen handelt es sich bei fremdenergetischen Besetzungen um deutlich schwerer wiegende Befunde. Manche Patienten beschreiben, dass sie immer von außen angefasst würden, eine regelrechte körperliche Empfindung, was sehr unangenehm sei und sie völlig aus der Fassung bringe. Nicht selten landen solche Patienten dann mit der Diagnose einer schizophrenen Psychose mit Zönästhesie und Fremdbeeinflussungserlebnissen in der geschlossenen Psychiatrie. Untersucht man die Patienten mit der NLS-Analyse, so finden sich auf den beschriebenen Organstrukturen energetische Störungen, die bei Invertierung von Fremdenergien oder geistigen Implantaten im Vegetotest verschwinden. Leitet man die energetische Störung dann mittels Medicodes aus, so verbessert sich der Zustand der Patienten in der Regel deutlich, bei vielen verschwinden die Symptome gänzlich.

Casuistik 21: Synovialzyste

Anamnese: Patient, männlich, 69 Jahre alt, klagt seit einem Jahr über Rücken-schmerzen im unteren Lumbalbereich und Schmerzen auf der Rückseite des Oberschenkels mit Gefühlsstörungen und Taubheit. Der Termin bei einem Phy-siotherapeuten mit dem Versuch des „Einrenkens" der Wirbelsäule verschlech-tert die klinische Symptomatik erheblich, die Schmerzen werden schier uner-träglich und bilden sich erst nach drei Wochen allmählich wieder zurück. Es be-steht ein dauerhaft brennendes Gefühl auf der Rückseite des Oberschenkels, zu-sätzlich Taubheit und passagere Schmerzhaftigkeit in der Wirbelsäule.

Die kernspintomographische Untersuchung ergibt den Befund einer Raumforde-rung im Spinalkanal mit Zeichen der Einblutung, mit Kompression der Ner-venwurzel und des Rückenmarks, ausgehend von einem Facettengelenk in Höhe L5/S1 rechts. Die Einblutung ist wohl sekundär auf Grund der mechanischen Irritation durch den Physiotherapeuten.

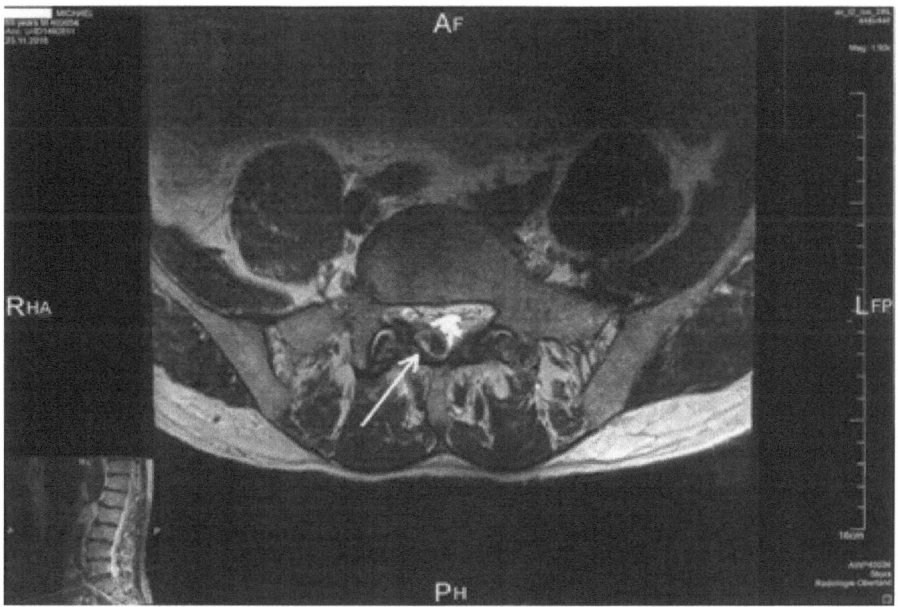

Abb. 195: Zystischer Tumor rechts auf Höhe L5/S1 von 4*1,5 cm Größe, mit Einblutung, als Auslöser der Synovialzyste findet sich eine Facettengelenks-arthrose mit einer chronischen raumfordernden Entzündung, welche die Aus-trittsstelle des Spinalnerven komprimiert. Die Zyste ist durch den Pfeil markiert, links unten Darstellung des MRT-Schnitt-Niveaus in Höhe von L5/S1.

Der Befund bildet nach Ansicht des Neurochirurgen angesichts der nur diskreten klinischen Symptomatik keine Operationsindikation.

Befund:

■ Als Synovialzyste oder Ganglion bezeichnet man einen zystischen Pseudo-tumor im Bereich einer Gelenkkapsel oder einer Sehnenscheide. Das Gang-lion ist in der Regel Ausdruck einer mechanischen Überbeanspruchung des entsprechenden Gelenks oder der jeweiligen Sehnenscheide im Sinne einer chronischen Entzündung, unter Umständen in Kombination mit einer bereits degenerativen organischen Veränderung.

■ Als Initialbefund zeigt sich eine radikuläre Hypästhesie im Segment S1 auf der Rückseite des Oberschenkels, Anästhesie über dem Sitzhöcker, darüber hinaus klagt der Patient über Schmerzen im unteren Rückenbereich. Keine motorischen Paresen, keine Ausstrahlung über die Wurzel S1 in den Unter-schenkel.

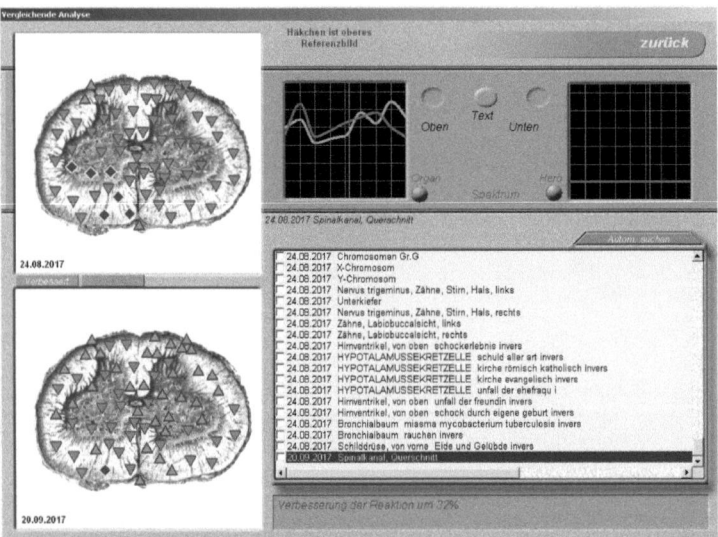

Abb. 196: *Spinalkanal Querschnitt: Rechts, passend zur Klinik und zum MRT-Befund, zeigt sich ein energetisches Defizit, das bei Nachuntersuchung einen Monat später nach Einnahme von Medicodes kaum mehr vorhanden ist, es findet sich eine Verbesserung um 32%. Beeindruckend zu sehen ist, dass die energetische Störung in der NLS-Analyse an exakt der Stelle der Synovialzyste markiert wird.*

■ Nachdem im MRT eine Facettengelenksarthrose beschrieben ist, besteht der Hinweis auf einen chronisch degenerativen Umbau, möglicherweise bedingt durch einen Beckenschiefstand. Entsprechend erfolgt die Testung auf das karmische Muster der „Missglückten Flucht", was sowohl in der kinesiologischen Prüfung als auch in der NLS-Analyse bestätigt werden kann.

■ Behandlung mit Medicodes: Programmierung der invertierten Information der Missglückten Flucht im Vorleben und der Information zur Stabilisierung der Wirbelsäule, der Relaxation von Muskeltriggerpunkten, der Lyse von Nerven in den einzelnen muskulären Kompartimenten u.v.m.

■ Resultat: Deutliche Verbesserung der klinischen Symptomatik, im Sitzen wie auch beim Gehen und bei komplexen Bewegungen der Wirbelsäule. Die Schmerzen im Rücken sind vollständig verschwunden. Die Anästhesie im Bereich des Sitzhöckers hat sich deutlich verändert, der Patient gibt an, in diesem Bereich nun seit Monaten wieder zum ersten Mal etwas zu spüren. Nach acht Wochen erneute Untersuchung des Patienten, die klinische Symptomatik ist weiterhin deutlich verbessert.

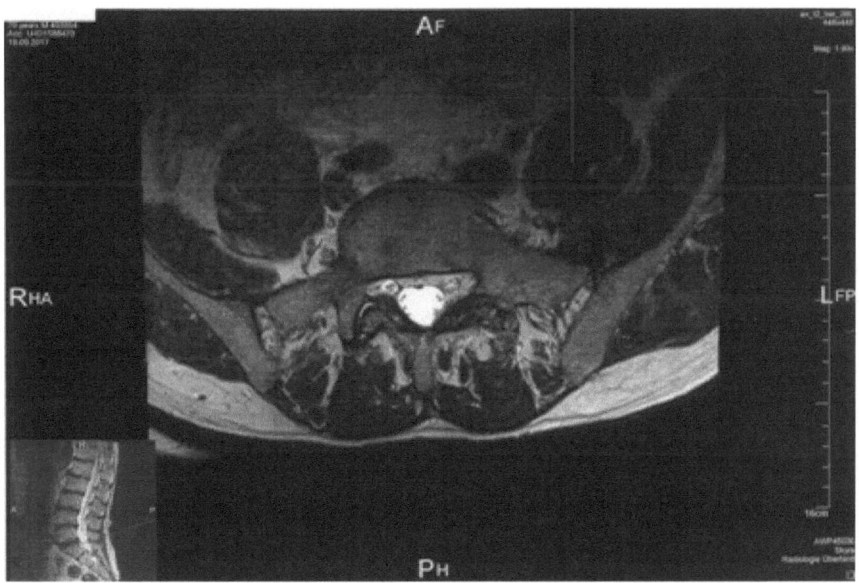

Abb. 197: *Erneute MRT -Untersuchung vier Monate später: Die Zyste ist vollständig verschwunden, es finden sich keine Beschwerden mehr. In diesem Sinne eine Entmaterialisierung der Zyste. Sechs Monate nach Behandlungsbeginn geht der Patient wieder seine gewohnten hochalpinen Skitouren ohne Probleme.*

Casuistik 22: Neuralgische Schulteramyotrophie

Definition aus schulmedizinischer Sicht: Die neuralgische Schulteramyotrophie ist eine selten auftretende, akute Entzündung des Plexus brachialis, die mit heftigen Schmerzen und Lähmungen der Schulter- und Armmuskulatur einhergeht. Die genaue Ursache der Erkrankung ist unbekannt. In vielen Fällen lässt sich eine immunologische Schädigung des Plexus im Sinne einer seronegativen Polyneuritis durch zirkulierende Immunkomplexe nachweisen. Gehäuft treten diese Fälle nach Impfungen, Virusinfekten (z.B. Coxsackie-Viren, Zytomegalie-Viren), starker muskulärer Belastung und bei Heroinabhängigen auf. Die Patienten leiden unter plötzlich einsetzenden, heftigen Schmerzen im Schulter- und Oberarmbereich. Der Schmerz ist nicht bewegungsabhängig, was ein wichtiges Kriterium für die Differentialdiagnose darstellt. Unter anhaltenden Schmerzen bildet sich innerhalb einer Woche eine schlaffe Parese der Schultermuskulatur aus. Am häufigsten ist der Musculus deltoideus betroffen, fakultativ der Musculus supraspinatus, Musculus infraspinatus, Musculus serratus anterior, Musculus trapezius und seltener die distalen Armmuskeln. In besonders schweren Fällen kann auch das Zwerchfell eingezogen sein. Im weiteren Verlauf atrophiert die betroffene Muskulatur im Vergleich zur Gegenseite und die Schulter wird schmerzhaft eingesteift. Sensibilitätsstörungen fehlen in der Regel oder sind nur gering ausgeprägt. Die beiden Arme sind nicht gleich häufig betroffen. Der isolierte Befall des rechten Armes macht rund 65% der Fälle auf, der isolierte Befall des linken Arms ca. 12% der Fälle. In etwa 23% der Fälle treten die Symptome an beiden Armen auf. Die frühzeitige Lagerung in Abduktion, in Verbindung mit der Verordnung von Kortikosteroiden, Schmerzmitteln, lokaler Wärmeanwendung und Bestrahlungsbehandlungen, erscheint am meisten Erfolg zu versprechen. Bei tolerablen Schmerzen sollte eine Krankengymnastik mit passiven und aktiven Bewegungsübungen durchgeführt werden. Auch ohne Therapie heilt die Erkrankung in etwa 3/4 der Fälle innerhalb von zwei Jahren aus.

Anamnese: Ein 69-jähriger Mann beantragt eine Fernanalyse und schickt die folgende Symptombeschreibung im Internet-Anftragsformular: „Obere Armplexusparese rechts mit Muskelatrophie bei V.a. neuralgische Schulteramyotrophie. An der linken Hand im Frühjahr schwerer Handgelenksbruch. Verbunden mit einer Operation und einer Platte im Handgelenk."

Befunde: In der NLS-Analyse zeigen sich folgende Befunde.

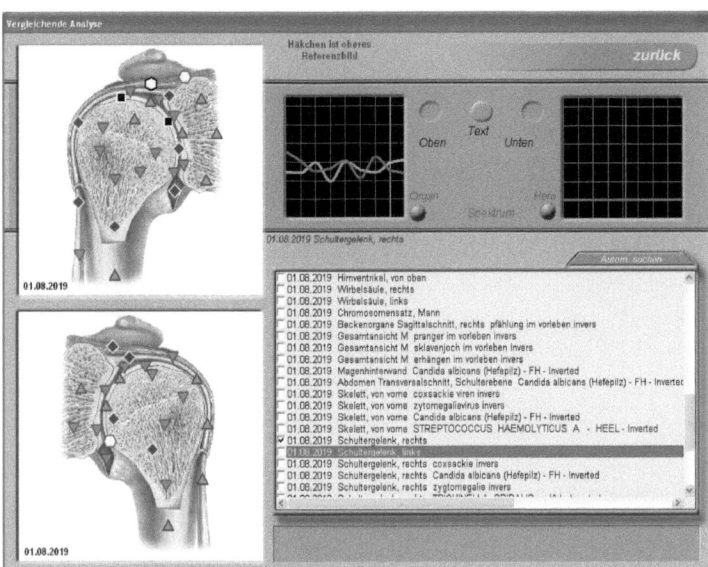

Abb. 198: *Schultergelenke: Schwere energetische Störung auf der rechten Seite, weniger auf der linken Seite.*

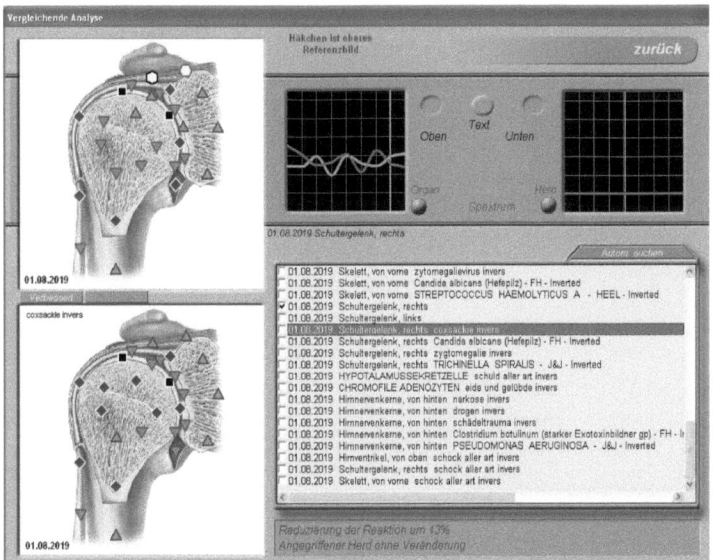

Abb. 199: *Schultergelenk rechts: Bei Invertierung von „Coxsackie" Reduzierung der Reaktion um 13%, d.h. es handelt sich nicht um die Folge einer Infektion durch Coxsackie Viren.*

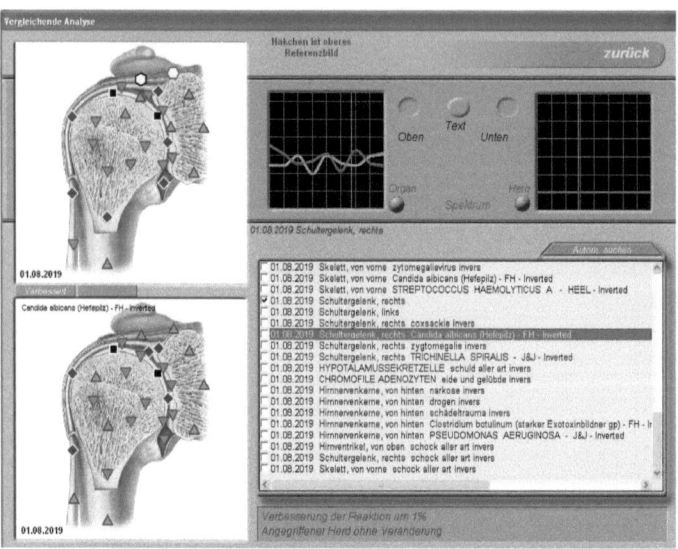

Abb. 200: *Schultergelenk rechts: Bei Invertierung von „Candida albicans"*
Verbesserung der Reaktion um 1%, d.h. es handelt sich nicht um die Folge einer
Infektion durch Candida albicans im Darm mit rheumatischer Symptomatik.

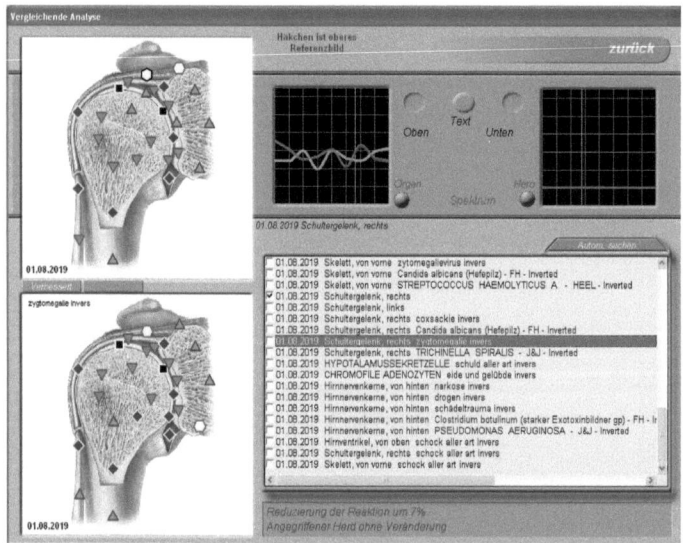

Abb. 201: *Schultergelenk rechts: Bei Invertierung von „Zytomegalie" Reduzie-*
rung der Reaktion um 7%, d.h. es handelt sich nicht um die Folge einer Infek-
tion durch Zytomegalie Viren.

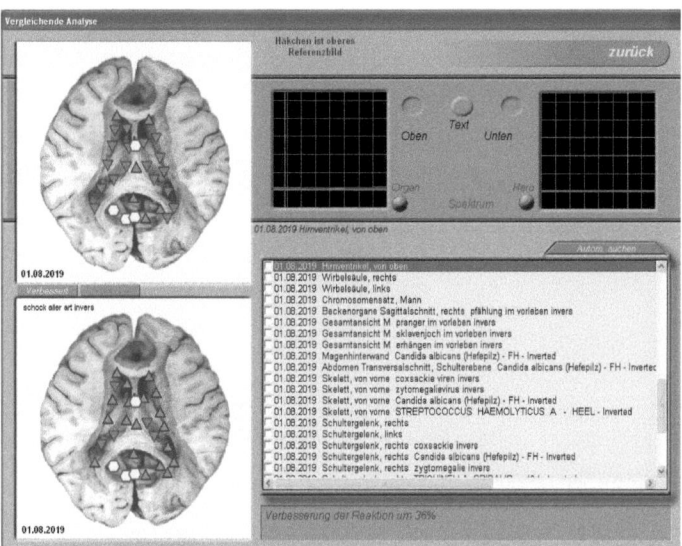

Abb. 202: *Hirnventrikel: Energetische Störung, bei Invertierung von „Schock aller Art" Verbesserung der Reaktion um 36%. Somit liegt eindeutig eine erhebliche Schockbelastung vor.*

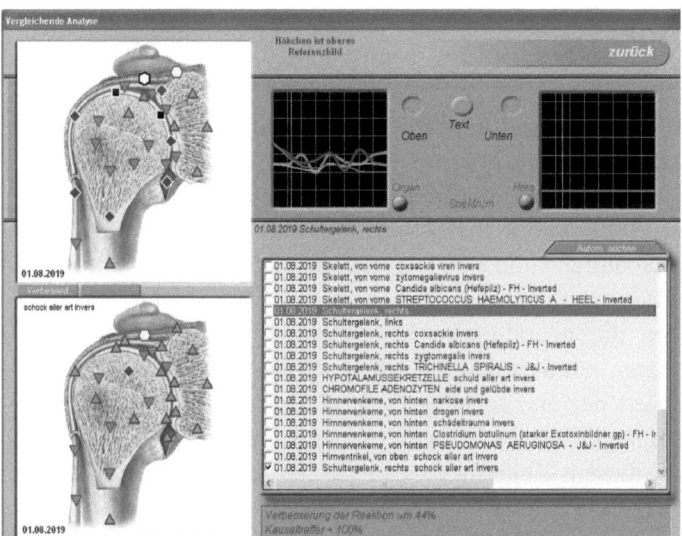

Abb. 203: *Schultergelenk rechts: Bei Invertierung von „Schock aller Art" Verbesserung der Reaktion um 44%. Somit liegt eindeutig eine erhebliche Schockbelastung auf der rechten Schulter vor.*

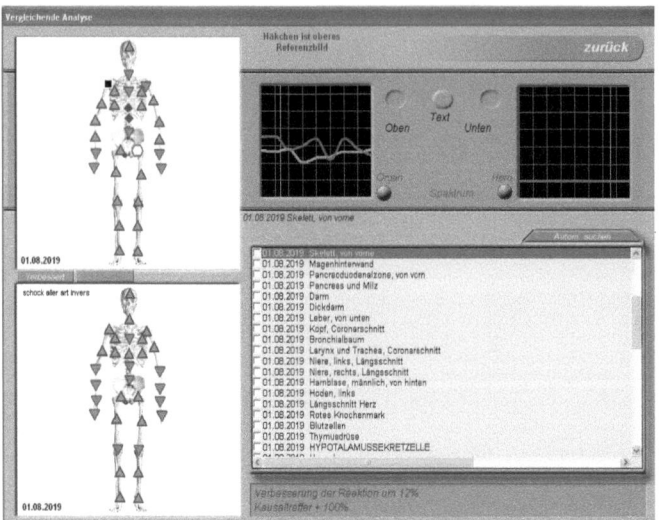

Abb. 204: *Skelett von vorne: Beeindruckend zu sehen ist die energetische Störung der rechten Schulter in Form der schwarzen Markierung, weniger auch auf der linken Schulter. Bei Invertierung von „Schock aller Art" Verbesserung der Reaktion um 12%, die Markierungen an den Schultern sind jetzt unauffällig. Somit liegt eindeutig eine erhebliche Schockbelastung auf beiden Schultern vor, rechts mehr als links.*

Bewertung: Dieser Fall bietet zahlreiche interessante Aspekte:

1. Die lokalisatorische Diagnostik der Fernanalyse über das NLS-Analysegerät ist bestechend, denn es zeigt sich in der Vergleichsansicht zwischen linker und rechter Schulter rechts ein ausgeprägtes energetisches Defizit. Auch auf der vom Patienten im Anamnesebogen nicht beschriebenen linken Schulter kann ein leichtes energetisches Defizit erkannt werden, was der schulmedizinischen Definition entspricht, wonach in seltenen Fällen die neuralgische Schulteramyotrophie auch beidseits vorkommen kann, häufiger jedoch rechts. Insbesondere in der Skelettansicht imponiert der energetische Befund der rechten Schulter in besonders markanter Weise, was man kaum glauben mag, befindet sich der Patient zu diesem Zeitpunkt weder in der Praxis noch ist er dem Therapeuten persönlich bekannt.

2. Die differentialdiagnostische Analyse mit Hilfe des NLS ist ebenfalls höchst beeindruckend: Weder Zytomegalieviren noch Coxsackieviren können im Vegetotest als Kausalität nachgewiesen werden, wie sie in der schulmedizinischen Definition als mögliche Erreger bei neuralgi-

scher Schulteramyotrophie beschrieben sind. Auch eine mögliche rheumatische Erkrankung der Schulter durch eine Darmdysbiose mit Candida albicans kann nicht nachgewiesen werden.

3. Eindeutig zeigt sich ein Schockerlebnis als kausal für die neuralgische Schulteramyotrophie. Erst durch den Befund einer energetischen Störung auf dem Hirnventrikel ergibt sich überhaupt der Hinweis auf ein mögliches Schockgeschehen. Und tatsächlich zeigt sich in der anschließenden Prüfung im Vegetotest auf „Schock aller Art" eine signifikante Reaktion an beiden Schultern.

4. Damit wird durch den Einsatz der NLS-Analyse bewiesen, was in psychosomatischen Kreisen immer diskutiert wird, dass die neuralgische Schulteramyotrophie keine primär somatische, sondern eine seelische Ursache in sich trägt.

5. Der entsprechend programmierte Medicode mit Ausleitung der energetischen Störung durch „Schock aller Art" führt in der Folge sehr schnell zu einem positiven Ergebnis: Die Symptomatik der neuralgischen Schulteramyotrophie verschwindet innerhalb von wenigen Wochen vollständig. Somit ist es nicht die somatische Therapie mit Analgetika und Corticosteroiden, die hier primär zum Einsatz kommen sollte, sondern eine seelische Therapie, die letztlich zum Erfolg führt: Im vorliegenden Fall die Therapie mit Medicodes.

6. Durch welchen konkreten Vorfall das Schockerlebnis ausgelöst wurde, wird nicht weiter eruiert. Dieser Zusammenhang ist auch nicht wichtig für die weitere Therapie mit Medicodes, denn es gilt, die energetische Störung auszuleiten, nicht den Vorgang an sich psychotherapeutisch und somit intellektuell zu bearbeiten. Vielfach sind solche Schockereignisse der betreffenden Person auch gar nicht bewusst oder bekannt, sondern stammen aus einer tiefen Schicht des Unterbewusstseins, unter Umständen in Verbindung mit einer in einem Vorleben erlittenen Misshandlung. So gibt es z.B. Schock durch Kastration im Vorleben, wo der Schock in Folge der Kastration auf dem Hirnventrikel gefunden wird.

Rückmeldung nach 3-wöchtiger Behandlung mit Medicodes:

Sehr geehrter Herr Dr. Künlen, ich wollte Ihnen nur kurz mitteilen, dass am letzten Tag des Medicodes es zu einer enormen Verbesserung gekommen ist! Der Physiotherapeut war ziemlich erstaunt über diesen Heilerfolg. Mein Mann ist sehr glücklich, ich auch. Vielen Dank. Ihnen ein schönes Wochenende, herzliche Grüße aus Köln, K. E.

Casuistik 23: Strenge Frisur

Anamnese: Ein Mann bittet um die energetisch-informatorische Begutachtung seiner 11-jährigen Enkelin Leonie, die bei dem Termin nicht anwesend und dem Therapeuten auch nicht persönlich bekannt ist. Es soll die Frage geklärt werden, ob die Enkelin eine energetische Disposition zur Tumorbildung in sich trägt. Zahlreiche Familienmitglieder mütterlicherseits seien an bösartigen Tumoren erkrankt, deshalb mache sich die Familie Sorgen um das Kind.

Befund: Nachdem es sich hier um eine Fernanalyse handelt, können keine karmischen Belastungen direkt an der Patientin exploriert werden.

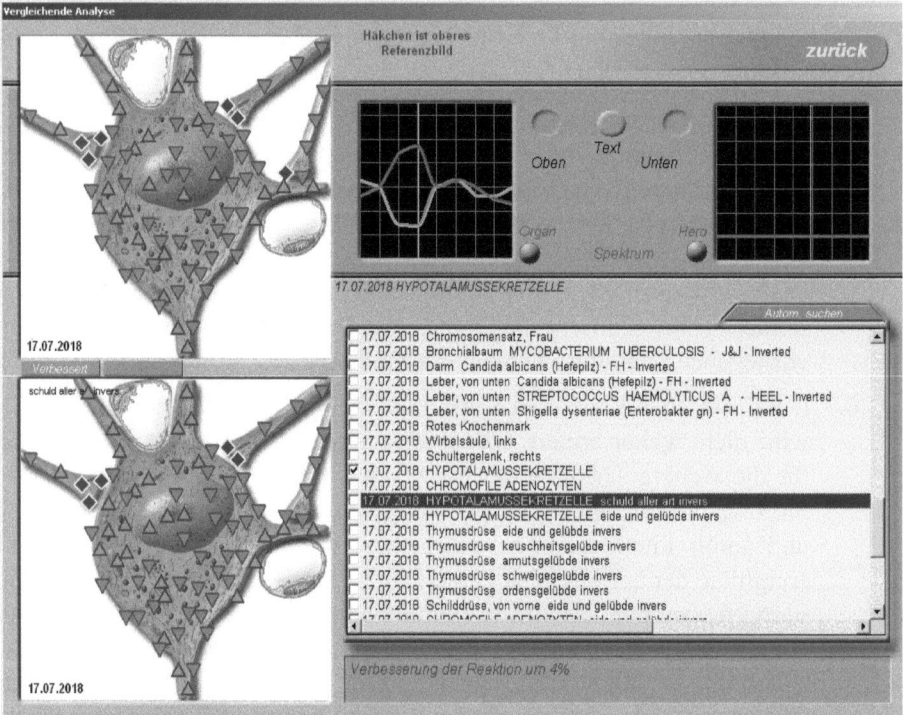

Abb. 205: Hypothalamussekretzelle: Überraschend deutliche energetische Belastung angesichts des jugendlichen Alters. Bei Invertierung von Schuld aller Art im Vegetotest zeigt sich eine Verbesserung des energetischen Befundes um nur 4%, damit kein signifikantes Ergebnis, die Hypothese muss verworfen werden.

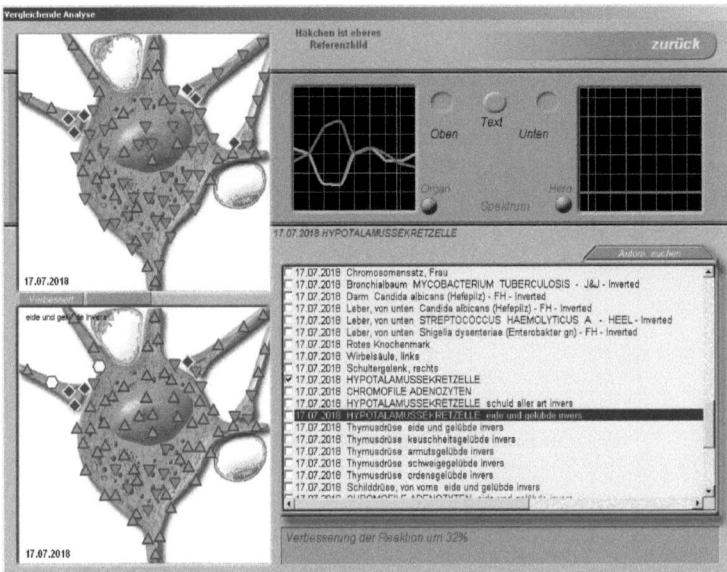

Abb. 206: *Hypothalamussekretzelle: Bei Invertierung von Eide und Gelübde im Vegetotest zeigt sich eine Verbesserung des energetischen Befundes um 32%.*

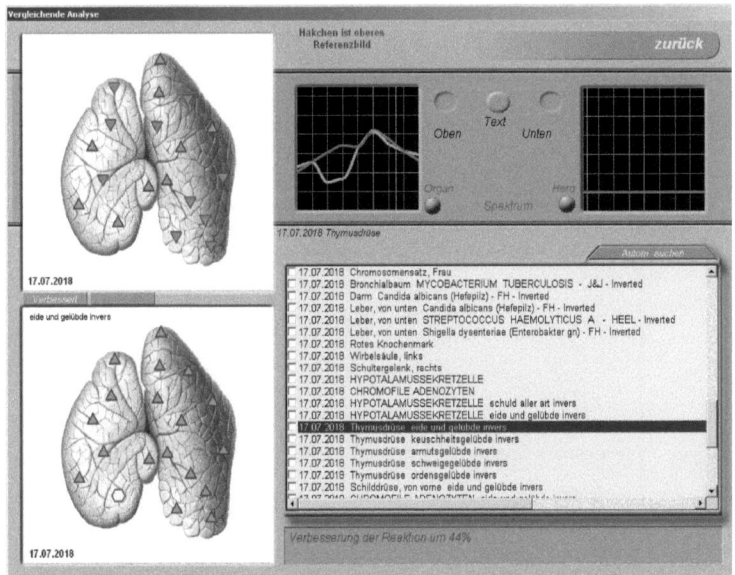

Abb. 207: *Thymusdrüse: Diskrete energetische Störung, bei Invertierung von Eide und Gelübde zeigt sich eine Verbesserung des energetischen Befundes um 44%.*

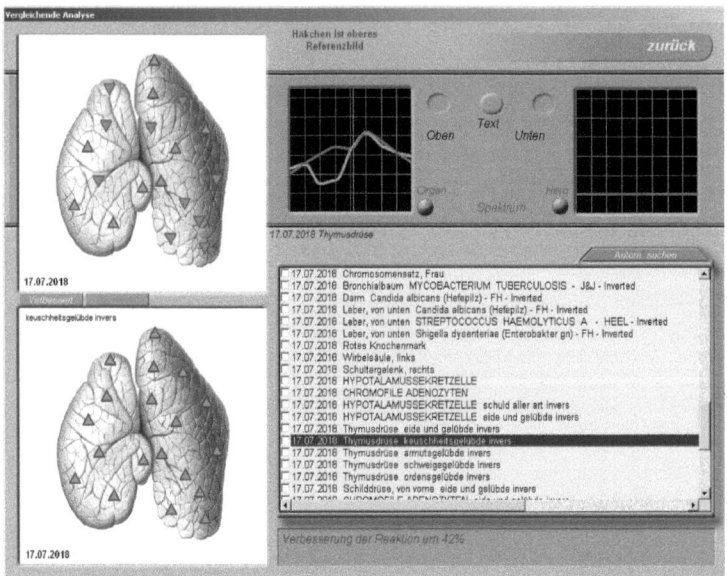

Abb. 208: *Thymusdrüse: Bei Invertierung von Keuschheitsgelübde zeigt sich eine Verbesserung des energetischen Befundes um 42%.*

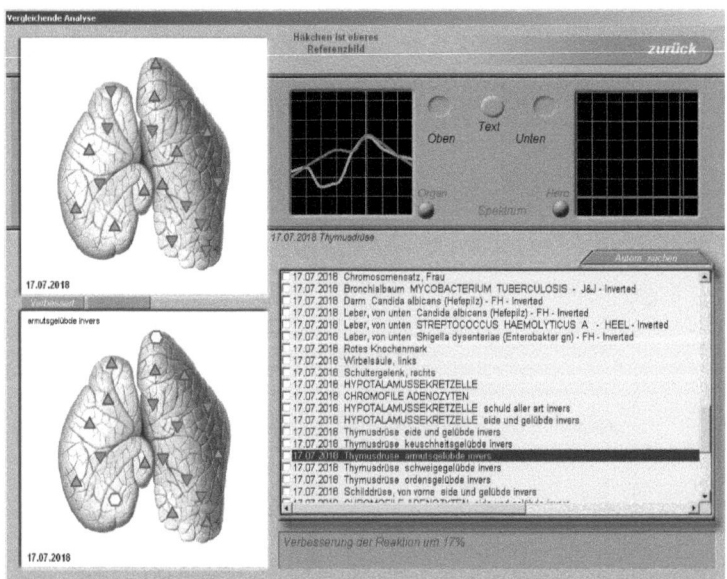

Abb. 209: *Thymusdrüse: Bei Invertierung von Armutsgelübde zeigt sich eine Verbesserung des energetischen Befundes um 17%.*

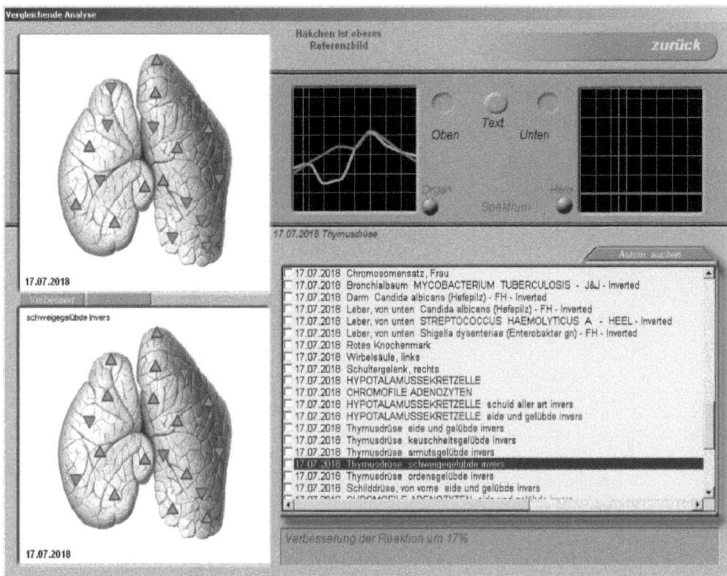

Abb. 210: *Thymusdrüse: Bei Invertierung von Schweigegelübde zeigt sich eine Verbesserung des energetischen Befundes um 17%.*

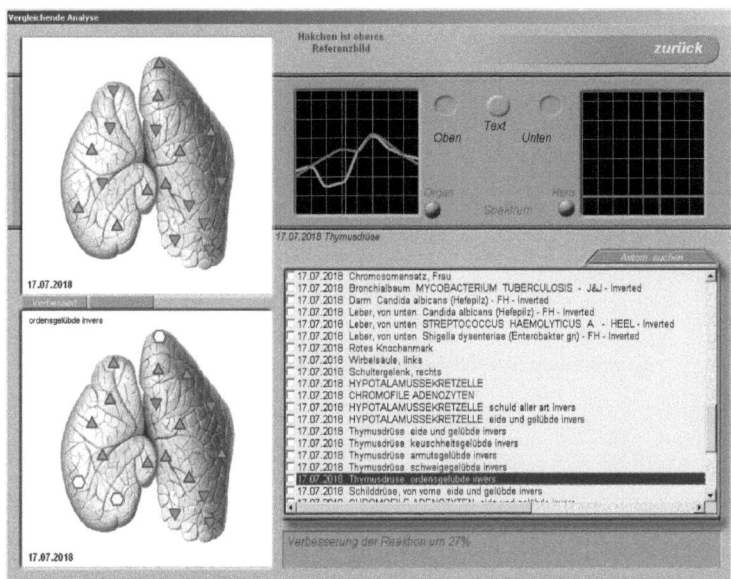

Abb. 211: *Thymusdrüse: Bei Invertierung von Ordensgelübde zeigt sich eine Verbesserung des energetischen Befundes um 27%.*

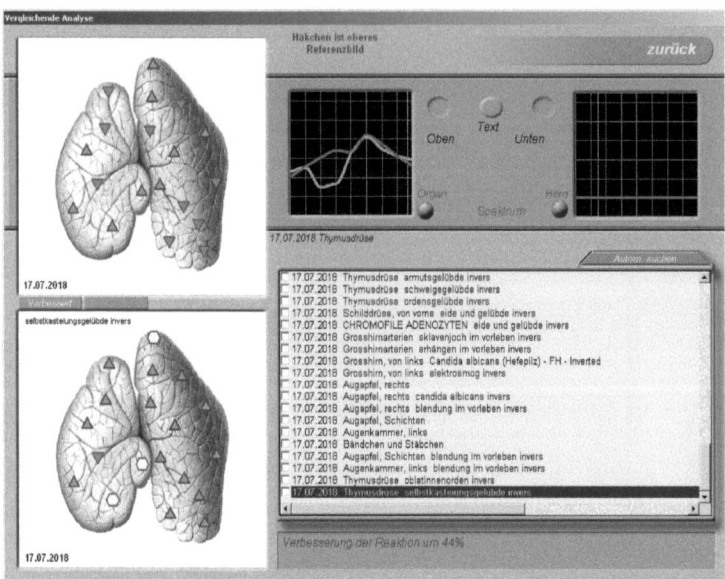

Abb. 212: *Thymusdrüse: Bei Invertierung von Selbstkasteiungsgelübde zeigt sich eine Verbesserung des energetischen Befundes um 44%.*

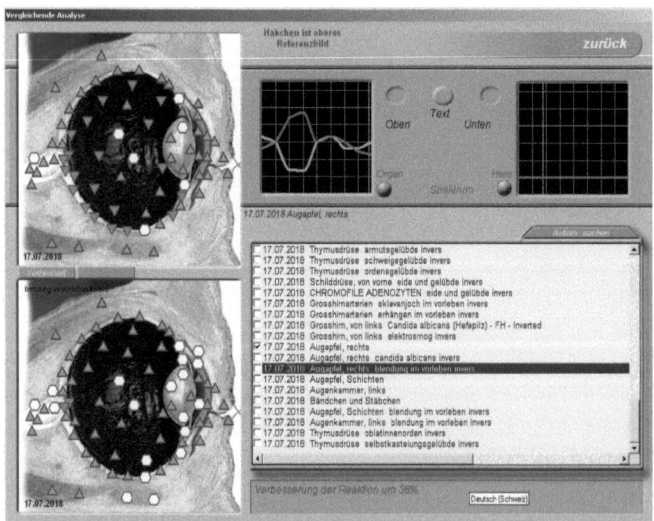

Abb. 213: *Augapfel rechts: Energetische Belastung, bei Invertierung von Blendung im Vorleben zeigt sich eine Verbesserung des energetischen Befundes um 36%.*

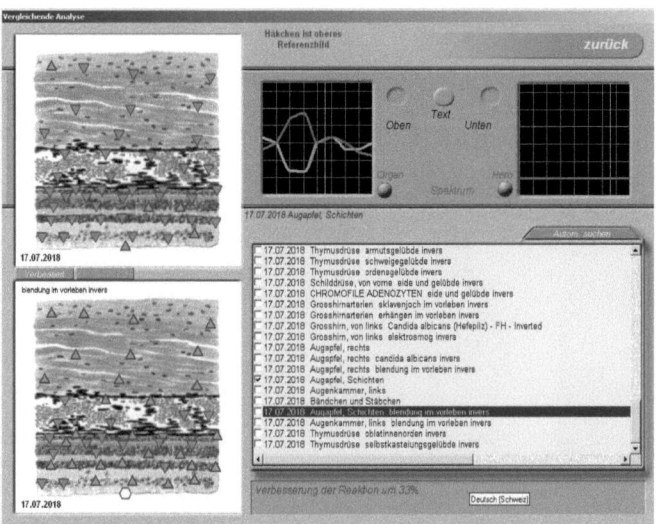

Abb. 214: *Augapfel Schichten: Energetische Belastung, bei Invertierung von „Blendung im Vorleben" zeigt sich eine Verbesserung des energetischen Befundes um 33%.*

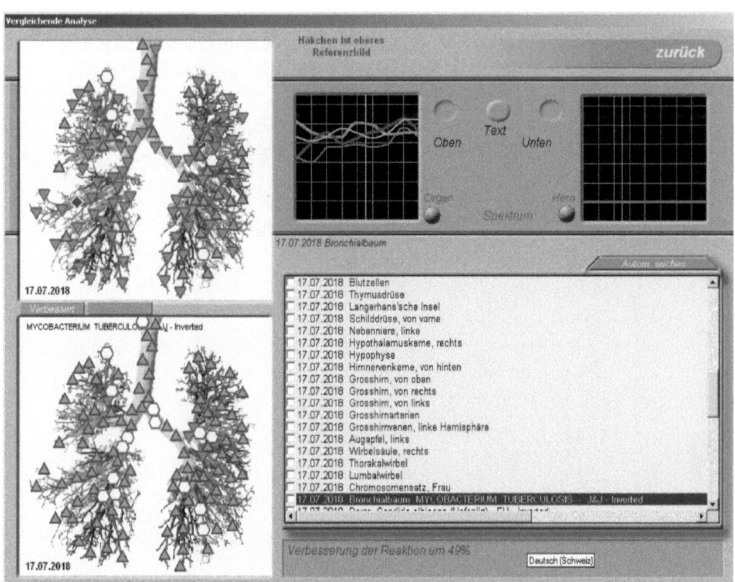

Abb. 215: *Bronchialbaum: Energetische Störung, bei Invertierung von Mycobacterium tuberculosis zeigt sich eine Verbesserung des energetischen Befundes um 49%.*

177

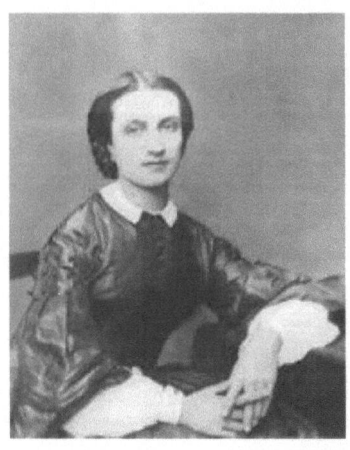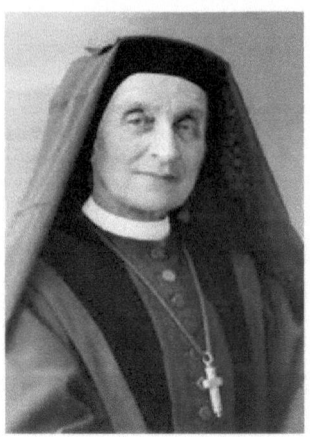

Abb. 216: *Die Tatsache, dass die Patientin Leonie heißt und dass ein Ordensgelübde so sehr im Vordergrund steht, veranlasst mich, im Internet nach einer heiligen Leonie zu suchen. Und tatsächlich: Die heilige Leonie (Franziska Salesia) Aviat (*1844 in Sézanne; †1914 in Perugia), Ordensschwester, gründete zusammen mit Louis Brisson die Oblatinnen des hl. Franz von Sales.*

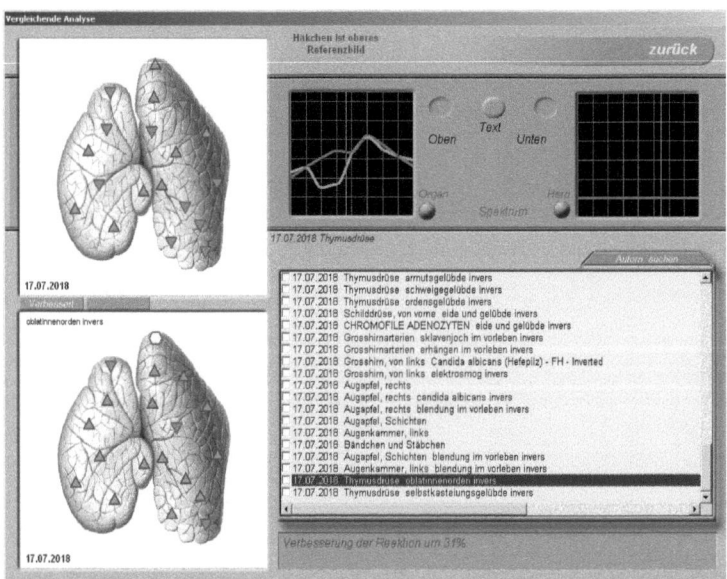

Abb. 217: *Thymusdrüse: Es erfolgt die Kontrolluntersuchung. Und tatsächlich: Bei Invertierung von Oblatinnenorden zeigt sich eine Verbesserung des energetischen Befundes um 31%.*

Leonie Aviat wurde am 16. September 1844 in Sézanne geboren. Als 11-Jährige kam sie in die Schule der vom heiligen Franz von Sales gegründeten Schwestern der Heimsuchung Mariens nach Troyes. Dort lernte sie Maria Salesia Chappuis, die Oberin des Klosters, und Louis Brisson kennen, der Spiritual des Klosters und Lehrer für Naturwissenschaft, Literatur und Religion war. Diese drei Persönlichkeiten – Franz von Sales, Maria Salesia Chappuis und Louis Brisson – sollten ihr weiteres Leben entscheidend beeinflussen.

1864 holte Leonie Aviat in einer Brillenfabrik ihrer Heimatstadt Sézanne die Brille für ihre Mutter ab. Dieses unscheinbare Ereignis war für sie die Geburtsstunde ihres Ordenslebens. Im 19. Jahrhundert entstanden überall in Frankreich durch die Industrialisierung Fabriken, in denen junge Frauen unter zum Teil sehr schlechten Bedingungen arbeiteten. Nach ihrem Besuch in der Brillenfabrik spürte sie, dass sie diesen Frauen zu helfen hatte. So ging sie zu Louis Brisson und erzählte ihm von ihrem Wunsch. Dieser war begeistert, denn er hatte ähnliche Ideen, nämlich den jungen Arbeiterinnen, die vom Land in die Stadt kamen, eine ordentliche Unterkunft und religiöse Erziehung zu bieten, damit sie nicht auf die schiefe Bahn kämen.

Am 11. April 1866 kam Leonie Aviat in das Haus für Jungarbeiterinnen, „Les Terrasses" genannt, um dort die Leitung des Hauses zu übernehmen. Zwei Jahre später gründete sie zusammen mit Louis Brisson die Ordensgemeinschaft der Oblatinnen des hl. Franz von Sales und begann am 30. Oktober 1886 mit dem Noviziat. Ihre Lehrmeisterin, die sie mit der Spiritualität des heiligen Franz von Sales vertraut machte, war Maria Salesia Chappuis. Die salesianische Spiritualität sollte nämlich die Grundlage der neuen Ordensgemeinschaft bilden. Am 11. Oktober 1871 versprach sie dann, ihr Leben in Armut, Ehelosigkeit und Gehorsam als Oblatin des hl. Franz von Sales zu verbringen. In Verehrung des heiligen Franz von Sales nahm sie den neuen Ordensnamen „Franziska Salesia" an. Ihr Leitwort lautete: „M'oublier entièrement" („mich selbst gänzlich vergessen"), um „ein kleines Werkzeug Gottes" zu werden. Am 20. September 1872 wurde sie einstimmig zur ersten Generaloberin der Kongregation gewählt. Dieses Amt übte sie bis 1879 aus. 1880 wechselte sie in ein Kloster nach Paris, um dort die Finanzen in Ordnung zu bringen. 1884 kehrte sie nach Troyes zurück und wurde 1893 erneut zur Generaloberin gewählt.

Ende des 19. Jahrhunderts hatte sich die neue Ordensgemeinschaft über Frankreich hinaus in die Schweiz, nach Italien, Österreich und England ausgebreitet. In Südafrika und Lateinamerika verfolgte man die Mission.

Im Zuge der vollkommenen Säkularisierung Frankreichs zu Beginn des 20. Jahrhunderts begann man mit der Säkularisation der Ordenshäuser und dem Vertreiben die Insassen. So mussten 1904 auch die Oblatinnen Frankreich verlassen. Sie gingen ins Exil nach Perugia in Italien. Dort starb Leonie Franziska Salesia Aviat am 10. Januar 1914 an einer Lungenentzündung.

Am 9. April 1961 wird ihr Leichnam von Perugia nach Troyes in die Krypta St. Gille des Klosters der Oblatinnen des hl. Franz von Sales überstellt. Am 11. April 1961 wird im Zuge ihres Seligsprechungsprozesses der Sarg geöffnet und dabei die Unversehrtheit ihres Leichnams festgestellt. Ihr Leichnam ruht auch heute noch in der Krypta St. Gille.

Am 27. September 1992 wurde Leonie Franziska Salesia Aviat von Papst Johannes Paul II. selig und am 25. November 2001 heiliggesprochen.

Bewertung: Der Großvater berichtet, dass er seit längerem eine Art von Tick bei seiner Enkelin Leonie beobachte: Immer sei es ihr ganz wichtig, dass sie die Haare streng und eng am Kopf anliegend nach hinten zusammenbinde. Was zunächst wie eine Vorliebe gewirkt habe, entwickle sich in letzter Zeit geradezu zu einer zwanghaften Störung. Betrachtet man das Bild der Heiligen Leonie, dann fallen ebenfalls die streng nach hinten gebundenen Haare auf. Dass die Patientin eine energetische Schwäche auf den Augen durch das karmische Muster der Blendung aufweist, ist ebenfalls bemerkenswert, zumal die Heilige Leonie seinerzeit auf Grund ihres Erlebnisse in der Brillenfabrik den inneren Drang zur Gründung eines eigenen Ordens verspürte. Dass die Heilige Leonie schließlich an einer Lungenentzündung verstorben ist, passt mit der miasmatischen Belastung der Bronchien durch Mycobacterium tuberculosis der bei der Patientin zusammen. Es lässt sich nun trefflich streiten, ob es sich bei dem Mädchen um die Reinkarnation der heiligen Leonie handelt oder ob solche Überlegungen an den Haaren herbeigezogen sind. Denkbar wäre natürlich auch, dass es eben Informationen sind, die auch von Verstorbenen bekanntlich im morphischen Feld des Universums fortbestehen, mit NLS-Analysen gemessen werden können, und die sich unter Umständen auf aktuell lebende Personen übertragen. Betrachtet man diesen Sachverhalt, so kann man mit Fug und Recht von einer Art Reinkarnation sprechen, zwar keine vollständige strukturelle Remanifestation in Form der Person von Leonie Aviat, wie sich das die morphologisch denkenden Menschen gerne vorstellen, doch zumindest das Fortbestehen von Informationen von Leonie Aviat in einem aktuell lebenden Mädchen namens Leonie.

Die gefundenen seelischen Informationen werden als invertierte Programmierungen auf Medicodes aufgespielt und durch das Mädchen über mehrere Wochen eingenommen. Es dauert insgesamt ca. 6 Monate, bis sich der Wunsche nach einer streng anliegenden Frisur verliert.

Casuistik 24: Angst vor Dunkelheit

Anamnese: Der Patient, 69 Jahre alt, kommt zur Abklärung wegen seiner Angstzustände, v.a. nachts in Dunkelheit. Unter dieser Symptomatik leide er schon seit vielen Jahren, jetzt habe ihn seine Frau überredet, sich doch einmal untersuchen zu lassen. Er sehe der Sache gelassen entgegen, wisse nicht, ob er von geistheilerischen Tätigkeiten viel halten solle.

Befund: In der Exploration finden sich keine karmischen Muster. Der Patient wirkt sehr freundlich und kooperativ, lacht gerne.

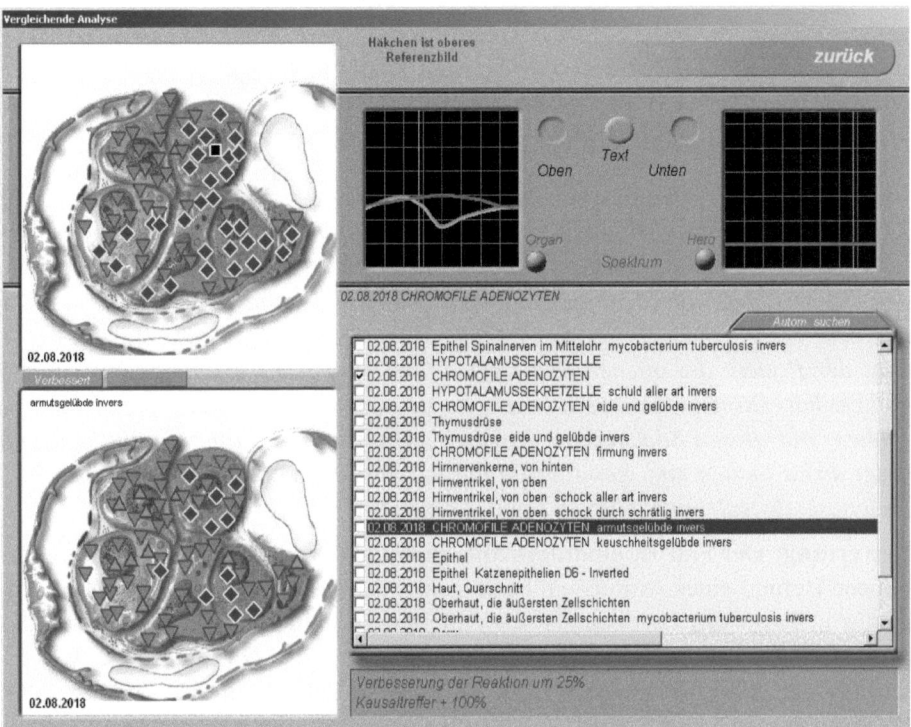

Abb. 218: *Chromophile Adenozyten: Energetische Störung, bei Invertierung von Armutsgelübde im Vegetotest kommt es zu einer Verbesserung des energetischen Befundes um 25%. Der Patient schaut zunächst etwas ungläubig und verständnislos, als ich ihn auf diesen Sachverhalt eines Armutsgelübdes hinweise. Der Patient meint, für sein Geld müsse man halt arbeiten, von allein käme es nicht. Aber dass er sehr arm sei, sei ihm nicht bewusst, dass er auf das Geld achte, schon eher.*

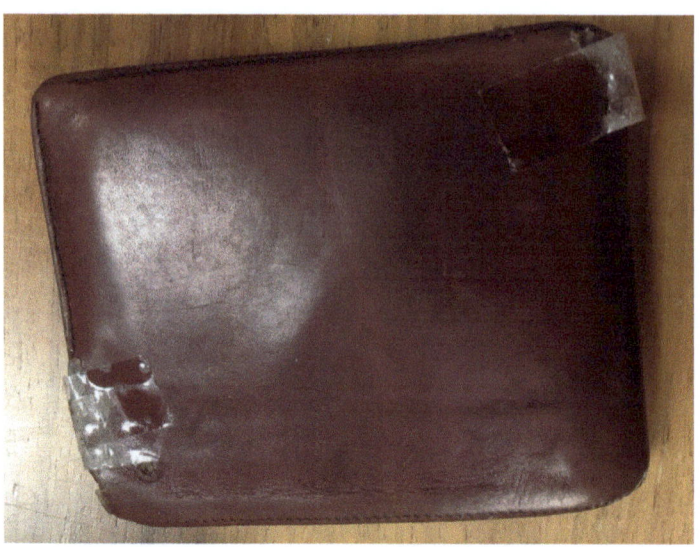

Abb. 219: Kuriosum: Während dieser Unterhaltung fällt mein Blick auf das Portemonnaie des Patienten, das dieser zu Beginn der Behandlungssitzung auf den Tisch gelegt hatte. Und da zeigt sich das Armutsgelübde plötzlich mehr als deutlich: An allen Ecken ist das Portemonnaie beschädigt und eingerissen, so dass der Patient die offenen Stellen notdürftig mit transparenten Klebestreifen geflickt hat. Diese an sich sind bereits so veraltet, dass sie wiederum abzufallen drohen. Auf diesen Sachverhalt hingewiesen staunt der Patient nicht schlecht, fängt an zu lachen und meint, ich hätte mit meiner Vermutung bzw. mit meiner Diagnose eines Armutsgelübdes wohl doch Recht.

Bewertung: Der Fall ist eindrucksvoll, zumal sich der in der NLS-Analyse erhobene Befund eines Armutsgelübdes zum Erstaunen aller so überraschend eindeutig in Form des Geldbeutels des Patienten offenbart. In der weiteren NLS-Analyse zeigt sich auch eine deutliche Belastung auf den Hirnventrikeln, was erfahrungsgemäß im Zusammenhang mit erlebten Schocks in Verbindung steht. Im Gespräch berichtet der Patient, dass er als Kind immer furchtbar Angst vor dem Schrätlig gehabt habe, eine in Graubünden bekannte Phantasiefigur, mit Hörnern und einem Schrecken einflößenden Äußeren. Vor dem Schrätlig habe er sich immer gefürchtet und habe auch heute noch Schauer über dem Rücken, wenn er davon erzähle, obwohl er jetzt doch schon so alt sei. Aber als Kind habe er häufig im Bett gelegen und sein Vater habe ihm mit dem Schrätlig gedroht, wenn er jetzt nicht bald schlafe. Danach habe er auch von dieser Figur geträumt. Nach homöopathischer Ausleitungstherapie verbessert sich die Symptomatik im Verlauf der folgenden Wochen tatsächlich deutlich.

Casuistik 25: Suizidträume

Anamnese: Ein 55-jähriger Patient kommt in die Behandlung zum Ausschluss von feinstofflichen Störungen, ohne dass aktuell Beschwerden existieren.

Befund: In der Exploration der karmischen Muster zeigt sich ein unauffälliger Befund. In der NLS-Analyse ergibt sich eine energetische Störung auf dem Roten Knochenmark, ausgelöst durch die miasmatische Belastung mit Treponema pallidum. Bei Invertierung von Treponema pallidum im Vegetotest zeigt sich eine Verbesserung der Reaktion um 48%. Symptome im Sinne einer Selbstzerstörung seien bislang keine auftreten, weder eine erhöhte Unfallneigung noch eine Tumorerkrankung oder eine Psychose. Jedoch haben sich die Großmuter väterlicherseits als auch der eigene Vater auf Grund einer schweren Depression suizidiert. Die invertierte Information von Treponema pallidum wird alsdann auf Medicodes aufgespielt und dem Patienten zur Einnahme mitgegeben. Interessanterweise meldet sich der Patient nach einer Woche per mail, um zu fragen, ob es normal sei, dass er seit der Behandlung jede Nacht intensiv von Selbstmorden und Selbstzerstörungen träumt. Das belaste ihn sehr, zumal er wisse, dass in der NLS-Analyse das Treponema pallidum auf dem Roten Knochenmark gefunden worden sei, was für seine Selbstzerstörungspotenz und die Gefahr eines Suizids verantwortlich sei. Zwar habe er in den letzten Tagen und auch noch nie zuvor reale Selbstmordabsichten gehabt, aber er frage sich doch, ob hier nicht etwas durch die informatorische Behandlung ausgelöst worden sei. Mit dem Patienten wird vereinbart, dass er zunächst einmal zuwarten und prüfen soll, ob sich die Trauminhalte nicht wieder normalisieren und es sich beim aktuellen Zustand um eine Erstverschlechterung bei homöopathischer Ausleitung von Treponema pallidum handle. Im Fall von realen Selbstmordabsichten wird empfohlen, sich unmittelbar in psychiatrische Behandlung zu begeben. Und tatsächlich: Nach einer Woche sind die suizidalen Träume verschwunden, tauchen im weiteren Verlauf auch nicht mehr auf, und in der Nachkontrolle der NLS-Analyse zeigt sich nun ein Normalbefund im Roten Knochenmark.

Bewertung: Insofern hat man es in der Digitalmedizin mit dem gleichen Problem zu tun wie auch in der Schulmedizin: Dort ist bekannt, dass durch die Gabe eines Antidepressivums vielfach der Antrieb des Patienten kurzfristig gesteigert wird, während die affektive Verbesserung Wochen braucht, bis eine erkennbare Wirkung eintritt. Diese Phase ist insbesondere bei den antriebssteigernden Antidepressiva gefürchtet, da sie nicht selten dazu führt, dass Patienten die Antriebssteigerung dazu nutzen, um sich das Leben zu nehmen. Deshalb gilt in der Psychiatrie die goldene Regel, auf antriebssteigernde Antidepressiva zu Therapiebeginn nach Möglichkeit zu verzichten und eher sedierende Präparate zu verordnen, die die Latenz bis zum Eintritt der Affektsteigerung überbrücken und damit die Gefahr eines Suizids minimieren. Ein analoges Problem hat der Therapeut, wie eben geschildert, auch in der Homöopathie: Zwar kommt es nicht zu einer Antriebssteigerung bei Ausleitung von Treponema pallidum, aber die seelischen Störungen arbeiten im Unterbewusstsein und werden über die Träume evident. In all den Jahren meiner therapeutischen Tätigkeit kam es jedoch nie soweit, dass durch eine homöopathische Ausleitungstherapie tatsächlich suizidale Impulse ausgelöst worden wären. Gleichwohl gilt es den Patienten auf eine mögliche Erstverschlechterung hinzuweisen und mit ihm entsprechende Handlungsstrategien vorab abzuklären.

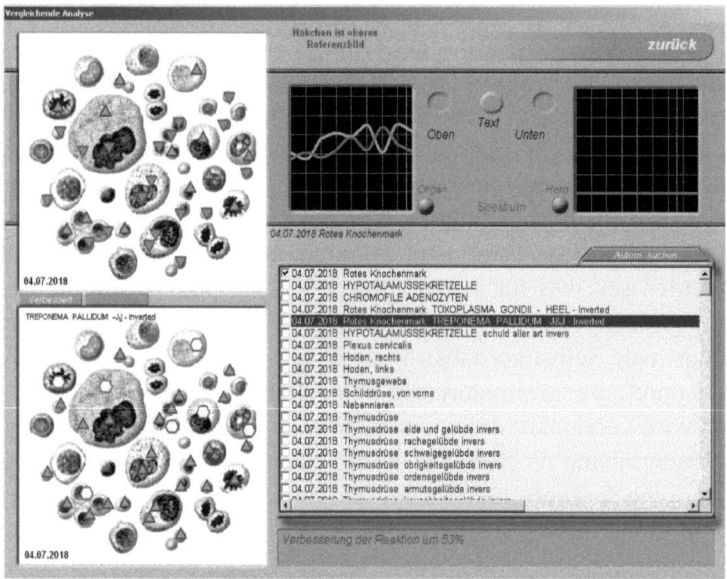

Abb. 220: *Rotes Knochenmark: Deutliche energetische Störung, bei Invertierung von Treponema pallidum kommt es zu einer Verbesserung des energetischen Befundes um 53%. Informatorische Belastungen durch Treponema pallidum wirken wie ein* **Selbstzerstörungsprogramm** *im Körper. Die Patienten erleiden zahlreiche ungeklärte Unfälle, depressive Psychosen mit Suizidalität und vielfach auch maligne Erkrankungen. Entsprechende energetische Belastungen finden sich typischerweise nicht nur auf dem Roten Knochenmark, sondern auch lokoregional auf dem betreffenden Organ, bei Psychosen z.B. im Gehirn und im Hirnventrikel. Analoge Konstellationen finden sich bei energetisch-informatorischer Belastung durch Toxoplasmose durch den Erreger Toxoplasma gondii. Der Umfang der energetischen Verbesserung durch die Invertierung lässt Rückschlüsse auf die Suizidalitätsneigung zu. Bei Werten ab 80% besteht Suizidgefahr.*

Casuistik 26: Herzrhythmusstörungen

Anamnese: Der Patient, 46 Jahre alt, kommt in die Praxis wegen seit Jahren bestehenden Herzrhythmusstörungen[9] im Rahmen eines schulmedizinisch diagnostizierten Vorhofflimmerns. Nach eigenen Angaben begann die Symptomatik, als er mit 13 Jahren in der Badewanne onanierte und dabei ertappt wurde. Auch sei er vor einigen Jahren operiert worden und beim Aufwachen im Aufwachraum unsanft aus der Narkose geweckt worden.

Befunde:

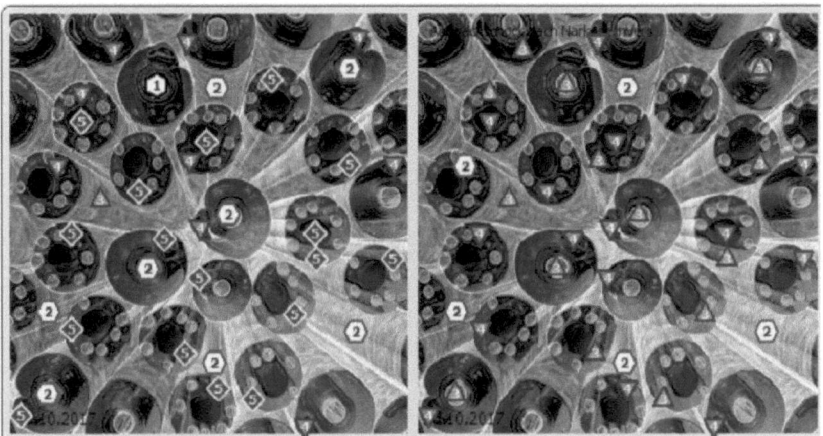

Verstärkung Kompensationsreaktionen 46%

26.10.2017 WEISSE SUBSTANZ

Abb. 221: *In der weißen Substanz des Gehirns zeigt sich eine deutliche energetische Belastung, die sich bei Invertierung von Aufwachschock durch Narkose um 46% gebessert ist.*

---

[9] Unter Herzrhythmusstörungen bzw. Arrhythmien versteht man Unregelmäßigkeiten der Herzaktion. Die normale Aktionsfolge des Herzens geht auf die rhythmische Reizbildung im Sinusknoten und die Erregungsleitung zurück. Diese erfolgt, von einer respiratorischen Arrhythmie abgesehen, gleichmäßig in bestimmten Grenzen. Der normale Herzrhythmus wird demnach als Sinusrhythmus bezeichnet. Neurovegetativ gesteuerte Frequenzänderungen gestalten die Kreislaufanpassung an Ruhe- oder Belastungsbedingungen. Frequenzen unter 60 pro Minute werden als Bradykardie, über 100 Schläge pro Minute als Tachykardie bezeichnet. Arrhythmien sind häufig Symptome oder Hinweise auf andere Erkrankungen des Herzens oder Ausdruck von neurovegetativer Dysregulation. Ursache für Rhythmusstörungen des Herzens können unter anderem nervöse und vegetative Faktoren, toxische Einflüsse (Medikamente) und organische Myokardschädigungen (z.B. Myokarditis) sein. In einer Reihe von Fällen ist jedoch eine genaue Ursachenklärung nicht möglich.

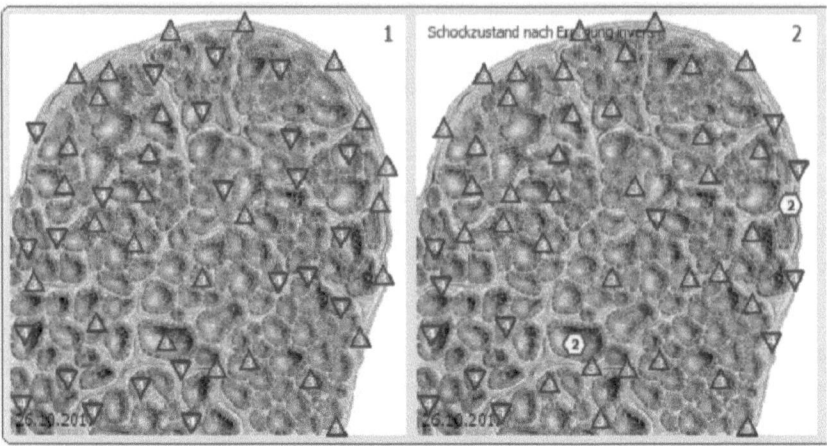

Verstärkung Kompensationsreaktionen 20%

26.10.2017 SCHILD- UND BEISCHILDDRÜSE

Abb. 222: *An der Schilddrüse und Nebenschulddrüse zeigt sich eine energetische Belastung, die bei Invertierung von Schockzustand nach Erregung um 20% verbessert ist.*

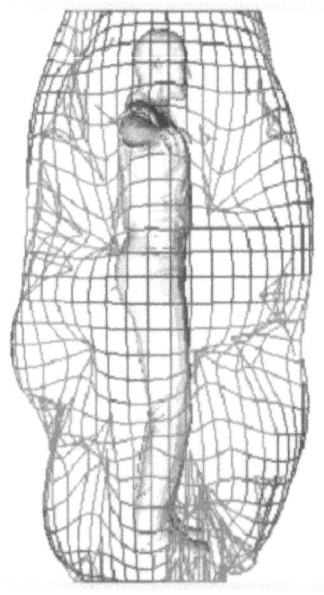

Abb. 223: *Die Darstellung der Aura zeigt eine generelle Störung, insbesondere im Bereich des Kreuzbeins.*

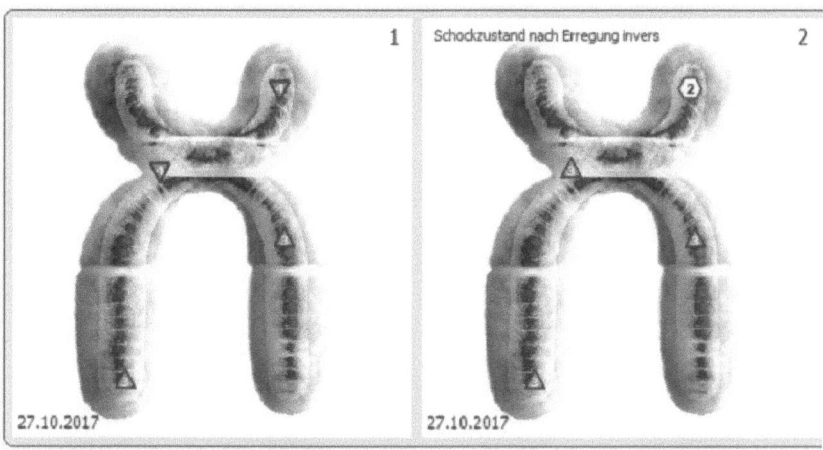

Abb. 224: *Auf dem Y-Chromosom zeigt sich eine Belastung, die durch Invertierung von Schockzustand nach Erregung um 51% gebessert ist.*

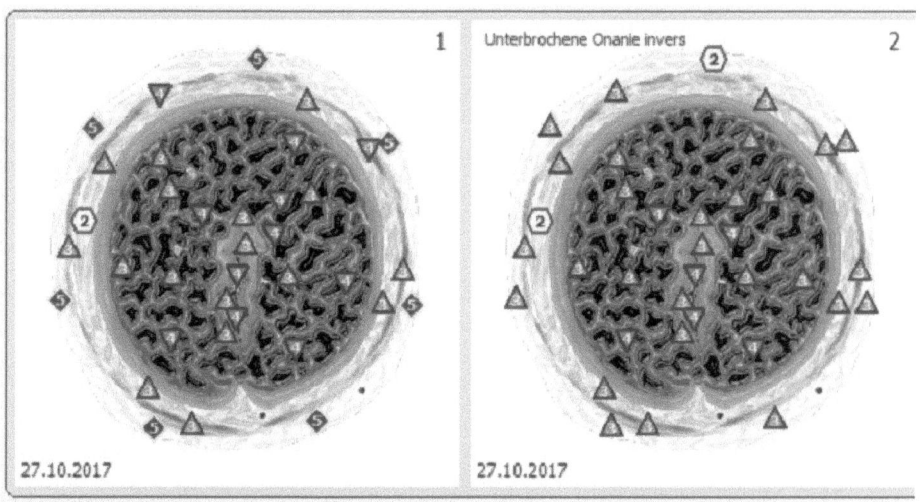

Abb. 225: *Energetische Belastung auf der Eichel, durch Invertierung von „Unterbrochene Onanie" zeigt sich eine Verbesserung um 43%.*

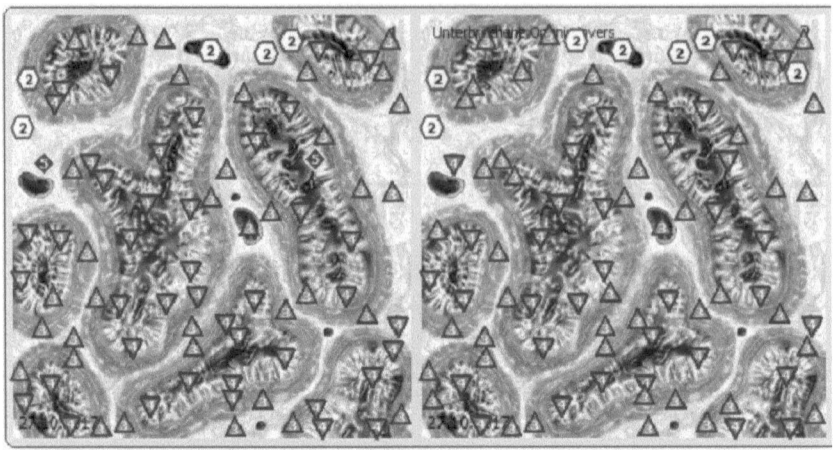

Verstärkung Kompensationsreaktionen 14%

27.10.2017 SAMENBLÄSCHEN

Abb. 226: *Energetische Belastung in den Samenbläschen, Verbesserung des Befundes um 14% bei Invertierung von „Unterbrochene Onanie".*

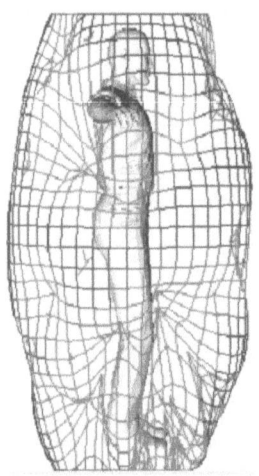

Abb. 227: *Nach Ausleitung der Schocksymptomatik durch Medicodes kommt es in den folgenden Wochen zu einer Verbesserung der klinischen Symptomatik wie auch des energetischen Aurabildes.*

Bewertung: Schockerlebnisse unterschiedlicher Ursache, auch z.B. durch unsanftes Erwachen aus Narkosen, führen zu schweren psychische und/oder somatischen Störungen, die in der NLS-Analyse feinstofflich noch Jahrzehnte später gemessen werden können.

Casuistik 27: Fettgewebswucherungen

Anamnese: Der Patient, 49 Jahre alt, kommt in die Behandlung, um sich „durchchecken" zu lassen. Er habe keinen aktuellen Anlass, es gehe ihm soweit ganz gut, allerdings fühle er, dass irgendetwas in ihm nicht ganz stimme. Vor fünf Jahren sei er an einer schweren Schizophrenie erkrankt, deretwegen er längere Zeit im psychiatrischen Fachkrankenhaus war. Seitdem nehme er Seroquel 300 mg retard, eine Tablette morgens, was ihn nach eigenen Angaben gerettet habe. Er sei sich im Klaren, dass das eine sehr starke Medikation sei, aber seitdem höre er keine Stimmen mehr, die ihm seinerzeit befohlen hätten, sich umzubringen. Einmal habe er einen Suizidversuch unternommen, der aber glücklicherweise gescheitert sei. Er sei ein Leistungssportler, gehe gerne an seine Grenzen, habe diese Grenzen wohl auch schon einige male überschritten, denn er habe sich schon quasi an allen Körperstellen schwer verletzt. Als Radrennfahrer habe er diverse schwere Stürze erlitten, mit Arm- und Beinbrüchen, Quetschungen, Prellungen, Schädeltraumata, Muskelabrissen z.B. des M. quadriceps an der Kniescheibe u.v.m. Mehr als zehnmal sei er schon operiert worden.

Befunde: Der Patient ist etwa 1,90 m groß, voll durchtrainiert, muskulös und drahtig. In der Szene des Scatingsports mische er ganz vorne mit. In der Exploration finden sich das karmische Muster der Angst vor tiefem Wasser. Als ich den Patienten frage, ob er Angst vor Hunden oder Katzen habe, zieht er ungefragt ein Klappmesser aus einem Lederetui am Bein, klappt das Messer auf und zeigt es mir: Das trage er ständig mit sich, weil er so große Angst vor Hunden habe. In der sich anschließenden kinesiologischen Prüfung zeigt sich ein höchst auffälliger Befund bei der Prüfung auf das karmische Muster der Angst vor tiefem Wasser. Dazu muss man wissen, dass in der Antike und im Mittelalter Menschen ertränkt wurden, indem man ihnen einen Sack überstülpte, verschnürte und zuvor zur Intensivierung des Todeskampfes ein lebendes Tier mit in den Sack gab, entweder ein Huhn, einen Hund oder eine Katze. Diese sollten sich im Todeskampf in die Person verbeißen. Nach Auflösung des karmischen Musters steht der Patient in der kinesiologischen Nachprüfung stabil. Die Erfahrung zeigt: Löst der Therapeut das karmische Muster der Angst vor tiefem Wasser auf, dann verschwindet nicht nur die Angst vor tiefem Wasser, sondern auch die damit verbundenen Symptome der Claustrophobie sowie der Angst vor Hunden oder Katzen.

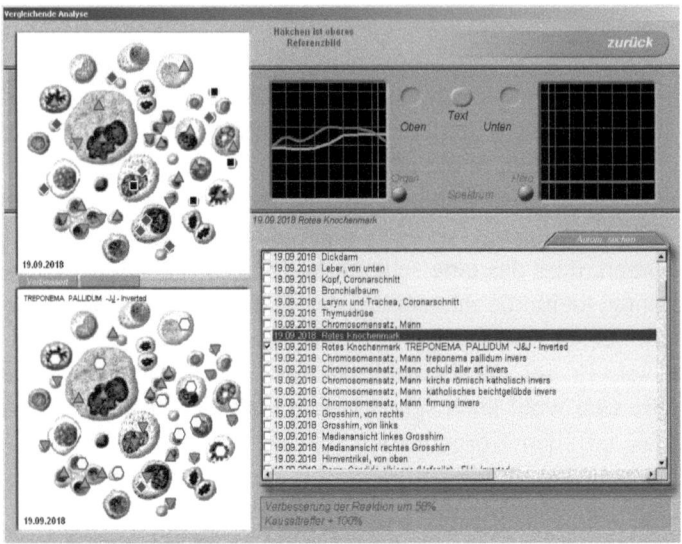

Abb. 228: *Rotes Knochenmark: Schwere energetische Störung, ausgelöst durch Treponema pallidum. Bei Invertierung Verbesserung des energetischen Befundes um 58% bei einer Kausaltrefferquote von 100%.*

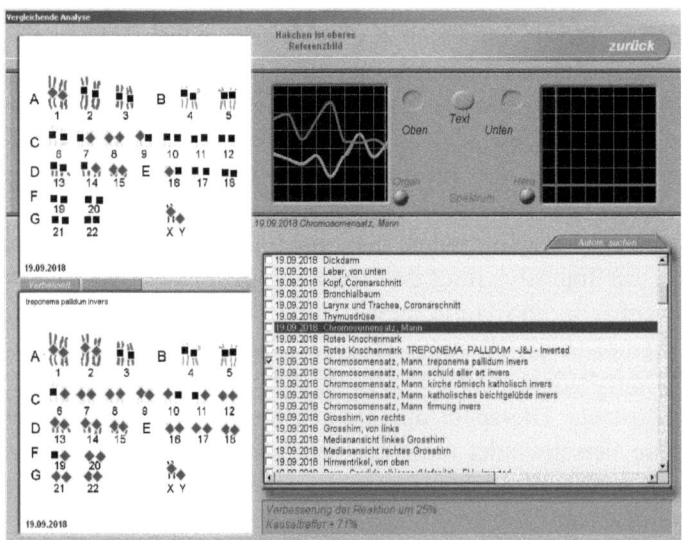

Abb. 229: *Chromosomen Mann: Schwere energetische Störung, bei Testung auf Treponema pallidum im Vegetotest Verbesserung der Reaktion um 25%, was zwar signifikant, aber keineswegs kausal ist bei einer Kausaltrefferquote von nur 71%.*

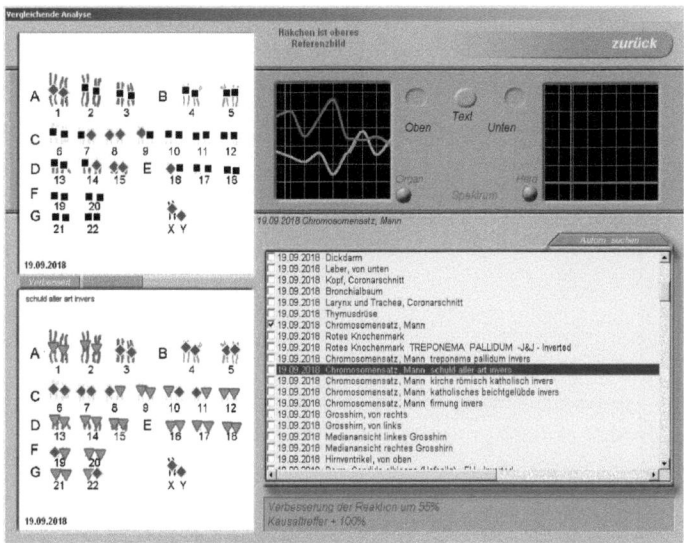

Abb. 230: *Chromosomen Mann: Bei Testung auf Schuld aller Art im Vegetotest Verbesserung der Reaktion um 55%, was signifikant ist bei einer Kausaltrefferquote von 100%.*

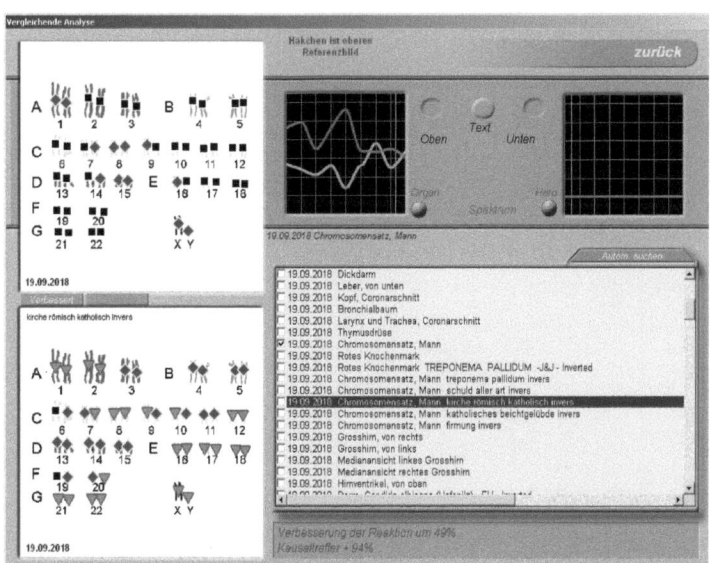

Abb. 231: *Chromosomen Mann: Bei Testung auf Kirche römisch katholisch im Vegetotest Verbesserung der Reaktion um 49% bei einer Kausaltrefferquote von 94%.*

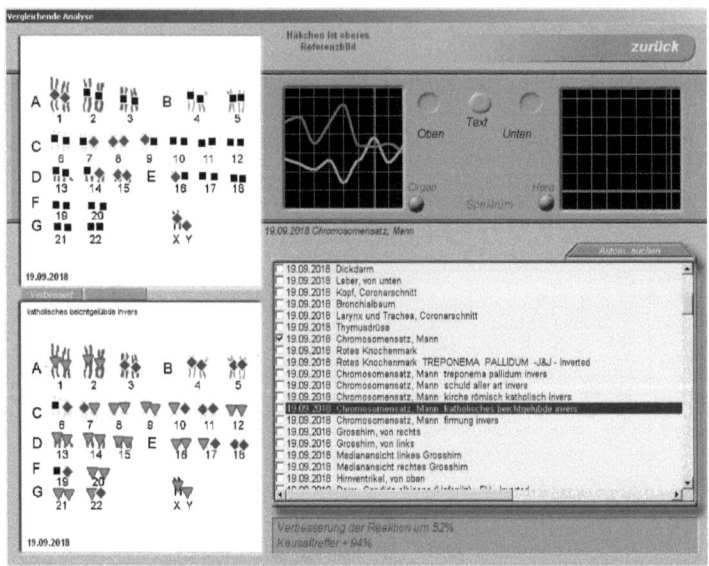

Abb. 232: *Chromosomen Mann: Bei Testung auf katholisches Beichtgelübde Verbesserung der Reaktion um 52% bei einer Kausaltrefferquote von 94%.*

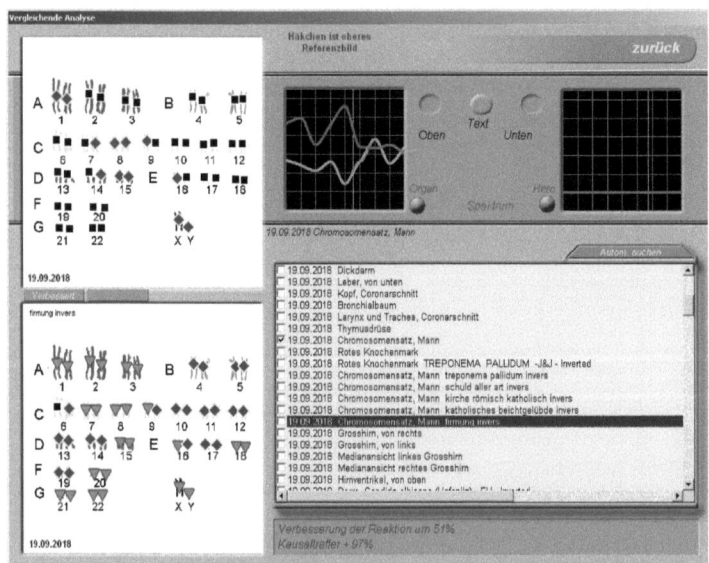

Abb. 233: *Chromosomen Mann: Bei Testung auf Firmung Verbesserung der Reaktion um 51% bei einer Kausaltrefferquote von 97%.*

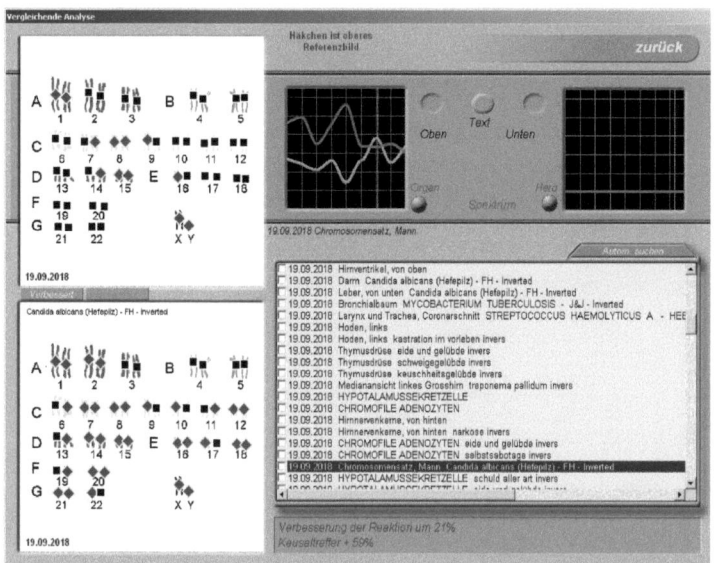

Abb. 234: *Chromosomen Mann: Bei Testung auf Candida albicans Verbesserung der Reaktion um 21% bei einer Kausaltrefferquote von 21%, d.h. keine signifikante Kausalität.*

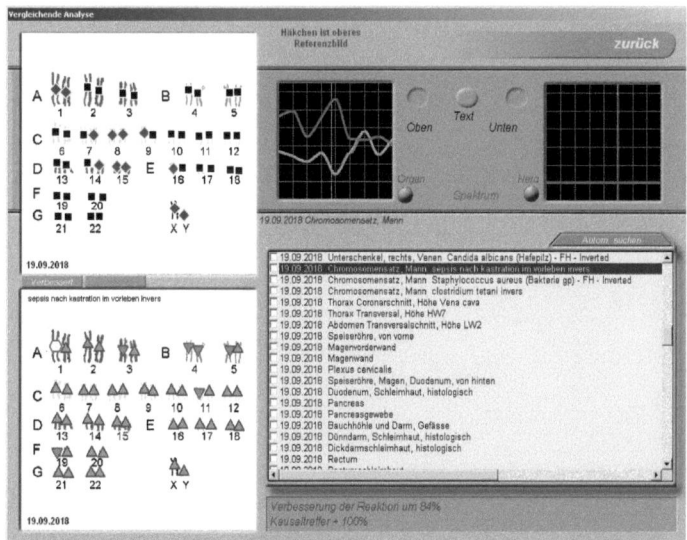

Abb. 235: *Chromosomen Mann: Bei Testung auf Sepsis nach Kastration Verbesserung der Reaktion um 84% bei einer Kausaltrefferquote von 100%, d.h. hoch signifikante Kausalität.*

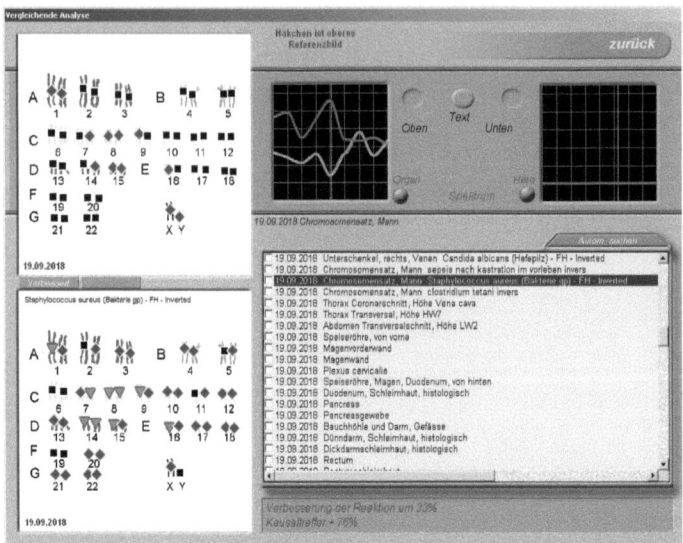

Abb. 236: *Chromosomen Mann: Bei Testung auf Staphylococcus aureus Verbesserung der Reaktion um nur 33% bei einer Kausaltrefferquote von 76%, d.h. keine signifikante Kausalität.*

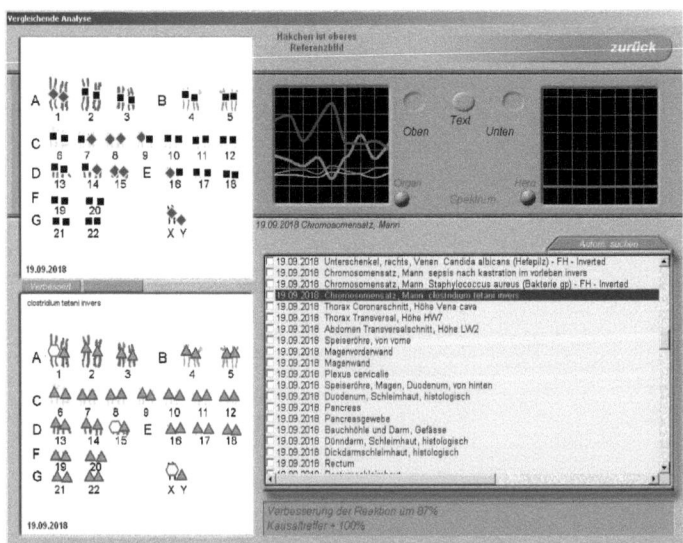

Abb. 237: *Chromosomen Mann: Bei Testung auf Clostridium tetani im Vegetotest Verbesserung der Reaktion um 87% bei einer Kausaltrefferquote von 100%, d.h. der zugrunde liegende Erreger ist gefunden, der Patient ist im Vorleben an einer Tetanusinfektion zugrunde gegangen.*

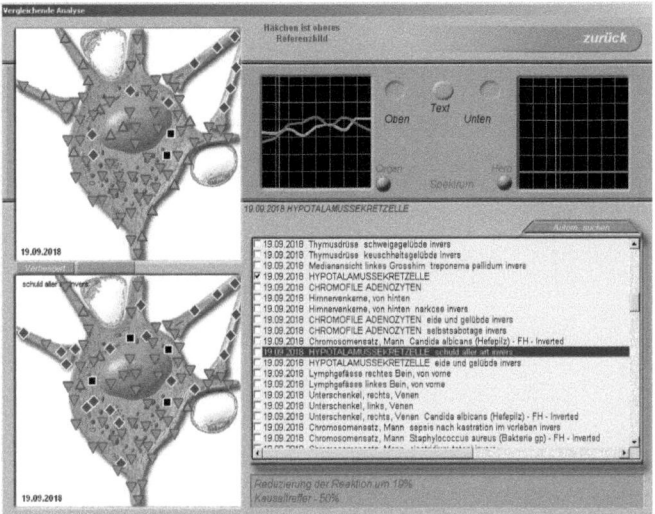

Abb. 238: *Hypothalamussekretzelle: Energetische Störung, bei Invertierung von Schuld aller Art kommt es zu einer Reduzierung der Reaktion um 19%, d.h. es liegt keine Schuldthematik vor.*

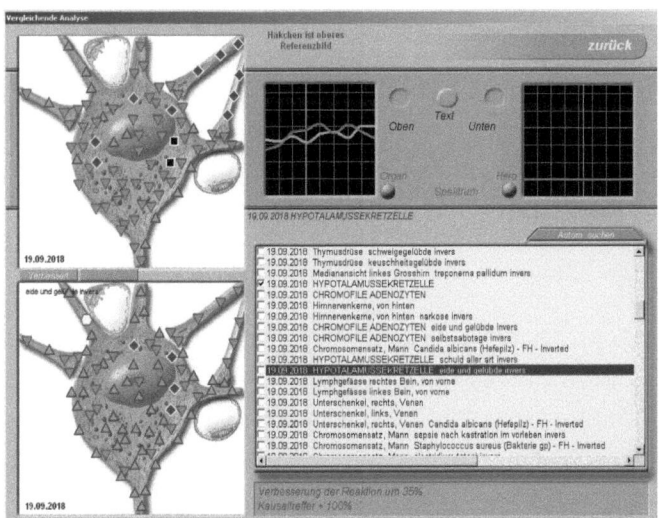

Abb. 239: *Hypothalamussekretzelle: Bei Invertierung von Eide und Gelübde Verbesserung der Reaktion um 35%, d.h. die energetische Störung auf der Hypothalamussekretzelle ist auf eine Belastung durch Eide und Gelübde zurückzuführen.*

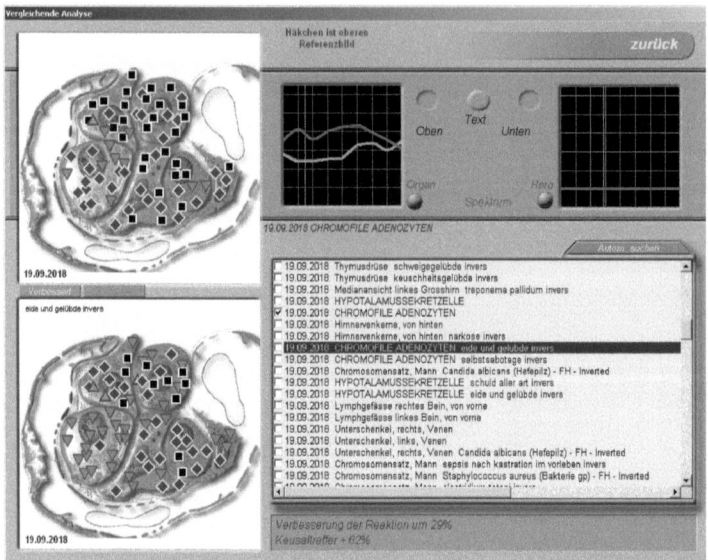

Abb. 240: *Chromophile Adenozyten: Schwere energetische Störung, bei Invertierung von Eide und Gelübde Verbesserung des energetischen Befundes um 29%.*

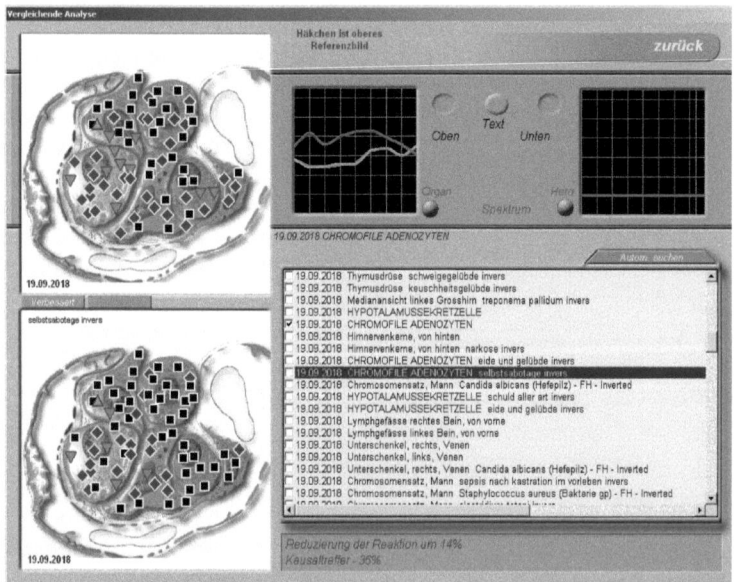

Abb. 241: *Chromophile Adenozyten: Bei Testung auf Selbstsabotage im Vegetotest Reduzierung der Reaktion um 14%, d.h. es liegt keine Selbstsabotage vor.*

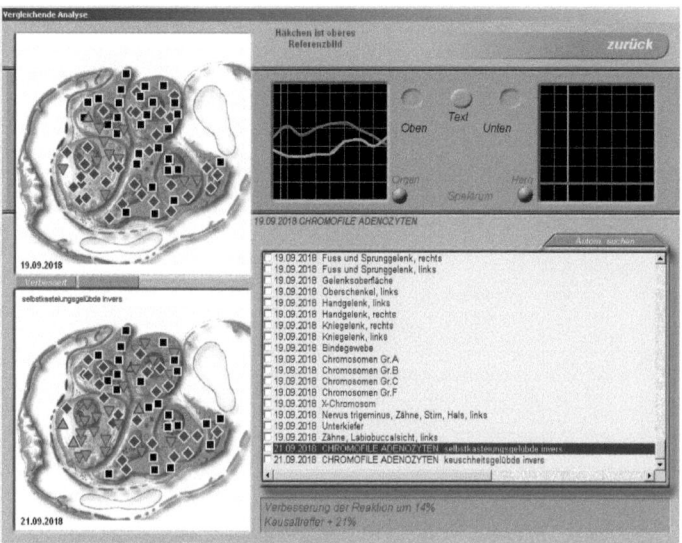

Abb. 242: *Chromophile Adenozyten: Bei Testung auf Selbstkasteiungsgelübde im Vegetotest Verbesserung der Reaktion um 14%, d.h. es liegt ein Selbstkasteiungsgelübde vor.*

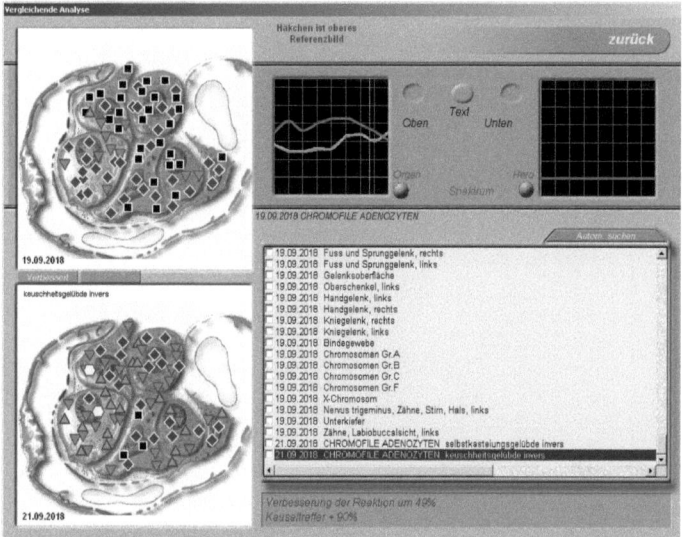

Abb. 243: *Chromophile Adenozyten: Keuschheitsgelübde mit 49%, der Patient beschreibt, dass er keine Frau und auch keine Freundin habe, er lebe lieber für den Sport, das sei seine große Leidenschaft.*

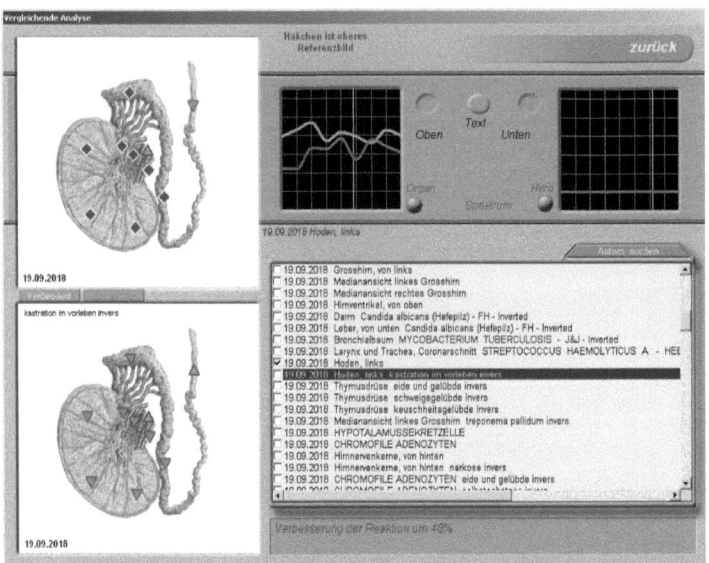

Abb. 244: *Hoden links: Karmisches Muster der Kastration mit 48% Verbesserung bei Invertierung, passend zum Keuschheitsgelübde.*

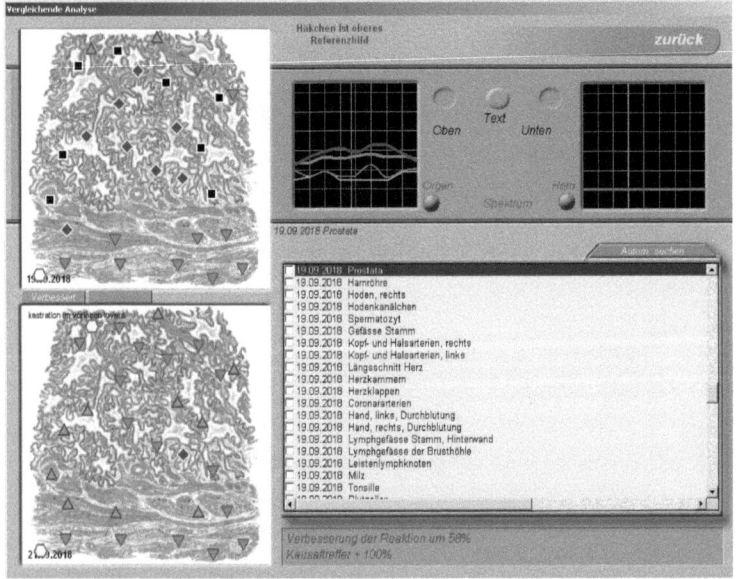

Abb. 245: *Prostata: Starke energetische Störung, bei Invertierung von Kastration im Vorleben kommt es zu einer Verbesserung des energetischen Befundes um 58% bei einer Kausaltrefferquote von 100%, d.h. hoch signifikant.*

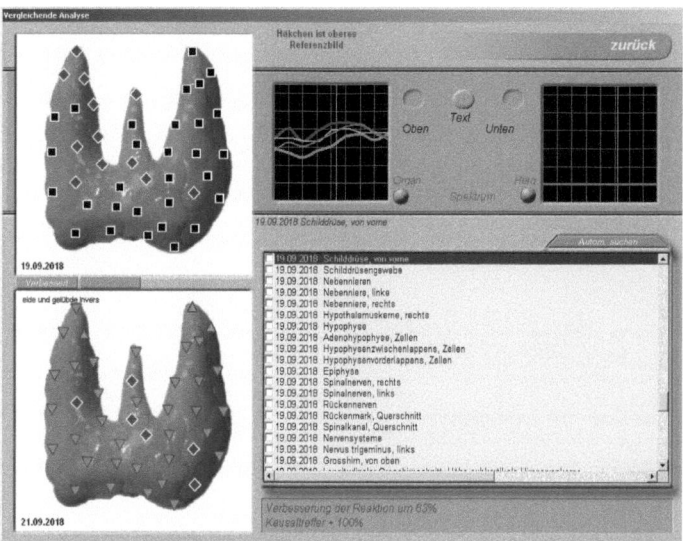

Abb. 246: *Schilddrüse: Schwere energetische Störung, bei Invertierung von Eide und Gelübde kommt es zu einer Verbesserung des energetischen Befundes um 63% bei einer Kausaltrefferquote von 100%, d.h. hoch signifikant.*

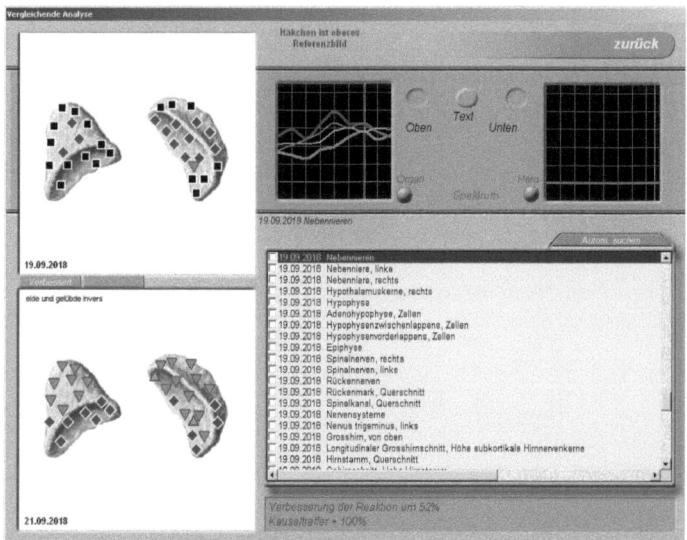

Abb. 247: *Nebennieren: Schwere energetische Störung, bei Invertierung von Eide und Gelübde kommt es zu einer Verbesserung des energetischen Befundes um 52% bei einer Kausaltrefferquote von 100%, d.h. hoch signifikant.*

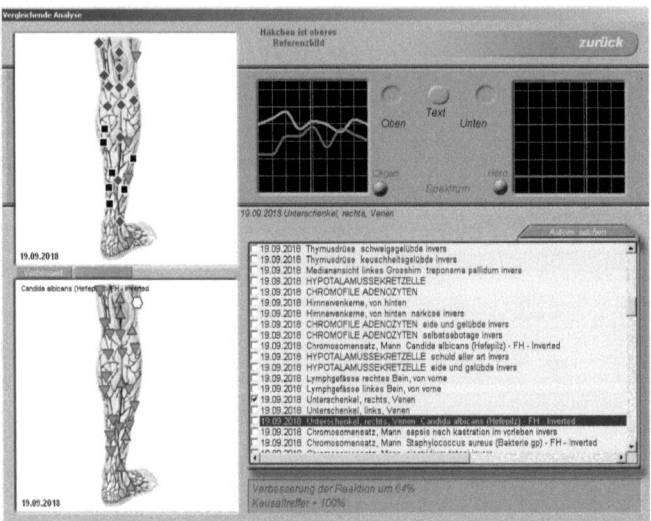

Abb. 248: *Unterschenkel rechts: Starke energetische Störung, bei Invertierung von Candida albicans kommt es zu einer Verbesserung des energetischen Befundes um 64% bei einer Kausaltrefferquote von 100%, d.h. hoch signifikant. Bemerkenswerterweise ist dies ein Zufallsbefund, ohne dass der Patient bislang Beschwerden hat.*

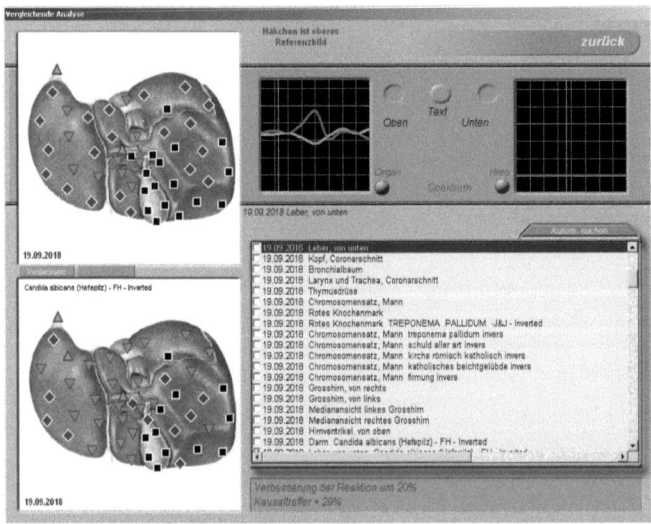

Abb. 249: *Leber von unten: Schwere energetische Störung, bei Invertierung von Candida albicans Verbesserung des energetischen Befundes um 20% bei einer Kausaltrefferquote von 29%.*

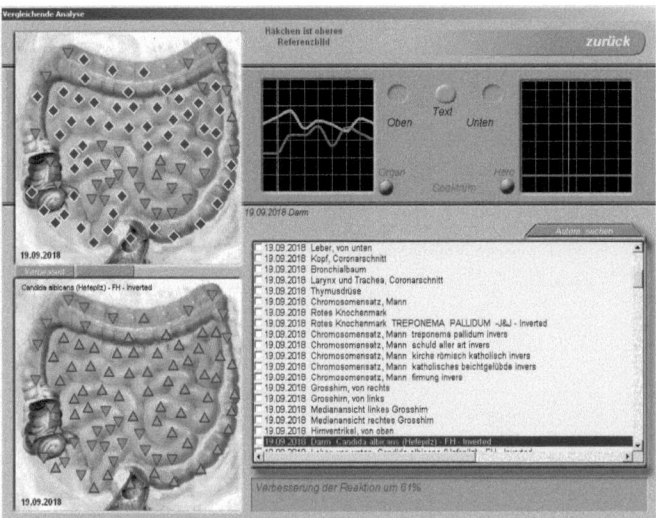

Abb. 250: *Darm: Hintergrund der energetischen Venenschwäche ist eine schwere energetische Störung des Darms durch Candida albicans auf Grund der kohlenhydratreichen Sportlerernährung und der zahlreichen Antibiotikatherapien im Rahmen der unzähligen Operationen in der Anamnese.*

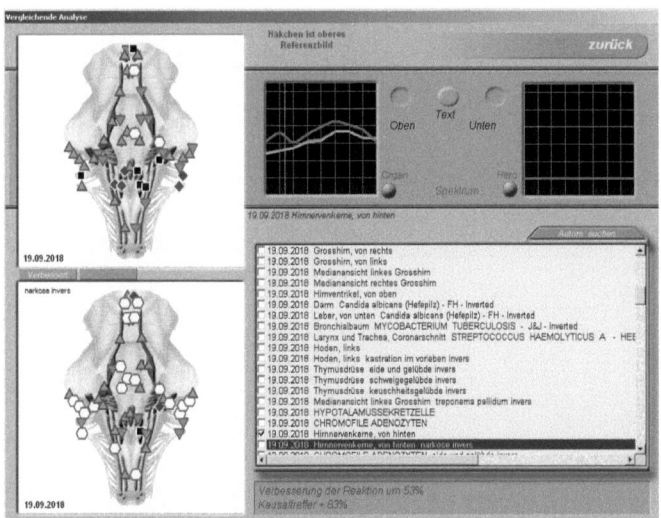

Abb. 251: *Hirnstamm und Hirnnervenkerne: Schwere energetische Störung, bei Invertierung von Narkose Verbesserung des energetischen Befundes um 53%.*

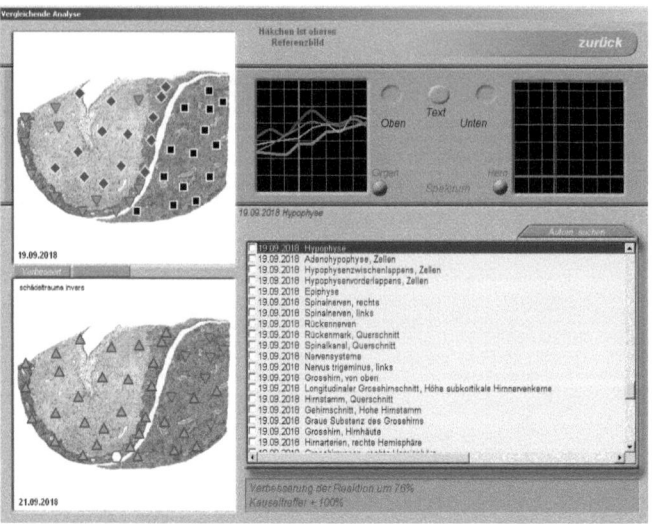

Abb. 252: *Hypophyse: Schwere energetische Störung, bei Invertierung von Schädeltrauma Verbesserung des energetischen Befundes um 76%, ein bemerkenswert schwerer Befund, resultierend aus den zahlreichen Kopfverletzungen durch Stürze vom Fahrrad und beim Skaten.*

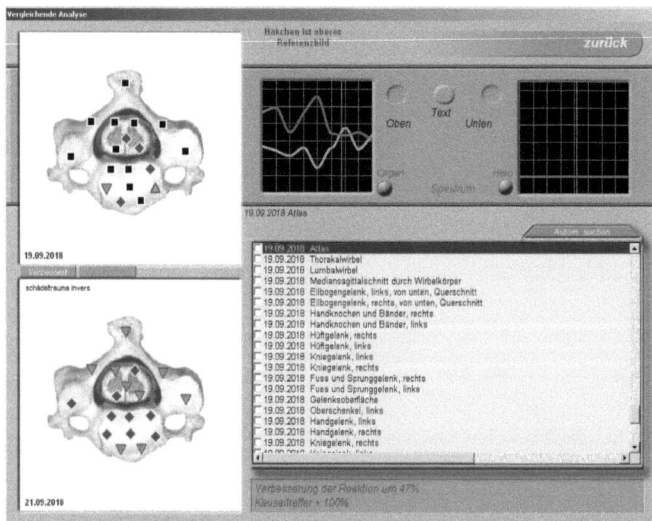

Abb. 253: *Atlaswirbel: Schwere energetische Störung, bei Invertierung von Schädeltrauma Verbesserung des energetischen Befundes um 47%, resultierend aus den zahlreichen Kopfverletzungen durch Stürze vom Fahrrad und beim Skaten.*

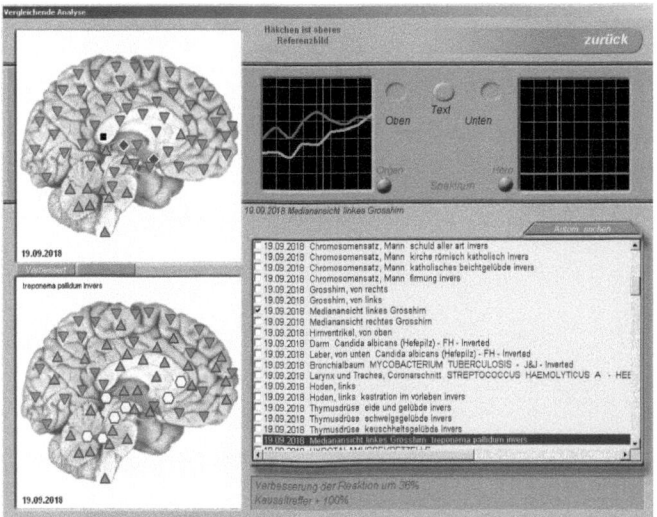

Abb. 254: *Medianansicht linkes Großhirn: Energetische Störung, bei Invertierung von Treponema pallidum Verbesserung des energetischen Befundes um 36%. Interessanterweise zeigt sich die energetische Störung insbesondere im Bereich des limbischen Systems, d.h. im Zentrum der Schizophrenie.*

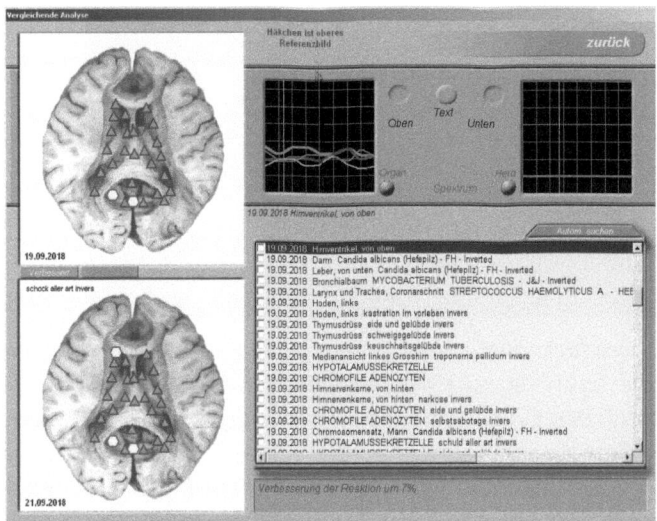

Abb. 255: *Hirnventrikel: Unauffälliger Ausgangsbefund, bei Invertierung von Schock aller Art kommt es zu einer Verbesserung der Reaktion um lediglich 7%, was beweist, dass der Patient alle Stürze und Verletzungen ohne Schock überstanden hat.*

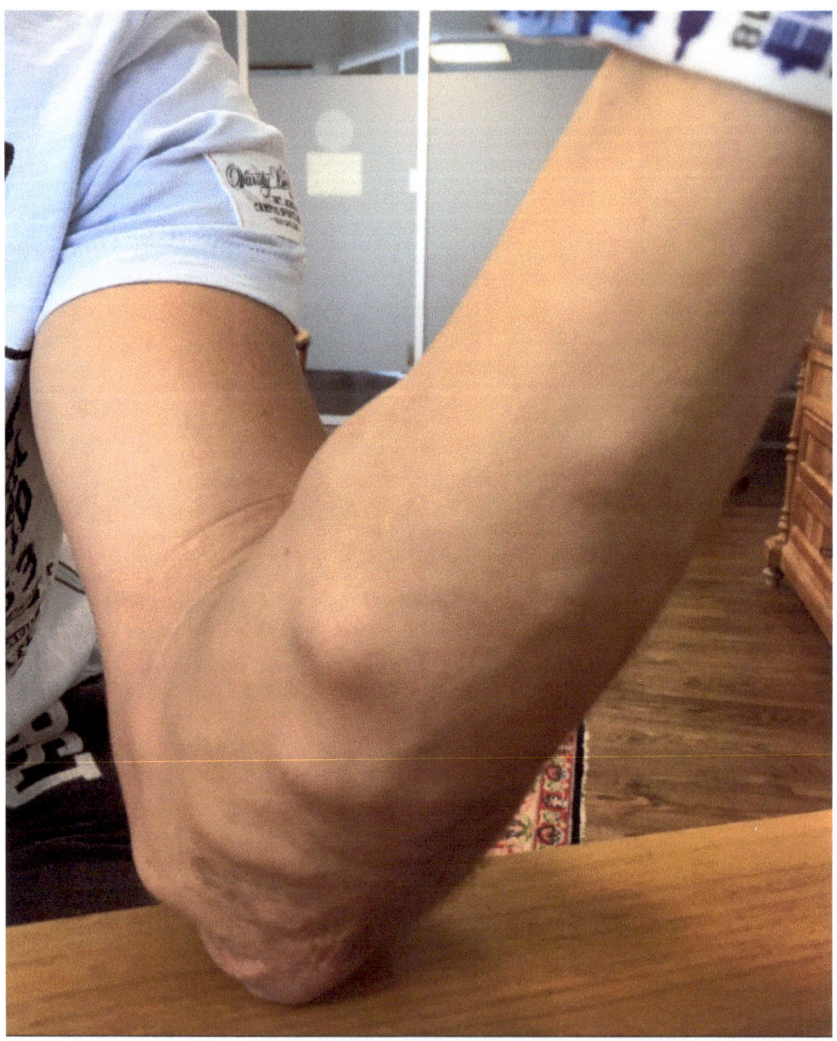

Abb. 256: *Der Patient berichtet, dass er am ganzen Körper über und über mit Lipomen übersät sei, die teilweise sehr unangenehm seien. Insbesondere die operative Entfernung durch den Chirurgen sei jedesmal sehr schmerzhaft, wenn die Narkose tief in das Gewebe eingespritzt werde. Teilweise habe er sich die Lipome sogar selbst herausgeschnitten, was aber auch keine Lösung sei. Deshalb habe er sich entschlossen, die immer neu hinzukommenden und weiter wachsenden Lipome jetzt zu belassen und sich nicht mehr operieren zu lassen. Rechts oben erkennt man das Bändchen zur Teilnahme am Berlin Marathon 2018, das letzte Rennen, das er bestritten hat.*

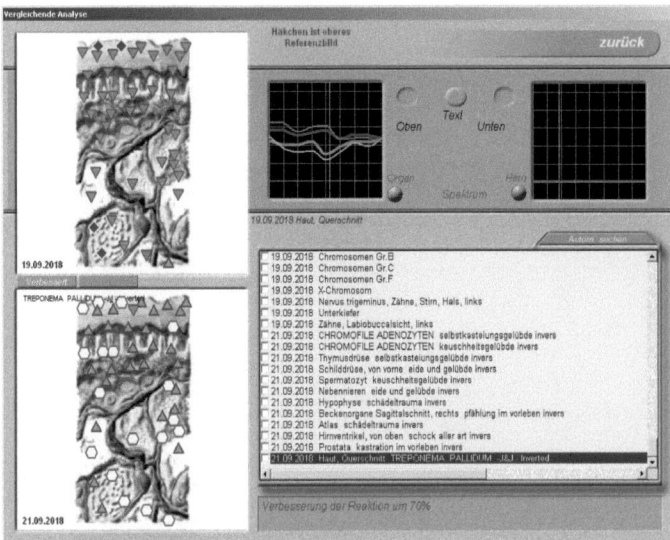

Abb. 257: *Haut Querschnitt: Energetische Störung, bei Invertierung von Treponema pallidum Verbesserung des energetischen Befundes um 70%, ein sehr deutlicher Befund.*

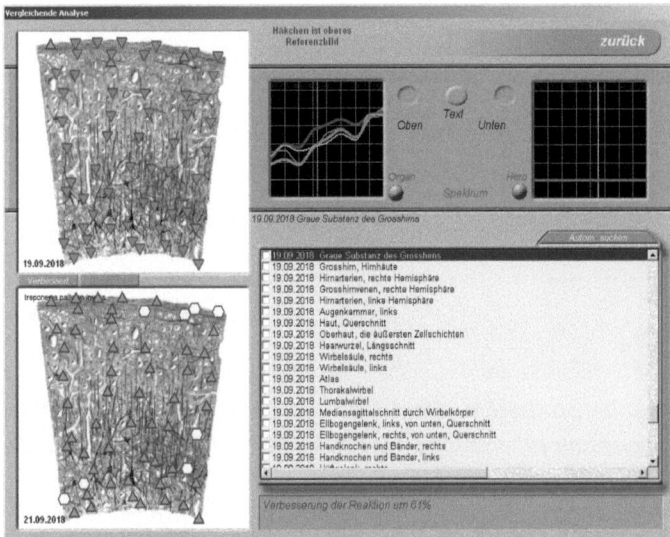

Abb. 258: *Graue Substanz des Großhirns: Energetische Störung, bei Invertierung von Treponema pallidum Verbesserung des energetischen Befundes um 61%, ein sehr deutlicher Befund.*

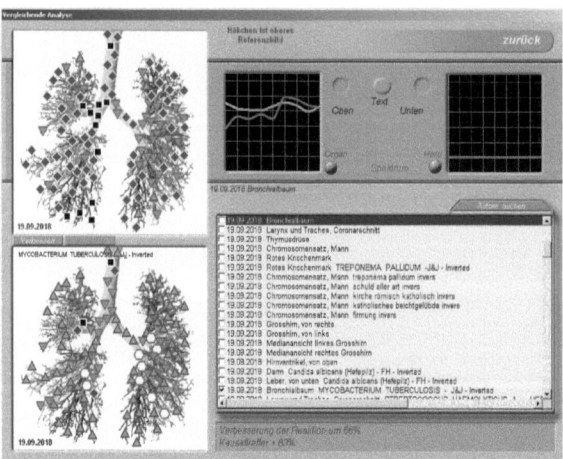

Abb. 259: *Bronchialbaum: Deutliche energetische Störung, bei Invertierung von Mycobacterium tuberculosis Verbesserung des energetischen Befundes um 66% bei einer Kausaltrefferquote von 83%.*

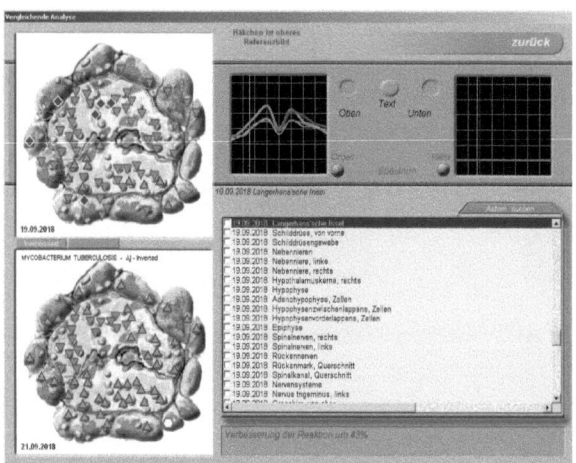

Abb. 260: *Langerhans'sche Inselzellen: Deutliche energetische Störung, bei Invertierung von Mycobacterium tuberculosis Verbesserung des energetischen Befundes um 42%. Der Patient berichtet, dass er vor ein paar Jahren aus unklaren Gründen innerhalb einer kurzen Zeit 8 kg an Gewicht verloren habe, da habe sein Fettanteil nur noch 8 Prozent betragen, das sei in seinem Fitnessstudio gemessen worden. Man habe seine Bauchmuskeln einzeln gesehen, ein Sixpack am Bauch, das sei beeindruckend, aber auch regelrecht beängstigend gewesen. Inzwischen habe er wieder 5 kg zugenommen.*

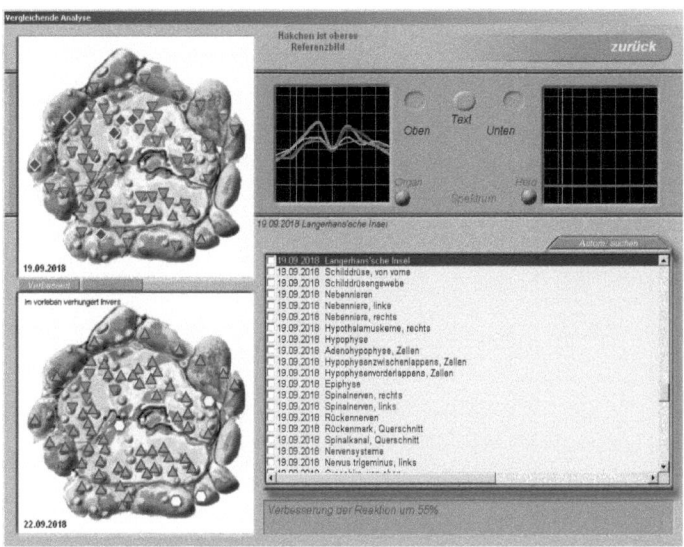

Abb. 261: *Langerhans'sche Inselzellen: Bei Invertierung von „Im Vorleben ver-*
hungert" Verbesserung des energetischen Befundes um 55%, was ein sehr deut-
licher Befund ist.

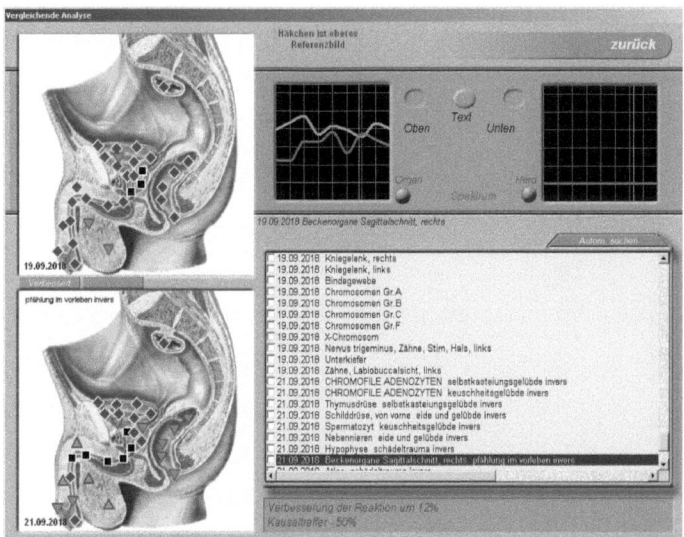

Abb. 262: *Becken Sagittalschnitt: Deutliche energetische Störung, bei Invertie-*
rung von „Pfählung im Vorleben" Verbesserung des energetischen Befundes um
nur 12%, wobei die Verbesserung sicht ausschließlich im Enddarm zeigt, jedoch
nicht auf der Blase und auf der Harnröhre.

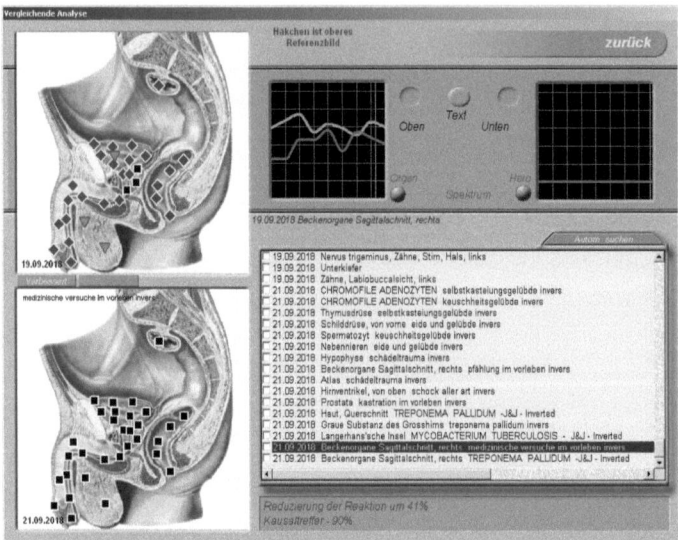

Abb. 263: *Becken Sagittalschnitt: Bei Invertierung von „Medizinische Versuche im Vorleben" kommt es zu einer Reduzierung des energetischen Befundes um nur 41%, somit hat dieses Muster keine Bedeutung.*

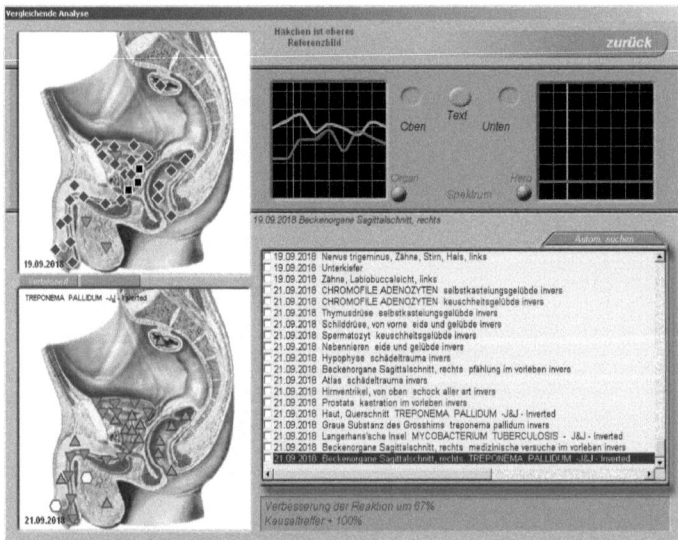

Abb. 264: *Becken Sagittalschnitt: Bei Invertierung von Treponema pallidum kommt es zu einer Verbesserung des energetischen Befundes um 67% bei einer Kausaltrefferquote von 100%. Somit liegt auf der Blase und im Enddarm eine eindeutige Belastung durch Treponema pallidum vor.*

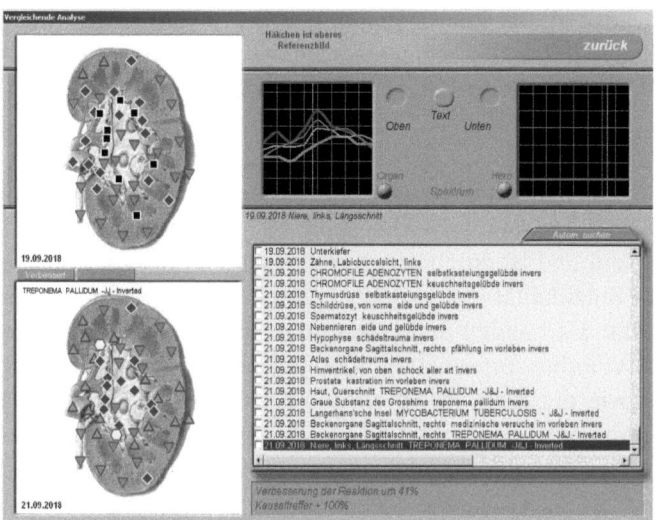

Abb. 265: *Niere links: Deutliche energetische Störung, bei Invertierung von Treponema pallidum kommt es zu einer Verbesserung des energetischen Befundes um 41% bei einer Kausaltrefferquote von 100%. Somit liegt auf der Niere eine eindeutige Belastung durch Treponema pallidum vor.*

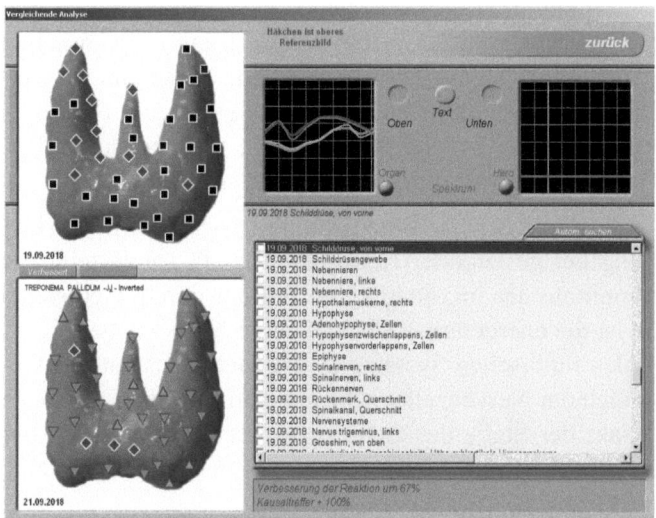

Abb. 266: *Schilddrüse: Deutliche energetische Störung, bei Invertierung von Treponema pallidum kommt es zu einer Verbesserung des energetischen Befundes um 67% bei einer Kausaltrefferquote von 100%. Somit liegt auf der Schilddrüse eine eindeutige Belastung durch Treponema pallidum vor.*

Bewertung: Ein komplexer Fall, an dem man zahlreiche Aspekte lernen kann. Der Patient leidet unter der informatorischen Störung durch Treponema pallidum, nachweisbar auf dem Roten Knochenmark, aber auch auf zahlreichen anderen Organstrukturen, z.B. der Harnblase, den Nieren, der Schilddrüse und wohl noch an einigen anderen Organen, letztlich allesamt Dispositionen zu Erkrankungen durch maligne Tumoren. Wie bereits in zahlreichen anderen Casuistiken dargestellt, wirkt diese miasmatische Belastung als Selbstzerstörungsprogramm im Unterbewusstsein und ist durch drei Kennsymptome gekennzeichnet: Tumoren, Psychosen mit Suizidalität und Unfallneigung bei gesteigerter Risikobereitschaft. Wohlgemerkt: Es handelt sich nicht um eine Infektion, sondern ausschließlich um eine vererbte Information, die jedoch typischerweise die gleichen Organe befällt wie die reale Infektion durch bakterielle Erreger und auch die identischen Symptome verursacht. Die Lipome sind der Ausdruck der tumorösen Veränderung, wie das Albrecht Dürer bereits vor 500 Jahren gemalt hat und wie dies in einer früheren Casuistik über generalisierte Neurofibrome schon dargestellt wurde. Die energetische Störung kann in der NLS-Analyse direkt auf dem Hautquerschnitt nachgewiesen werden.

Die Tatsache, dass sich der Patient die Lipome teilweise selbst herausschneidet, zeigt die hohe selbstzerstörerische Impulsstärke dieses Mannes und letztlich die schwere energetische Störung durch Treponema pallidum. Aus homöopathischer Sicht ist die operative Entfernung der Lipome bedenklich, denn die Lipome sind der Versuch des Körpers, Störungen aus dem Inneren nach außen zu bringen. Schneidet der Chirurg die Lipome heraus, verlagert sich das Problem nach innen, womöglich als maligne Tumorbildung an einem inneren Organ. Die NLS-Analyse zeigt hier bereits Hinweise auf die miasmatische Störung durch Treponema pallidum an den gerade beschriebenen anderen Organen.

Auch findet sich bei diesem Patienten die schizophrene Psychose mit Suizidalität und die Unfallneigung bei gesteigerter Risikobereitschaft, somit zeigt der Patient alle drei Kennsymptome der miasmatischen Störung durch Treponema pallidum. Beeindruckend ist die energetische Störung in der NLS-Analyse durch das Miasma im Bereich des limbischen Systems in der Medialansicht des Gehirns sowie direkt im Bereich der Nervenzellen. Die energetisch-informatorische Störung findet sich an exakt der Stelle des Gehirns, an der die Symptome der schizophrenen Psychose entstehen mit Affektstörung, Antriebsstörung, Wahn, Halluzinationen und Ich-Störungen.

Interessant ist, wie valide die NLS-Analyse bei der energetischen Bewertung der Beckenorgane vorgeht: Weder bei der Prüfung auf das karmische Muster der medizinischen Versuche noch auf das karmische Muster der Pfählung im Vorleben ergibt sich ein signifikanter Befund, bei Prüfung auf die miasmatische Belastung durch Treponema pallidum indes springt das System um und zeigt ein hochsignifikantes Ergebnis.

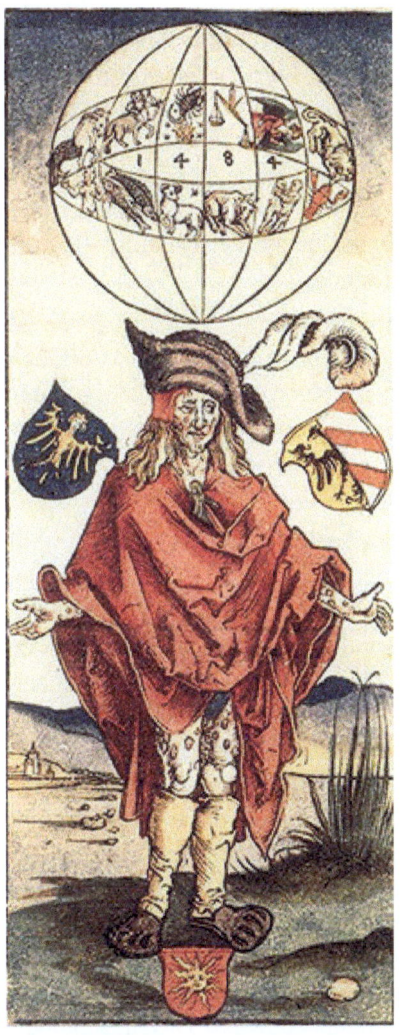

Abb. 267: *Albrecht Dürer, Abbildung eines Syphilitikers (1496). Erkennbar sind die zahlreichen Hautvorwölbungen, bedingt durch Lipome und Neurofibrome, im Volksmund bezeichnet als die „Teufelchen der Venus".*

Die Essstörung mit einer Gewichtsabnahme von 8 kg innerhalb einer kurzen Zeit ohne erkennbaren Grund ist wohl die Konsequenz aus der energetischen

Störung durch die Tuberkulose in Kombination mit dem Selbstkasteiungsgelübde. Bereits in anderen Casuistiken wurde auf den Zusammenhang zwischen Übergewicht und der Tuberkulose hingewiesen. Auch auf den Langerhansschen Inselzellen zeigt sich eine deutliche energetische Störung in der NLS-Analyse, ebenso das Muster von „Verhungert im Vorleben". Es scheint so zu sein, dass durch das Selbstkasteiungsgelübde und die Tuberkulose hier als Antipoden wirken: Das Selbstkasteiungsgelübde auf der einen Seite führt zu Untergewicht, die Tuberkulose auf der anderen Seite zu Übergewicht. Je nach dem, welches Muster gerade stärker wirkt, gerät der Patient in das Unter- oder in das Übergewicht. Interessant ist zu sehen, wie der Patient mit großer Begeisterung über seine physischen Veränderungen spricht, als sein Fettgehalt stark absinkt und er über und über von deutlich sichtbaren Muskelsträngen übersät ist. Da zeigt sich das Selbstkasteiungsgelübde in seiner vollen Ausprägung.

Geradezu erschütternd ist die schwere energetische Störung der Chromosomen, bedingt durch die Sepsis mit Clostridium tetani nach Kastration im Vorleben. Gerade solche septischen Verläufe finden sich immer wieder als massive energetisch-informatorische Belastungen auf den Chromosomen, woran man erkennt, wie tief solche Vorfälle gehen und wie sehr sich diese Muster epigenetisch manifestieren.

Auf den Hoden und der Prostata findet sich das karmische Muster der Kastration im Vorleben und auf den chromophilen Adenozyten, der Schilddrüse, den Nebennieren und auf der Thymusdrüse die Belastung durch Eide und Gelübde, neben einem Selbstkasteiungsgelübde insbesondere das Keuschheitsgelübde. Passend dazu die Schilderung des Patienten, dass er nicht verheiratet sei und auch keine Freundin habe, sondern sich ausschließlich seinem Sport als einziger Leidenschaft widme. Der Drang nach einer Selbstverwirklichung im Sport sowie das exzessive Muskeltraining im Fitnessstudio können als eine Kompensationsreaktion einer zugrunde liegenden Störung des Männlichkeitsempfindens und letztlich eines schweren Minderwertigkeitskomplexes interpretiert werden. Diese Beobachtung habe ich nicht nur einmal gemacht, sondern finde das karmische Muster der Kastration bei einer Vielzahl von Bodybuildern und Extremsportlern. Macht man die se Personen uf diesen Zusammenhang aufmerksam, so passiert es nicht selten, dass sie einem unumwunden Recht geben, womit sie sich letztlich ihres seelischen Defizits in vielen Fällen durchaus bewusst zu sein scheinen.

Auf der Hypothalamussekretzelle zeigt sich zudem eine energetische Belastung durch Schuld.

Schließlich findet sich noch die energetische Störung auf dem Hirnstamm und den Hirnnervenkernen, bedingt durch die zahlreichen Narkosen der Vergangenheit, sowie die energetische Störung auf der Hypophyse, bedingt durch die schweren Schädelhirntraumata der Vergangenheit.

Die Behandlung durch Medicodes besteht in zahlreichen Einzelaktionen:

■ Ausleitung des Miasma von Treponema pallidum durch Aufspielen der invertierten Information auf Medicodes, womit die selbstzerstörerischen Impulse unterdrückt werden. Die bestehenden Lipome sollen nicht mehr weiter wachsen und keine neuen mehr entstehen. Auch soll die Gefahr einer Tumorbildung an den inneren Organen damit ausgeschaltet werden. Gleichwohl steht zu befürchten, dass durch die Reduzierung der Risikobereitschaft und der Grenzüberschreitung die sportliche Karriere des Patienten vernichtet wird, denn ohne diese Eigenschaften sind echte Spitzenleistungen wohl kaum zu erreichen. Man sieht: Jede Aktion führt zu Wirkungen und Nebenwirkungen, das gilt für die chemischen Therapien der Schuldmedizin wie auch für die geistig-informatorischen Therapien. Letztlich ist davon auszugehen, dass die meisten Spitzensportler im Leistungssport das Miasma von Treponema pallidum in sich tragen, denn erst durch diese Charaktereigenschaft der Grenzüberschreitungen sind solche Spitzenleistungen erst möglich.

■ Ausleitung des karmischen Musters der „Kastration im Vorleben".

■ Ausleitung von Schädelhirntraumata.

■ Ausleitung von Narkosen.

■ Ausleitung von Mycobacterium tuberculosis.

■ Ausleitung von „Verhungert im Vorleben".

■ Ausleitung von Clostridium tetani.

■ Informatorische Auflösung des Selbstkasteiungs- und des Keuschheitsgelübdes sowie der Schuld.

Schließlich bedarf es noch einer Darmsanierung mit Ernährungsumstellung und deutlicher Reduktion der Kohlenhydrate, was für einen Leistungssportler natürlich hoch problematisch ist.

Casuistik 28: Zahnschmerzen

Anamnese: Die Patientin, 32 Jahre alt, kommt in die Praxis wegen Zahnschmerzen. Auf dem 11-er findet sich angeblich ein Zahnwurzelherd, den der Zahnarzt per Zahnwurzelresektion behandeln möchte.

Befund: In der Exploration findet sich das karmische Muster der Pfählung im Vorleben.

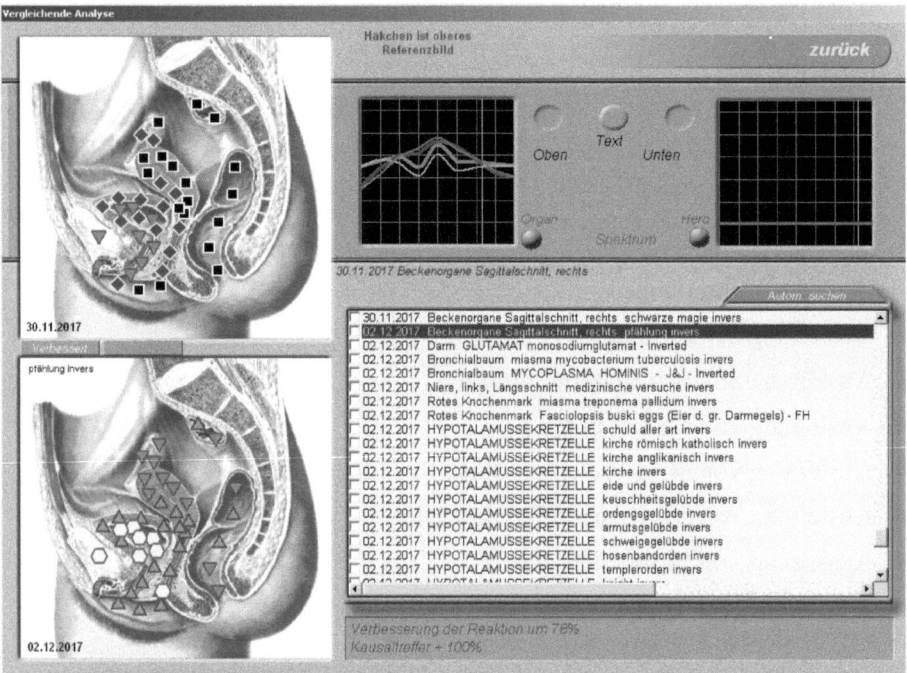

Abb. 268: *Deutliche energetische Belastung auf den Organen des Beckens. Sowohl Blase, Uterus, Eierstöcke, aber auch das Rectum sind von schwarzen Markierungen durchgesetzt. Bei Invertierung von Pfählung im Vorleben zeigt sich eine Verbesserung des energetischen Befundes um 78%.*

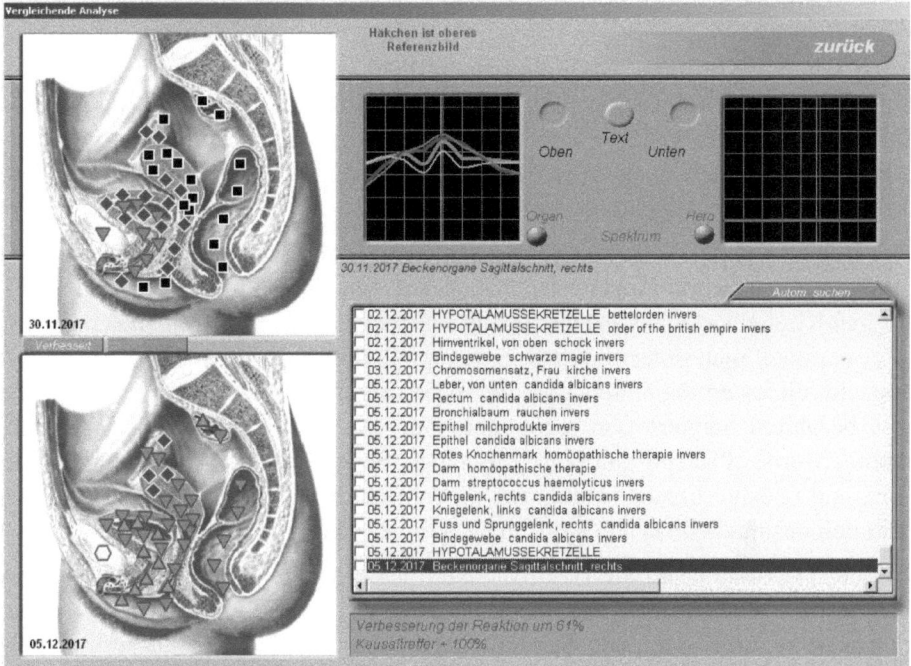

Abb. 269: *Nach Auflösung des karmischen Musters Verbesserung des energetischen Befundes um 61%.*

Bewertung: Die Zähne 11, 21, 31 und 41, d.h. die zur Mitte hin liegenden Schneidezähne, haben laut TCM eine energetische Verbindung zum Blasenmeridian. Immer wieder findet sich die Konstellation, dass eine Irritation an der Harnblase unmittelbare oder mittelbare Symptome im Bereich der Schneidezähne auslöst. Entsprechend gilt es insbesondere im Bereich der Harnblase zu prüfen. Im vorliegenden Fall ergibt sich eine Resonanz, ausgelöst durch das karmische Muster der Pfählung im Vorleben. Die Patientin beschreibt auch die für dieses Muster typischen Symptome von Verstopfung, Hämorrhoiden und ziehende Schmerzen zwischen den Schulterblättern. Weitere Möglichkeiten einer energetischen Blasenstörung ergeben sich aus der karmischen Belastung durch Medizinische Versuche im Vorleben, unter Umständen kombiniert mit miasmatischen Belastungen z.B. durch Streptokokken, Trichomonaden, Escherichia coli oder viele andere Keime. Tatsächlich bilden sich die Zahnschmerzen nach informatorischer Behandlung durch Medicodes prompt zurück, auf eine Zahnwurzelresektion kann verzichtet werden.

Sind Medicodes Placebo?

Nach schulmedizinischer Definition ist ein Placebo im engeren Sinn ein Schein-arzneimittel, das keinen Arzneistoff enthält und somit auch keine durch einen solchen Stoff verursachte pharmakologische Wirkung haben kann. Im erwei-terten Sinn werden auch andere medizinische Scheininterventionen wie z.B. Scheinoperationen als Placebo bezeichnet.

Der Begriff „Placebo" ist negativ konnotiert: Die abschätzige Redensweise „Je-mandem ein Placebo singen" leitet sich aus dem Beerdigungsritus der katho-lischen Kirche her. Die Ursache für diesen Bedeutungswandel im späten Mittel-alter vermutet man unter anderem in den Änderungen der Gestaltung der Toten-andacht, die es ermöglichten, dass der Wechselgesang mit diesem Vulgata-Vers von bezahlten Sängern und nicht mehr nur von den Trauernden selbst ange-stimmt wurde. Placebo galt somit als etwas Scheinheiliges, eine schmeichleri-sche und unechte Ersatzleistung. Im 18. Jahrhundert wurde „Placebo" zum Be-standteil des medizinischen Wortschatzes in der gängigen Bedeutung.

Bei der Diskussion um die Begrifflichkeit des Placebos wird schnell klar, dass hier je nach Denkmodell und Wahrnehmung ganz unterschiedliche Interpreta-tionsansätze existieren. Die Schulmedizin betrachtet Placebo als individuelle neuronale Fehlverschaltungen eines Patienten im Sinne der wissenschaftlich nicht begründbaren Wirkung und somit als Scheinwirkung. Die Wirkung resul-tiert ihrer Ansicht nach aus der persönlichen Zuwendung durch den Arzt und entbehrt einer wissenschaftlichen Grundlage. Placebos sind in schulmedizini-schen Doppelblindstudien nicht vermeidbare, aber letztlich die wissenschaftliche Untersuchung „verzerrende" Effekte, die nicht in das schulmedizinische Wissen-schaftsbild passen. Das Funktionieren von Placebos sei die Folge der Sugges-tion[10] des Patienten durch den Arzt. Entsprechend kann ein ins Essen des Patien-ten gemischtes Placebo auch keine Wirkung zeigen. In der schulmedizinischen Wissenschaftslehre nimmt man an, dass nur das, was außerhalb des Menschli-chen und mit der scheinbaren Objektivität einer vom Menschen abgekoppelten Wahrnehmung betrachtet werden könne, Wahrheitsgehalt und Allgemeingültig-keit habe. Dass das nicht stimmt, zeigt die Quantenphysik. Doppelblindstudien beinhalten einen systemischen Fehler: Sie missachten den in der Quantenphysik beschriebenen Beobachtereffekt. Die Wirkung eines Medikaments geschieht nie

---

[10] Der Begriff „Suggestion" (lat. suggerere: zuführen, unterschieben) wurde erstmals von dem schottischen Chirurgen und Hypnoseforscher James Braid (*1795; †1860) eingesetzt und als Methode beschrieben, um Handeln, Denken und besonders Fühlen zu beeinflussen. Man unterscheidet zwischen Autosuggestion und Heterosuggestion, also der Beeinflussung durch sich selbst oder durch andere.

aus sich selbst heraus, sondern ist immer mit der Intention des verordnenden Arztes und der Erwartung des zu behandelnden Patienten verbunden. Ein Quantenphysiker wird Placebos entsprechend ganz anders bewerten als ein Schulmediziner, nämlich im Sinne eines quantenmechanischen Beobachtereffekts. Es gilt der Grundsatz: "Die Energie folgt der Aufmerksamkeit[11]". Deshalb hat bereits die emotional gefärbte Intention von Arzt und Patient nach Heilung einen modifizierenden Effekt auf den Heilungserfolg. Dieser Effekt darf nicht mit Suggestion verwechselt werden. Gibt der Arzt ein Präparat, von dem er weiß, dass dafür eine Wirkung nachgewiesen ist, so ist seine Intention und Erwartung eine andere als wenn er "verblindet" ist, d.h. nicht weiß, ob er ein wirksames oder unwirksames Präparat verordnet. Das Gleiche gilt für die Gabe von Placebos: Die Wirkung des Placebos hängt unter anderem davon ab, welche Erwartung Arzt und Patient mit diesem Placebo verbinden. Hat einer von beiden oder gar beide eine positive Erwartung an das Placebo im Sinne einer therapeutischen Wirkung, wirkt das Placebo, ansonsten nicht oder schadet gar. Dieser Beobachtereffekt durch den Arzt wie auch durch den Patienten ist entscheidend für den therapeutischen Erfolg. Die Annahme bzw. der Wunschgedanke der Pharmaindustrie, der Beobachtereffekt würde sich über die Gesamtzahl aller Behandlungen (wirksame Medikamente und vermeintlich unwirksame Placebos) nivellieren und damit statistisch ausblenden lassen, entspricht nicht der Realität, denn Erwartungen und Intentionen lassen sich nicht beeinflussen oder gar ausschalten. Sobald der Arzt auf Grund der „Verblindung" nicht mehr weiß, woran er ist, ist seine Erwartung und Intention im Sinne des quantenphysikalischen Beobachtereffekts eine gänzlich andere als wenn er über die Eigenschaft des verabreichten Präparats informiert ist, unabhängig davon, ob pharmakologische Wirkstoffe enthalten sind oder nicht. Insofern sind Doppelblindstudien letztlich ein Versuch der Pharmaindustrie zur Standardisierung, mit dem Ziel der Medikamentenzulassung. Allerdings blenden sie die geistigen Realitäten im Sinne der Quantenphysik bewusst aus und führen damit unter energetisch-informatorischen Aspekten letztlich in die Irre.

Bekannt geworden ist die im Jahr 2002 im New England Journal of Medicine veröffentlichte Studie der Baylor School of Medicine, in der sich Patienten mit schweren Knieschmerzen unter Spinalanästhesie am Knie operieren lassen

---

[11] Das Prinzip „Die Energie folgt der Aufmerksamkeit" findet sich in der TCM und im Qi-Gong seit Jahrtausenden: Ziel ist es, die Aufmerksamkeit in Entspannung zu halten. Das Problem dabei ist: Die Gedanken wollen immer wieder eigene Wege gehen, verlieren sich in irgendwelchen Geschichten, oder Müdigkeit kann sich einstellen, so dass man in einen Dämmerzustand verfällt. Wenn die Aufmerksamkeit nachlässt, ist es hilfreich, zum „Unteren Dantian" (Qi-Speicher im Unterbauch) zurückzukehren und von dort aus neu zu beginnen.

wollten.[12] Dr. Moseley teilte die Patienten in drei Gruppen ein: Die erste Gruppe wurde standardmäßig operiert mit Abschleifen des Knorpels, Entfernung von entzündungserregenden freien Gelenkkörpern, die zweite Gruppe erhielt eine Entfernung der entzündungserregenden freien Gelenkkörper, die dritte Gruppe wurde nur zum Schein operiert. Hierbei wurde der Patient leicht sediert, der Operateur führte die üblichen Hautschnitte durch, verhielt sich so, als würde er den Patienten operieren, erzeugte sogar Geräusche mit Salzwasser, um das Spülen des Kniegelenkraums zu imitieren. Nach 40 Minuten nähte Moseley die Schnitte wieder zu, wie das auch bei einer Standardoperation der Fall gewesen wäre. Alle drei Gruppen erhielten die gleiche postoperative Nachbehandlung incl. Physiotherapie. Die Ergebnisse waren schockierend. Alle drei Gruppen profitierten von der Operation, die Placebo-Gruppe genauso wie die Gruppe 1 und Gruppe 2, und dies auch im Zug des weiteren klinischen Verlaufs. Die Aussage von Moseley war eindeutig: *„Nicht meine Operationskünste haben diesen Menschen geholfen, sondern das Ergebnis ist ausschließlich dem Placebo-Effekt zuzuschreiben."* Patienten der Gruppe 3 wurden seinerzeit im Fernsehen gezeigt, wie sie sportliche Tätigkeiten ausführten, zu denen sie präoperativ nicht imstande gewesen wären. Konfrontiert mit der Aussage, bei ihnen sei lediglich eine Scheinoperation durchgeführt worden, reagierten diese Patienten überrascht, meinten aber, dass wohl alles in dieser Welt möglich sei. Dieser Versuch von Dr. Moseley gehört in den Bereich der Suggestion, denn die Patienten wurden durch die Aktionen des Operateurs bewusst in die Irre geführt, was im Sinne eines geistigen Konzepts entsprechend in diesem Fall erfolgreiche und nachhaltige Konsequenzen nach sich zog.

Eine spannende Studie ist die Naproxen-Studie von Bergmann et al.[13] (Randomisierte Kontrollierte Studie, RCT[14]). Dabei werden die Wirkungen von Medikament gegen Placebo untersucht, und zwar sowohl mit als auch ohne Information des Patienten. Naproxen ist ein Arzneistoff, der schmerzlindernd, fiebersenkend und entzündungshemmend wirkt. Im Rahmen einer randomisierten klini-

---

[12] Quelle: A Controlled Trial of Arthroscopic Surgery for Osteoarthritis of the Knee, J. Bruce Moseley, M.D., Kimberly O'Malley, Ph.D., Nancy J. Petersen, Ph.D., Terri J. Menke, Ph.D., Baruch A. Brody, Ph.D., David H. Kuykendall, Ph.D., John C. Hollingsworth, Dr.P.H., Carol M. Ashton, M.D., M.P.H., and Nelda P. Wray, M.D., M.P.H., N Engl J Med 2002; 347:81-88July 11, 2002, DOI: 10.1056/NEJ¬Moa¬013259

[13] Quelle: Bergmann JF, Chassany O, Gandiol J, Deblos P, Kanis JA, Segrestaa JM, Caulin C, Dahan R: A randomised clinical trial of the effect of informed consent on the analgesic activity of placebo and naproxen in cancer patients. Clinical Trials and Meta-Analysis 1994, 29:41-47.

[14] Eine randomisierte kontrollierte Studie ist ein Studien-Design für experimentelle Studien, das aufgrund seiner Eigenschaften als "Goldstandard" eines Studiendesigns gilt.

schen Studie wurde geprüft, welche Wirkung Verum und Placebo auslösen, wenn die Probanden über die Einnahme a) informiert waren, eingewilligt haben (»with consent«) bzw. wenn sie b) Verum und Placebo ohne ihr Wissen erhielten (»without information«). Es stellte sich heraus, dass die Wirkung von Placebo mit Einwilligung (die Probanden wissen, dass sie ein Mittel erhalten, sind jedoch nicht darüber informiert, dass es ein Scheinmedikament bzw. Placebo ist.) nach 180 Minuten erheblich stärker war als die Wirkung von Naproxen (Verum) ohne Wissen (die Probanden haben den echten Wirkstoff erhalten, wussten dies jedoch nicht). Beeindruckend ist ferner, dass die Kurven von Naproxen und Placebo (»without information«) so synchron zueinander laufen, was nicht zu erwarten wäre, würde die Wirkung tatsächlich schwerpunktmäßig auf biochemischen Prinzipien beruhen. Interessant ist auch, dass sich sowohl bei „Naproxen without information" als auch bei „Placebo without information" die Kurven nach unten bewegen, d.h. der Schmerz nimmt über die gesamte Behandlungsdauer nicht ab, sondern sogar zu, während bei „Naproxen with consent" als auch „Placebo with consent" die Schmerzsymptomatik laufend verringert werden kann. Die Naproxen-Studie von Bergmann JF et al. demonstriert in beeindruckender Weise die irreführende Interpretation klassischer RCTs und die geradezu maßlose Überschätzung spezifischer Effekte durch die Evidenzbasierte Medizin (EbM). Eine klassische randomisierte klinische Studie untersucht nur jene Aspekte, welche in der Grafik oben als Kreise gekennzeichnet sind. Hier entsteht der irreführende Eindruck, der Wirkstoff Naproxen wäre einem Placebo überlegen. Durch die Vergabe von Verum und Placebo einmal mit und einmal ohne Wissen der Probanden haben Bergmann JF et al. jedoch ein Phänomen entdeckt, das in klassischen RCTs nicht untersucht und de facto verschleiert wird. Es zeigte sich, dass die Wirkung eines Placebos mit Einwilligung dem Naproxen-Wirkstoff ohne Wissen nach 180 Minuten ABSOLUT massiv (!) überlegen war.

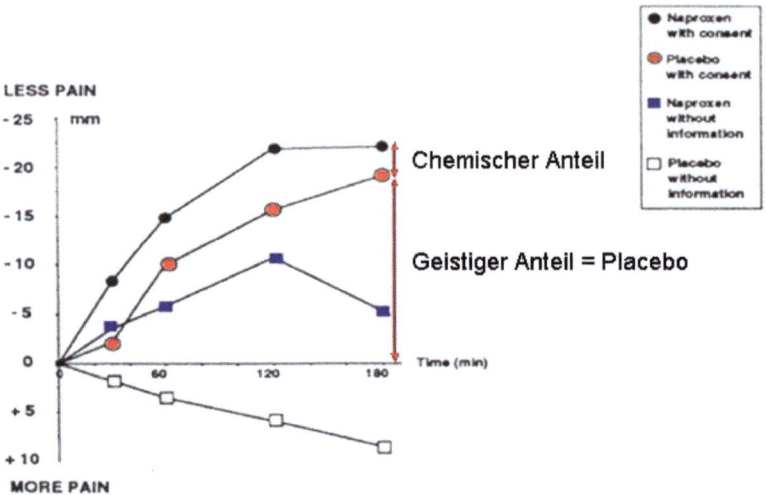

Abb. 270: *Naproxen-Studie von Bergmann JF et al.. Bemerkenswert ist, dass die Kurvenverläufe der obersten schwarzen mit der darunter liegenden roten Kurve sich mehr oder weniger synchron verhalten, was nicht zu erwarten wäre, wenn die chemisch-pharmakologische Wirkung tatsächlich den entscheidenden Mechanismus über Erfolg oder Misserfolg eines Therapeutikums darstellen würde. Es ist davon auszugehen, dass der Bereich zwischen Abszisse (x-Achse) und Endpunkt der roten Kurve den Placeboteil bzw. den geistigen Anteil darstellt, während der Bereich zwischen Endpunkt der roten Kurve und Endpunkt der obersten schwarzen Kurve den chemischen Anteil repräsentiert. Somit übersteigt der Placeboanteil von Naproxen den chemisch-pharmakologischen Anteil deutlich.*

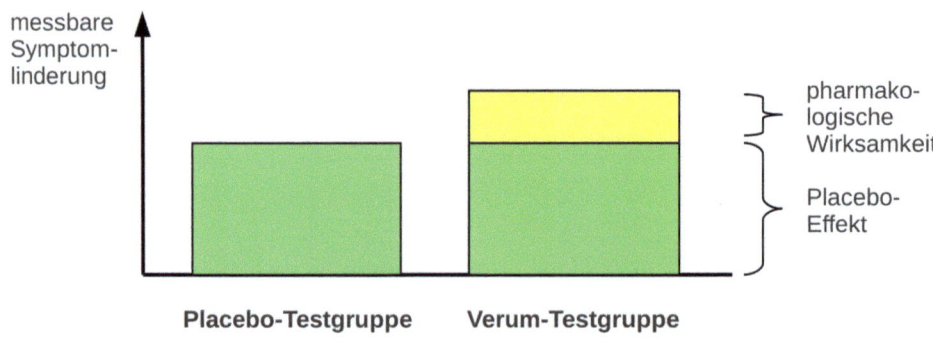

Abb. 271: *Vergleich zwischen pharmakologischer Wirksamkeit und Placeboeffekt. Der geistige Anteil überragt den pharmakologischen Anteil deutlich.*

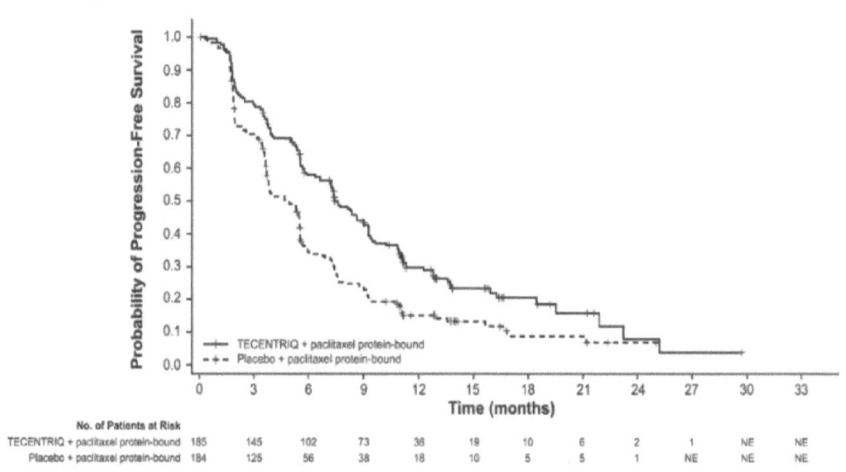

Figure 1: Kaplan-Meier Plot of Progression-Free-Survival in IMpassion130 in Patients with PD-L1 Expression ≥1%

Abb. 272: Aktuelle Studie nach Kaplan-Meier zum neu entwickelten und auf dem Markt derzeit sehr erfolgreichen Zytostatikum Tecentriq. Auch hier zeigen sich die zuvor beschriebenen Auffälligkeiten in der Kongruenz zwischen Wirkstoffkurve und Placebokurve.

Was die Schulmedizin als Placebo erachtet, bildet für die Homöopathen die Grundlage für die therapeutische Wirkung. Insofern gibt es in der Homöopathie den Begriff des Placebos nicht, der Begriff findet ausschließlich in der Schulmedizin Verwendung. Nicht die pharmakologisch wirksamen chemischen Substanzen sind entscheidend, sondern die in den Darreichungsmedien (Zuckerkügelchen, Metallchips, Wasser etc.) enthaltenen Informationen. Homöopathika folgen damit einem gänzlich anderen Wirkmechanismus, nicht physiko-chemisch, sondern energetisch-informatorisch. Klar ist: Placebos der Schulmedizin unterscheiden sich von den Therapeutika in der Homöopathie, denn nach Ansicht der Schulmedizin sind Placebos „inert", d.h. ohne Wirkstoffe, während Homöopathika Informationen in sich tragen. Im Sinne der Homöopathie sind aber Placebos der Schulmedizin dagegen nicht inert, denn auch Placebos tragen die Erwartungen von Therapeuten und Patienten im Sinne des Beobachtereffekts als Informationen in sich, ein Gedanke, der der Schulmedizin wiederum völlig fremd ist Das Funktionieren dieses geistig-informatorischen Prinzips ist auch nicht an die Suggestion zwischen Arzt und Patient gekoppelt, wie in schulmedizinischen Placebostudien postuliert, sondern funktioniert aus sich heraus. Demnach wird auch ein ins Essen des Patienten gemischtes homöopathisches Präparat eine entsprechende Wirkung zeigen. Tierärzte und Tierheilpraktiker berichten übereinstimmend von erfolgreichen homöopathischen Behandlungen bei Tieren mit dauerhaft anhaltenden Heilungseffekten, indem man Homöopathika dem Essen beimischt, ohne dass die Tiere intensiver betreut worden wären als andere.

Beispiel: In der Kinderheilkunde bewähren sich Homöopathika, z.B. das Stramonium, im Rahmen von pavor nocturnus (nächtliches Aufwachen, Schreien, Einnässen, Schlafwandeln, Angstattacken bei Kindern im Alter von 4-12 Jahren). Leidgeprüfte Familien können hier ein Lied davon singen: Monatelange Schreiattacken, jede Nacht die gleiche Prozedur, der vergebliche Versuch, das Kind zu beruhigen und wieder zum Schlafen zu bringen. Somit ein hohes Maß an psychologischer Zuwendung durch die Eltern, jedoch ohne Erfolg. Erst die Gabe von Stramonium in der passenden Dosierung bringt die ersehnte Rettung, und dies in einer bemerkenswert kurzen Zeit: Die Kinder hören innerhalb von ein bis zwei Nächten zu schreien auf und schlafen ab diesem Zeitpunkt wieder ruhig. Beschrieben sind hier sogar Rezidive, indem nach Absetzen von Stramonium die Schreiattacken nach Wochen wieder auftraten, wiederum erfolglos durch psychologische Zuwendung behandelt wurden, und nach einigen Gaben von Stramonium dann erneut und diesmal dauerhaft ausblieben. Somit beruht die Wirkung hier offensichtlich nicht auf Suggestion, sondern auf einem nicht-pharmakologischen Effekt eines homöopathischen Präparats, das offensichtlich eine entsprechende energetisch-informatorische Wirkung auf den Patienten ausübt.

Gemäß dem energetisch-informatorischen Konzept der Quantenphysik schließen wir unser Bewusstsein an transpersonale heilende Informationsfelder an, bei Kopfschmerzen beispielsweise an das „Kopfschmerzbefreiungs-Heilfeld". Im Umkehrschluss bedeutet dies aber auch, dass der Patient im Rahmen von Hiobsbotschaften oder unbedachten Bemerkungen in eine vermeintlich ausweglose Situation gebracht wird. Dies raubt ihm nicht nur die Lebensfreude, sondern bringt ihn in Resonanz mit entsprechenden sich selbst erfüllenden Prophezeiungen. Insofern sollte der Arzt mit Voraussagen und Prognosen sehr behutsam und klug umgehen und keine negativen Emotionen induzieren. Emotionen sind der Schlüssel zum Unterbewusstsein, was auch für die Wirkung und das Gelingen der Digitalmedizin von entscheidender Bedeutung ist. Die Ausführungen zeigen, wie unterschiedlich Wirkungen und vermeintliche Scheinwirkungen im Sinne von Placebo interpretiert werden. Es gibt keine definierten Placebo-Rezeptoren, entsprechend muss das Phänomen in einem energetischen Zusammenhang betrachtet werden. Prof. Dr. med. Franz Porzsolt, Direktor des Evidence Based

Medicine-Instituts an der Universität Ulm, postuliert, dass bei jedem Medikament der größte Teil seiner Wirksamkeit in der Information liegt, die mit der Einnahme verbunden ist, und dass es letztlich kein Medikament ohne Placebo-Effekt gibt.

Auch wenn es zunächst in vielerlei Hinsicht den Anschein erweckt, Digitalmedizin sei mit Suggestion des Patienten (Heterosuggestion) zu erklären, so muss diese Annahme doch verworfen werden. Digitalmedizin ist weit mehr als die beeinflussende und subtil überzeugende Wirkung und findet auf einer gänzlich anderen Ebene statt. Die Methode funktioniert auch dann, wenn der Patient ohne eigene emotionale Beteiligung eine Behandlung erfährt, im Rahmen einer „Verblindung" gar nicht sieht, was konkret behandelt wird, oder wenn er grundsätzlich nicht an die Methode der Digitalmedizin glaubt bzw. entsprechende Ideen und Prinzipien ablehnt. Auch Materialisierungen Monate nach Durchführung einer Medicode Behandlung z.B. in Form von Knorpelregenerationen oder das Verschwinden von Gallensteinen sind durch Suggestivmaßnahmen nicht erklärbar, sondern stehen in einem übergeordneten Wirkzusammenhang und beschreiben das nachhaltige Geist-Materie-Konzept der Digitalmedizin. Placebo ist somit in diesem Kontext keine Frage von Einbildung oder Irrglaube, sondern bioenergetische Realität, die sowohl bei Menschen als auch bei Tieren in überzeugender Weise funktioniert.

Letztlich umfasst der Begriff „Placebo" alles, was geistiger Natur ist. Suggestiveffekte sind als Teil eines geistigen Prinzips zu interpretieren genauso wie Beobachtereffekte und Verschränkungen in der Quantenphysik, entsprechende Phänomene sind nicht voneinander zu trennen. In der Digitalmedizin findet die Quantenphysik als Ausdruck des geistigen Prinzips über die Medicodes ihre Anwendung. Die hinter den Medicodes stehenden Gedanken und die darin enthaltenen invertierten Programmierungen von Gedanken und Informationen schalten Realität. Nach dem von Albert Einstein beschriebenen Äquivalenzprinzip aus Energie und Materie ($E=m*c^2$) kann Energie in Masse umgewandelt werden und umkehrt Materie in Energie, bis hin zu Materialisierungen (=Entenergetisierungen, Materialisierung ist z.B. der Aufbau von neuer Knorpelstruktur) und Entmaterialisierungen (=Energetisierungen, Entmaterialisierungen sind z.B. Rückbildung von Gallensteinen oder Gelenkzysten). Sowohl Materialisierungen sowie Entmaterialisierungen sind in der Praxis mehrfach beobachtet worden.

Im Sinne dieser Definition basiert Digitalmedizin sehr wohl auf einem Placeboeffekt, Medicodes sind Placebo. Digitalmedizin ist eine geistig-seelische Medizin. Es gilt: Die Energie folgt der Aufmerksamkeit. Die Maximierung der Aufmerksamkeit durch Einsatz von Medicodes mit der darin enthaltenen Umkehrfunktion für die energetisch-informatorische Kausalität der aktuellen Symptomatik und der Information von therapeutischen Prozessen zur Sanierung eines klinischen Befundes führt letztlich zum erwünschten therapeutischen Erfolg.

Resümee: Die Formulierung, Medicodes seien "nur" Placebo, offenbart die Arroganz und Ignoranz im wissenschaftlichen Betrieb. Denn keine Therapieform wäre begrüßenswerter als eine ausschließliche Placebotherapie: Sie funktioniert in der Regel ohne Nebenwirkungen, Komplikationen und Spätfolgen. Das Ziel sollte eigentlich darin bestehen, eine rein auf Placebowirkungen basierende Medizin zu betreiben. Auch wenn keine chemischen Inhaltsstoffe vorhanden sind, so ist eine geistige Therapie keineswegs eine „Scheintherapie", sondern eine höchst wirksame und nachhaltige Behandlung. Im Gegenteil: Der Großteil des therapeutischen Erfolgs jeder Therapie, auch jeder pharmakologischen Therapie, ist ihr geistiger Anteil.

Schlusswort

Alles, was wir sind, ist das Ergebnis dessen, was wir gedacht haben.

Buddha, 623 v. Chr.

Der Mensch ist ein geistiges Seelenwesen, das letztlich nur durch geistig-seelische Therapien wirkungsvoll und nachhaltig behandelt werden kann. Alle pathophysiologischen Prozesse und die daraus resultierenden funktionalen wie auch alle morphologisch-organischen Veränderungen sind die Konsequenz einer übergeordneten energetisch-informatorischen Funktionsstörung. Heilung findet mit Medicodes auf einer geistigen Ebene statt, jenseits der biochemisch-pathophysiologisch-organischen Dimension. Biochemische Reaktionen beschreiben das „Wie", nicht jedoch das „Was" oder „Warum" eines biologischen Prozesses. Somit bilden sie eine der geistigen Steuerung nachgeordnete Instanz. Alle morphologisch bzw. materiellen Erscheinungen an Organen in Form sichtbarer Krankheiten sind letztlich das Endergebnis eines lange zuvor begonnenen Fehlers in der Informationsübermittlung auf geistiger und somit energetischer Ebene. Unter Umständen dauert es Jahre bis Jahrzehnte, bis auf einer energetisch-informatorischen Störung zunächst eine funktionale Störung, in letzter Konsequenz schließlich eine organisch-morphologische Störung wird. Folglich geht es in der Digitalmedizin nicht um „Reparatur", sondern um „Umprogrammierung" und „Materialisierung" bzw. „Entmaterialisierung" nach dem Prinzip der Äquivalenz von Energie und Materie ($E=m*c^2$).

C.G. Jung schreibt dazu: *„Ich glaube, dass Heilen auf nicht materiellem Weg, durch geistige Methoden, eine Zukunft ungeahnter Möglichkeiten hat. Und ich glaube, dass ihr Bereich allmählich über das, was wir heute, zu Recht oder Unrecht, als funktionell bezeichnen, hinauswachsen und auch alles Organische umschließen wird. Ich sehe die Morgenröte einer neuen Zeit vor mir aufleuchten, in der man gewisse chirurgische Eingriffe, z.B. an inneren Gewächsen, als bloße Flickarbeit ansehen wird, voller Entsetzen, dass es überhaupt einmal ein so beschränktes Wissen um Heilmethoden gab. Dann wird kaum noch Raum sein für althergebrachte Arzneimittel. Es liegt mir fern, die moderne Medizin und Chirurgie irgendwie herabzusetzen, ich hege im Gegenteil große Bewunderung für beide. Aber ich habe Blicke tun dürfen in die ungeheuerlichen Energien, die der Persönlichkeit selbst innewohnen, und solche außerhalb liegenden Quellen, die unter gewissen Bedingungen durch sie hindurchströmen und die ich nicht anders als göttlich bezeichnen kann. Kräfte, die nicht allein funktionelle Störungen heilen können, sondern auch organisch bedingte, die sich als bloße Begleiterscheinungen seelisch-geistiger Störungen herausstellten."*

Medicodes können als eine Art von systematisierter Placebotherapie klassifiziert werden, wobei die therapeutischen Effekte von Medicodes über die reine Suggestionskraft hinaus gehen. Vielmehr handelt es sich um eine Programmierung über informiertes Wasser, die im quantenphysikalischen Raum über Beobachtereffekte und Verschränkungen zum therapeutischen Ergebnis führt. Der Spruch „Wer heilt, hat Recht" bewahrheitet sich in besonderer Weise, und alles, was die Selbstheilungskräfte in einem Menschen in Gang setzt und ohne schädigende Nebenwirkungen nachhaltig positive Ergebnisse liefert, ist erlaubt.

Der deutsche Physiker, Nobelpreisträger von 1918 und Begründer der Quantenphysik Max Planck (*1858; †1947) stellte bereits in seinem 1944 gehaltenen Vortrag über „Das Wesen der Materie" fest: *„Als Physiker sage ich Ihnen nach meinen Erforschungen des Atoms dieses: Es gibt keine Materie an sich! Alle Materie entsteht und besteht nur durch die eigene Kraft, welche die Atomteilchen in Schwingung bringt und sie zum winzigsten Sonnensystem des Atoms zusammenhält. Wir müssen hinter dieser Kraft einen bewussten intelligenten Geist annehmen. Dieser Geist ist der Urgrund aller Materie! Nicht die sichtbare, aber vergängliche Materie ist das Reale, wahre Wirkliche, sondern der unsichtbare, unsterbliche Geist ist das Wahre. Da es aber Geist an sich allein ebenfalls nicht geben kann, sondern jeder Geist einem Wesen gehört, müssen wir zwingend Geistwesen annehmen.*"[1]

Die hier vorgestellte die Liste der Therapien umfasst nur einen kleinen Ausschnitt digitaler Behandlungsmöglichkeiten durch Medicodes. Die in diesem Buch gemachten Aussagen erscheinen für viele paradox, wenn nicht gar abstrus oder provokativ, entspringen aber der jahrelangen Erfahrung meiner ärztlichen Tätigkeit. All den Skeptikern sei gesagt: Nach quantenphysikalischen Prinzipien ist Wirklichkeit nichts Festes und nichts Abgeschlossenes, sondern ein Prozess, der sich dem wachsenden Bewusstsein immer umfassender erschließt. Max Planck schreibt: *„Eine neue wissenschaftliche Wahrheit pflegt sich nicht in der Weise durchzusetzen, dass ihre Gegner überzeugt werden und sich als belehrt erklären, sondern dadurch, dass die Gegner allmählich aussterben und dass die heranwachsende Generation von vornherein mit der Wahrheit vertraut gemacht ist.*"[2]

---

[1] Quelle: Max Planck, in : Zeitschrift für Erfahrungsheilkunde, Heft 12/90, S. 807

[2] Max Planck, Wissenschaftliche Selbstbiographie, Leipzig 1948

Literaturverzeichnis

Betz Hans Dieter (Hrsg.): Religion in Geschichte und Gegenwart. 4. Auflage. Band 5, Tübingen 2002.

Dürr Hans-Peter, Gottwald Franz-Theo (Hrsg.): Rupert Sheldrake in der Diskussion – Das Wagnis einer neuen Wissenschaft des Lebens. Scherz Verlag, Bern – München – Wien (1997) ISBN 3-502-15165-2.

Dürr Hans-Peter: Unbelebte und belebte Materie: Ordnungsstrukturen immaterieller Beziehungen – Physikalische Wurzeln des Lebens, Max-Planck-Institut für Physik, München 2003.

Habersetzer Roland, Otsuka Tadahiko (Mitarbeiter), Albrecht Maik (Mitarbeiter): Bubishi – An der Quelle des Karatedo. Broschiert – 15. Mai 2009.

Häusermann Potschtar Olga, Becker Klaus Jürgen: Russische Informationsmedizin: Die neun Basis-Techniken und ihre praktische Anwendung. Taschenbuch – 21. Juli 2014.

Heisenberg Werner: Der Teil und das Ganze, 7. Aufl. München: Piper, 2002, ISBN 3492222978.

Jäger Willigis: Wohin unsere Sehnsucht führt: Mystik im 21. Jahrhundert. Ansprachen, Predigten, Inspirationen. 10. Oktober 2007.

Jäger Willigis, Die Welle ist das Meer, Herder Spektrum Verlag 2000.

Jung C. G.: Synchronizität, Akausalität und Okkultismus. dtv, München 2001, ISBN 3-423-35174-8.

Keith Thomas: Religion and the Decline of Magic. New York 1971.

Keller Achim: Kyusho-Combat: Das Kompendium Taschenbuch, 2013.

Klügl Gerhard, Quantenland: Ein Leben als Aurachirurg, arkana Verlag, 2012.

Kopp Josef Vital, Der Arzt im kosmischen Zeitalter, Luzern 1964.

Kuby Clemens, Unterwegs in die nächste Dimension: Meine Reise zu Heilern und Schamanen, Goldmann Verlag, 2008

McCarthy Patrick: Bubishi: The Classic Manual of Combat. Kindle Edition.

Mitscherlich Alexander, „Krankheit als Konflikt", Studien zur psychosomatischen Medizin 1, edition Suhrkamp, 1995.

Neffe Franz Josef: Lebensschlüssel Autosuggestion. 2., erw. Auflage. Neffe, Pfaffenhofen 2014, ISBN 978-3-925419-37-9.

Olvedi Ulli, Das stille Qi Gong nach Meister Zhi-Chang Li, Innere Übungen zur Stärkung der Lebensenergie, Knaur Menssana, 2011

Pogats Werner H., Pogats Elisabeth: Autosuggestion einfach anwendbar. Pichler, Wien 1997, ISBN 3-901087-63-X.

Rauch Erich: Autosuggestion und Heilung. Die innere Selbst-Mithilfe. 7. Auflage. Haug, Heidelberg 1995, ISBN 3-7760-1426-1.

Reid M. Henson, Brenda Hampton, Schaub Hans Ulrich (Übers.): Auf dem Wege der Besserung. Schritte zur körperlichen und spirituellen Heilung. Sechste Auflage. Rororo-Sachbuch, Band 61160, ISSN 0720-0943. Rowohlt-Taschenbuch-Verlag, Reinbek bei Hamburg 2007, ISBN 3-499-61160-0.

Richter Erwin, Neffe Franz Josef, Ritter Klaus Dieter: Die Befreiung vom Stottern durch Autosuggestion. Neffe, Pfaffenhofen 2003, ISBN 3-925419-32-2.

Risi Armin: Ihr seid Lichtwesen, Govinda Verlag, 2013.

Schwarz Fritz: Autosuggestion, die positive Kraft. 2. Auflage. Synergia, Darmstadt 2010, ISBN 978-3-940392-06-0.

Sheldrake Rupert: A New Science of Life (1981), deutsch: Das schöpferische Universum. Die Theorie des morphischen Feldes. (1983) ISBN 3-548-35359-2. (Deutsche Neuauflage 2008).

Sheldrake Rupert: The Presence of the Past (1988), deutsch: Das Gedächtnis der Natur. Das Geheimnis der Entstehung der Formen in der Natur. (1990) ISBN 3-502-19661-3.

Warnke Ulrich: Quantenphilosophie und Interwelt: Der Zugang zur verborgenen Essenz des menschlichen Wesens. Gebundene Ausgabe – 12. August 2013, Scorpio Verlag.

Zeilinger Anton, Teleportation: Einsteins Spuk – Teleportation und weitere Mysterien der Quantenphysik, 2005, ISBN 3-570-00691-3.

Zschocke Anne Katharina: „Darmbakterien als Schlüssel zur Gesundheit – Neueste Erkenntnisse aus der Mikrobiomforschung", 2014, Knaur-Verlag.

Über den Autor

Dr. med. Mathias Künlen.

Studium der Humanmedizin an der LMU in München.

Studium der Informatik an der Hochschule München.

Deutsches medizinisches Staatsexamen 1988.

US amerikanisches medizinisches Staatsexamen FMGEMS 1989.

Facharzt für Neurologie seit 1994.

Gründer und Vorstand der Softmark AG Grünwald, Softwareentwicklung im Bereich des Cognitive Computing und Bioprogrammierung.

Gründer des IFA Institut für Aurachirurgie AG, Fürstentum Liechtenstein.

Shotokan Karate 2. DAN im DKV Deutscher Karateverband.

Kyusho Jitsu 1. DAN im DKV Deutscher Karateverband.

Für eine Kontaktaufnahme schicken Sie bitte eine E-Mail an

info@aurachirurgie.me

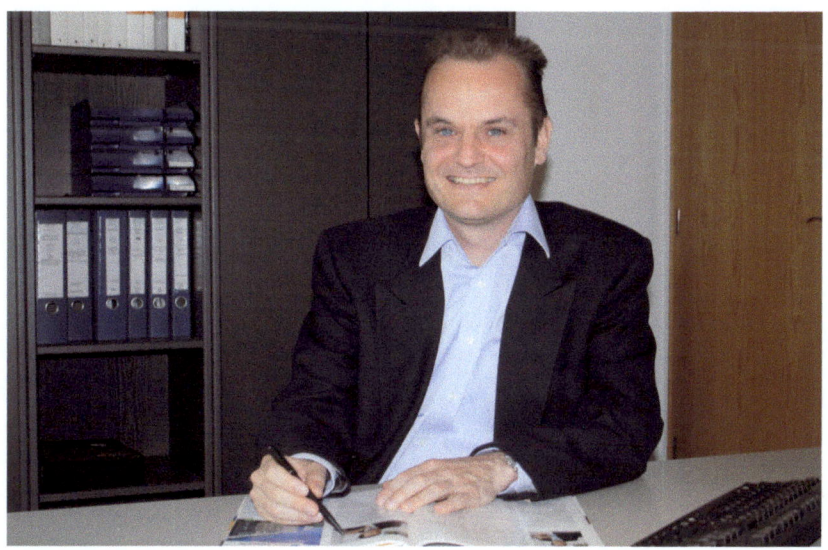

Index